Michael Kotsch

MODERNE MEDIZIN & ETHIK
BAND II

Lichtzeichen
VERLAG

MICHAEL KOTSCH
MODERNE MEDIZIN & ETHIK
BAND II

1. Auflage 2009

Satz: Gerhard Friesen
Umschlag: Manuela Bähr-Janzen

ISBN 978-3-93685-054-3
Bestell-Nr.: 30-5-831

Michael Kotsch

MODERNE MEDIZIN & ETHIK

BAND II

ABTREIBUNG – EIN PROBLEM?
SUIZID / SELBSTMORD
ORGANTRANSPLANTATION UND TODESDEFINITION
HOMOSEXUALITÄT
BACH-BLÜTENTHERAPIE – SANFTE HEILUNG?

Lichtzeichen Verlag

INHALTSVERZEICHNIS

ABTREIBUNG - EIN PROBLEM?

EINLEITUNG[1]

Der Mord an erwachsenen Menschen steht in Deutschland selbstverständlich unter Strafe. Kleine Kinder jedoch, die im Bauch der Mutter noch keine eigenen Interessen anmelden können, werden täglich bedenkenlos getötet. *Abtreibung* wird das dann genannt oder *Abortus* (=Abgang). Sicher ein unpassend verharmlosender Ausdruck für das Ende eines, wenn auch noch unscheinbaren Menschen.
In dem lange verwendeten Fachausdruck der ***interruptio***, der sog. *Schwangerschafts- Unterbrechung,* wird lediglich der Zustand der Frau, nicht aber der des Kindes berücksichtigt. Der Tod des Kindes tritt geflissentlich hinter dem Ende der Schwangerschaft zurück. Auch der Begriff ***Abtreibung*** gibt vor, es gehe um einen Fremdkörper, der weg muss[2] - „das werdende Leben", das *Schwangerschaftsprodukt*, man macht *es* weg! **Das Kind selbst wird an dieser Stelle medizinisch und sozial a-personal gedacht.**
Sicherlich kann ein Abgang des Embryos ohne Zutun eines Menschen aus verschiedenen Gründen (Krankheit, Unfall

1 Zur Einführung in die Problematik vgl. Ulrich Eibach: Gentechnik und Embryonenforschung. Leben als Schöpfung aus Menschenhand?, R.Brockhaus, Wuppertal 2002, S.53-97 / Norman L. Geisler: Christian Ethics. Options and Issues, Baker Books, Grand Rapids 1989, p. 135-156 / Raimund Sagmeister: Art. Abtreibung, in: H.Rotter; G.Virt Hrsg.: Neues Lexikon der christlichen Moral, Tyrolia, Innsbruck, 1990, S. 13-18 / W.Neuer: Art. Abtreibung, ELThG, Bd.1, S.14ff / Sung Hee Lee-Linke: Art. Schwangerschaftsabbruch. Überblick, ELThK[3], Bd.4, Sp. 122ff / Martin Koschorke: Art. Schwangerschaftsabbruch. Rechtliche Aspekte und aktuelle ethische Diskussion, ELThK[3], Bd.4, Sp. 124f

2 Vgl. M.Hertl, Die Welt des ungeborenen Kindes, München 1994 S. 158

usw.) von selbst eintreten. Ethisch problematisch sind aber nicht diese Fälle, sondern die Situationen, in denen Frauen sich ganz bewusst einer Behandlung unterziehen, die das Ende ihres Kindes in der Gebärmutter bedeutet.[3] Dabei handelt es sich nicht um Ausnahmen, sondern um tausende von Kindern, die ihr Leben verlieren, bevor es eigentlich begonnen hat.

Das Statistische Bundesamt meldete für das Jahr **2008** rund **120 000 Abtreibungen** (das entspricht in etwa der Einwohnerzahl einer deutschen Großstadt wie Heidelberg oder Ulm). Fachleute gehen jedoch von etwa der doppelten Anzahl aus, wenn auch die nicht gemeldeten Abtreibungen einbezogen werden. Im Vergleich zum Vorjahr gab es 2008 einen leichten Rückgang der Schwangerschaftsabbrüche, der allerdings mit der Abnahme von Frauen im gebärfähigen Alter einherging und deshalb nur bedingt aussagekräftig ist. Über einen längeren Zeitraum von 10 Jahren gesehen nahm die Zahl der Abtreibungen, insbesondere der Abtreibungen bei Teenagern deutlich zu. Knapp drei Viertel (72%) der Frauen, die Schwangerschaftsabbrüche durchführen ließen, waren zwischen 18 und 34 Jahren alt, 15% zwischen 35 und 39 Jahren. Fast 8% der Frauen waren 40 Jahre und älter. 41% der betreffenden Schwangeren aller Altersgruppen hatten vor dem Eingriff noch keine Lebendgeburt, sodass davon auszugehen ist, dass nicht die Vielzahl der Kinder und die damit verbundene soziale Belastung ausschlaggebend für den Schwangerschaftsabbruch gewesen sein dürfte. Fast 98% der gemeldeten Schwangerschaftsabbrüche wurden nach der Beratungsregelung vorgenommen. Medizinische und kriminologische Indikationen (Gefährdung des Lebens der Mutter oder des Kindes) waren in gut 2% der Fälle die Begründung für den Abbruch. Die meisten Schwangerschaftsabbrüche (76%) wurden mit der Absaugmethode (Vakuumaspiration)

---

3 Vgl. Karl Hörmann: Art. Abtreibung, Lexikon der christlichen Moral, LChM 1976, Sp. 3-15, bei: www.stjosef.at/morallexikon/abtreibu.htm

durchgeführt. Bei 11% der Schwangerschaftsabbrüche wurde das Mittel Mifegyne® verwendet. Die Eingriffe erfolgten überwiegend ambulant (97%), und zwar zu 78% in gynäkologischen Praxen und 19% ambulant im Krankenhaus.[4]
Mindestens 200 Kinder werden jährlich abgetrieben, die älter und reifer sind als viele Frühchen, für deren Leben die Ärzte alle medizinische Kunst einsetzen. Laut Frank Montgomery, dem Vorsitzenden des *Marburger Bundes*, sind es sogar 800 Kinder, die jedes Jahr nach der 20. Schwangerschaftswoche getötet werden (**Spätabtreibungen**). Behinderte Kinder werden relativ häufig noch später im Verlauf der Schwangerschaft abgetrieben. So geht man beispielsweise davon aus, dass bereits jetzt 90-95% aller Kinder, bei denen das Down-Syndrom (Trisomie 21) diagnostiziert wird, abgetrieben werden.
Der Lebensschutz des Kindes wird der Befindlichkeit der Eltern untergeordnet. Durch die Medien bekannt geworden ist das *Oldenburger Baby* (1997). Tim war Anfang der 25. Schwangerschaftswoche abgetrieben worden, nachdem Ärzte ein Down-Syndrom bei ihm festgestellt hatten. Doch das Baby atmete, als es auf die Welt kam. Neun Stunden lag es in Tücher gehüllt im Kreißsaal, kühlte auf 28 Grad ab und starb nicht. Erst dann wurde eine Frühgeborenen- Behandlung begonnen. Die Eltern verklagten den verantwortlichen Arzt wegen ihres persönlichen Leids auf Schmerzensgeld. Die leibliche Mutter des Jungen begab sich nach der gescheiterten Abtreibung in psychotherapeutische Behandlung, schließlich nahm sie sich sechs Jahre nach der Geburt des Kindes im Alter von 41 Jahren das Leben.[5] Nach einer Studie der Bonner Uniklinik waren sich nur knapp **die Hälfte der Frauen**, die abgetrieben hatten, auch nach zwei Jahren

4 Vgl. Statistisches Bundesamt: Pressemitteilung Nr.213 vom 11.06.2008, http://www.destatis.de/jetspeed/portal/cms/Sites/destatis/Internet/DE/Presse/pm/2008/06/PD08__213__233.psml

5 Vgl. http://www.juristen-vereinigung-lebensrecht.de/content/zfl/ausgaben/ZfL_2004_4_93-124.pdf, 4.2004

sicher, dass sie **ihre Entscheidung noch einmal so treffen würden**. Deshalb plädiert die Bundesärztekammer für eine verbesserte Beratung beim Spätabbruch und fordert eine Bedenkzeit zwischen Diagnosestellung und Abbruch von mindestens drei Tagen.[6]
Für die **Katholische Kirche** ist Abtreibung nicht akzeptabel: „Die formelle Mitwirkung an einer Abtreibung ist ein schweres Vergehen. Die Kirche ahndet dieses Vergehen gegen das menschliche Leben mit der **Kirchenstrafe der Exkommunikation**. „Wer eine Abtreibung vornimmt, zieht sich mit erfolgter Ausführung die Tatstrafe der Exkommunikation zu" (CIC, can. 1398), „so dass sie von selbst durch Begehen der Straftat eintritt" (CIC, can. 1314) unter den im Recht vorgesehenen Bedingungen."[7]
Nach der deutschen **Rechtsprechung** untersteht das ungeborene Kind dem Schutz des Staates. In den 70er Jahren wurde jedoch beschlossen, Abtreibungen in besonderen *Notfällen* straffrei zu lassen. Nach der sogenannten **Indikationsregelung** durften Frauen abtreiben, deren eigenes Leben gefährdet war, die annahmen, durch das Kind in eine belastende soziale oder psychische Situation zu gelangen, die befürchten mussten, ein schwer behindertes Kind zu bekommen usw. Entsprechend der heute geltenden **Fristenlösung** ist ein Schwangerschaftsabbruch nicht strafbar, wenn er in den ersten drei Monaten der Schwangerschaft vorgenommen wird, vorausgesetzt, die Frau hat vorher eine Schwangerschafts-Konfliktberatung in Anspruch genommen.[8] Faktisch führte das zu einer Legitimation jeder gewünschten Abtreibung. **Behinderte Kinder** dürfen nach gültigem Recht sogar bis kurz vor der Geburt straflos abgetrieben werden.

---

6 Vgl. Achim Wüsthof: Besser tot als Lebend?, in: Die Zeit, 13.3.2008, http://www.zeit.de/2008/12/M-Spaetabtreibung

7 Katechismus der Katholischen Kirche, Abschnitt 2272

8 Vgl. Art. 31 Abs. IV Einigungsvertrag (BGBl. II, S. 885 ff.); Geänderte Paragraphen des StGB: §§ 170 b, 203 Abs. 1 Nr. 4 a, 218 b, 240 Abs 1; neugefasst: §§ 218 a Abs. 1 bis 3, 219; eingefügt: § 218 c. 12.02.1998

1. ABTREIBUNG MUSS SEIN

Wer die Geschichten manch **ungewollt schwangerer Frau** hört, kann den Eindruck gewinnen, dass eine Abtreibung die letzte Chance der Betreffenden ist. Da ist das junge Mädchen, das von ihrem Vater vergewaltigt wurde und jetzt ein Kind erwartet. Da ist die Frau, die schon mit ihren zehn kleinen Kindern nicht zurecht kommt und nun mit dem elften schwanger geht. Da ist die junge Frau, die von ihrem Freund verlassen wurde und selbst noch in die Schule geht usw.

Abtreibungsbefürworter argumentieren, dass niemand einer Frau vorschreiben dürfe, was sie mit ihrem eigenen Körper zu machen habe. Schließlich sei es genauso wenig ein Problem, sich die Haare schneiden oder die Nase pircen zu lassen, wie einen *Zellklumpen* aus der Gebärmutter zu entfernen, selbst wenn dabei ein paar Körperzellen das Leben lassen müssten. Schließlich **darf niemand einen Menschen zwingen, starke eigene Einschränkungen in Kauf zu nehmen**, nur weil so der Tod einer anderen Person verhindert werden könne. So werde auch niemand verpflichtet, einer lebensnotwendigen Blutentnahme zuzustimmen, selbst wenn kein anderer Spender mit der erforderlichen Blutgruppe greifbar ist. Ebenso sei es mit der Schwangerschaft: Wenn der Embryo außerhalb der Gebärmutter der Frau nicht überleben könne, dürfe man die Mutter nicht zwingen, das Kind in ihrem Körper zu dulden.[9]

Feministinnen behaupten: „Das Abtreibungsverbot bedeutet nichts anderes als Gebärzwang. Es verletzt eine ganze Reihe von **Grundrechten der Frau**. Es verletzt den Kerngehalt ihres Persönlichkeitsrechts: ihr Recht auf Leben und auf Gesundheit, auf körperliche Integrität, ihre Gewissensfreiheit und ihre moralische Autonomie, ihre Entscheidungsfreiheit sowie das weltweit anerkannte grundlegende Menschenrecht auf selbstbestimmte Mutterschaft."[10] Außerdem hätten unge-

---

9 Vgl. http://www.svss-uspda.ch/de/ethik/ethik.htm, 15.10.2003

10 www.svss-uspda.ch/de/ethik/ethik.htm, 15.10.2003

wollte Kinder einen äußerst erschwerten Start ins Leben. Zur Mutterschaft gedrängte Frauen würden durch das Kind unvertretbar in ihrer Persönlichkeitsentwicklung und Lebensplanung eingeschränkt.

2. RELIGIONEN WOLLEN KEINE ABTREIBUNG

Abtreibung ist schlecht - weil alle Religionen darin die Tötung menschlichen Lebens erkennen.
Die meisten Religionen verurteilen den Abbruch einer Schwangerschaft deutlich. Der Grad der Missbilligung richtet sich zumeist nach den Umständen der Abtreibung und der **Entwicklungsstufe des Embryos**. Bei der Beurteilung des Schwangerschaftsabbruchs können die Stellung und Gesundheit der Frau, der Wille des Vaters, die Interessen der Familie, der Wert menschlichen Lebens in der entsprechenden Kultur und die Normen der jeweiligen Heiligen Schriften einen Einfluss haben.
Im **Judentum** ist die Abtreibung legal, wenn das Leben der Mutter bedroht ist, wenn eine Frau vergewaltigt wurde oder im Falle einer reumütigen Ehebrecherin. Generell wird Abtreibung jedoch als Mord gesehen, da schon der Fötus von Gott geschenktes und geschütztes Leben ist. Philo von Alexandrien verurteilte die Nichtjuden wegen der weit verbreiteten Praktiken von Abtreibung und Kindstötung in der Antike. Einige jüdische Autoritäten hingegen vertreten weit liberalere Auffassungen. Nach Jacob Emden ist Abtreibung erlaubt, bis das Kind den Mutterbauch verlassen hat. Dabei spiele es keine Rolle, ob das Leben der Frau bedroht sei, es genüge, **dass der Embryo der Mutter Qual und Schmerzen verursache**. Diese Meinung wird von der Mehrzahl der Gelehrten jedoch nicht geteilt. Einig ist man sich im Judentum darüber, dass frühe Abtreibungen am ehesten akzeptabel sind, da das

Kind noch nicht vollständig entwickelt sei. So hat sich nach dem **Talmud bis zum 41. Tag** noch kein schützenswerter Fötus gebildet. Nicht abgetrieben werden darf ein Embryo wegen Missbildungen, es sei denn diese verursachen der Mutter unerträgliche Seelenqualen.
Im **Islam** ist die Schwangerschaftsverhütung legitim, die Abtreibung eines ausgebildeten Fötus hingegen steht als **Tötung eines lebendigen menschlichen Wesens** unter Strafe (vgl. *Al-Halal wa`l-haram*). Ist das Leben der Mutter in Gefahr, wird eine Abtreibung akzeptiert. Gleiches gilt, wenn die Frau schon einen Säugling hat, da man zur Zeit Mohammeds davon ausging, dass bei erneuter Schwangerschaft die Milch versiege und das Leben des schon geborenen Kindes in Gefahr kommen könne. Wird ohne triftigen medizinischen Grund abgetrieben, muss ein Blutgeld (*diya*) als Buße gezahlt werden. Kinder aus sozialen Gründen zu töten wird ausdrücklich verboten: „Ihr sollt nicht eure Kinder wegen Verarmung töten - wir bescheren ihnen und euch den Lebensunterhalt." (Sure 16,151). Da man davon ausging, dass der Fötus erst im 4. Monat beseelt würde, war die Abtreibung bis dahin ein minderes Vergehen (vgl. Sure 23,12-14).

Im **Hinduismus und Buddhismus** wird der Schwangerschaftsabbruch mit dem Hinweis auf die allgemeine **Achtung vor dem Leben** (*Ahimsa*) abgelehnt. Außerdem ist Abtreibung nicht mit dem Gebot des Mitleidens vereinbar: Der Fötus wird als eine Seele angesehen, die nach einer neuen Inkarnation sucht, um sich weiterentwickeln zu können. Wer diesen Vorgang verhindert, stört die Chancen dieser Seele auf Reifung für das Nirwana. Jede Abtreibung hat deshalb **schlechtes Karma zur Folge.** Jeder an einer Schwangerschaftsunterbrechung Beteiligte muss in seinem *nächsten Leben* für diese Tat selber Leid ertragen. Dabei wird es als weniger verwerflich angesehen, wenn das Leben der Mutter akut bedroht ist. In den Upanischaden wird die Abtreibung deutlich verboten, außer für die Götter und hochvergeistigten Männer, denen nichts mehr schaden kann. In manchen buddhistischen Ländern ist es üblich, als **Sühne für Abtreibungen** kleine Figürchen im Tempel aufzustellen. In Japan soll eine spezielle religiöse Zeremonie den ungeborenen Kindern und ihren Müttern helfen, sich zu versöhnen und kein schlechtes Karma anzusammeln. Der Bodhisattva Jizo sorgt sich um Fehlgeburten und abgetriebene Föten (*mizugo*). Durch seinen Eingriff kann er allen Betroffenen, einschließlich des Ungeborenen, Frieden bringen. Die generelle Ablehnung der Abtreibung lässt sich auch daran ablesen, dass ein buddhistischer Mönch, der sich an einer Abtreibung beteiligt, **aus der Mönchsgemeinschaft (*Sangha*) ausgeschlossen** werden soll. Aus einem buddhistischen Kloster in Burma wird von einem Mönch berichtet, der ein illegitimes Verhältnis zu einer Frau hatte. Die Frau wurde schwanger und ließ das Kind abtreiben. Der betreffende Mönch verrichtete noch fünf Jahre später Bußübungen für seine Mitverantwortung als biologischer Vater.[11]

3. ABTREIBUNG IST GEGEN DAS GESETZ

Abtreibung ist schlecht - weil die Gesetze das menschliche Leben von Anfang an schützen.
Die mittelalterliche *Lex Salica* (507) forderte eine Strafe von 4000 Denaren für die Tötung eines Kindes im Bauch der Mutter. **Kaiser Karl V.** ließ die Abtreibung in seiner *Peinlichen Gerichtsordnung* (1532) unter **Androhung von**

11 Vgl. John Bowker Hrsg.: Das Oxford- Lexikon der Weltreligionen, Patmos Verlag, Düsseldorf 1999, Art. Abtreibung, S. 11f / Geoffrey Parrinder: Sexualität in den Religionen der Welt, Patmos Verlag, Düsseldorf 1992, S.21, 36, 180, 207, 274, 290 / Georg Schwikart: Sexualität in den Weltreligionen, Gütersloh 2001, S. 75, 128-130, 165, 191

Folter und Todesstrafe verbieten. Auch die *Constitutio criminalis* (1768) der österreichischen Kaiserin Maria Theresia sah für Abtreibung die Todesstrafe durch das Schwert vor. Später wurden Frauen, die abgetrieben hatten lediglich ausgepeitscht. Im *Allgemeinen preußischen Landrecht* (1794) wurde die Strafe deutlich herabgesetzt. In Bayern konnten für Abtreibung bis zu 20 Jahren Zuchthaus verhängt werden (1813).

1871 wurde in ganz Deutschland die Abtreibung mit dem **§ 218** des Strafgesetzbuches neu geregelt. Demnach sollten abtreibende Frauen mit **bis zu 5 Jahren Zuchthaus** bzw. bei mildernden Umständen mit Gefängnis bestraft werden. Während der Weimarer Republik (1920) forderte die SPD, Abtreibungen in den ersten drei Monaten für straffrei zu erklären. 1926 wurde Abtreibung nur noch als *Vergehen* (bisher *Verbrechen*) definiert und lediglich mit Gefängnis bestraft. Ein Jahr später wurde die **medizinische Indikation** (das Leben der Mutter oder des Kindes ist bedroht) als Rechtfertigungsgrund für eine Abtreibung akzeptiert. Im Gesetz „Zur Verhütung erbkranken Nachwuchses" (1935) wurde von den **Nationalsozialisten** die Abtreibung behinderter Kinder bis zum 6. Monat befürwortet. Während des Zweiten Weltkrieges wurde mit zweierlei Maß gemessen. Deutschen Frauen wurde die Abtreibung bei Androhung der Todesstrafe verboten. War das Kind behindert oder gehörte die Mutter zu einer als minderwertig angesehenen Bevölkerungsgruppe, wurde die Abtreibung erleichtert, manchmal sogar gefordert.

Während der Nachkriegszeit blieb die Abtreibung weiterhin strafbar. In der **DDR** wurde die Schwangerschaftsunterbrechung aus medizinischen und eugenischen Gründen (z.B. Behinderung) legalisiert (1950-1972). In den 60er Jahren beschäftigte die Abtreibung eine breite Öffentlichkeit. **Frauenrechtlerinnen forderten mit dem Slogan „Mein Bauch gehört mir" die Abschaffung von § 218.** Christen, Juden und Muslime protestierten gegen Bestrebungen, die Abtreibungsgesetze zu lockern. In der DDR (1972) und in der Bundesrepublik wurden Gesetze eingebracht, nach der die Abtreibung in den ersten drei Monaten straffrei bleiben sollte. 1975 kippte das Bundesverfassungsgericht diese Regelung mit dem Hinweis auf das Grundgesetz. „Das sich im Mutterleib entwickelnde Leben steht als selbständiges Rechtsgut unter dem Schutz der Verfassung auch unter Art. 2 Abs. 2 und Art. 1 Abs. 1 GG, und hat auch Vorrang vor dem Selbstbestimmungsrecht der Frau.“[12] Eine Neufassung des § 218 sah grundsätzlich eine **Freiheitsstrafe von bis zu 3 Jahren** für den vor, der eine Schwangerschaft abbricht. Es konnte auch eine Geldstrafe ausgesprochen werden. Schwere Fälle sollten mit bis zu 5 Jahren Gefängnis geahndet werden. Straffrei wurden Abtreibungen aus medizinischen, kriminologischen (z.B. Vergewaltigung), eugenischen und sozialen Notlagen hervorrufenden Gründen. Die Flexibilität der **sozialen Indikation** führte faktisch zu einer weitgehenden Abtreibungsfreiheit. Nach der deutschen Wiedervereinigung galt im Osten die Fristenregelung und im Westen die Indikationsregelung.

Im Jahr 1995 trat das bis heute gültige *Familienhilfeänderungsgesetz* in Kraft. Im Zivilrecht wird erst nach der Geburt von einem rechtsfähigen Menschen (mit der Möglichkeit, klagen zu können und verklagt zu werden) gesprochen (§ 1 BGB). Nach dem Grundgesetz und mittelbar auch nach dem Strafgesetzbuch (StGB) ist schon der Embryo schützenswertes menschliches Leben. **Das Leben eines Menschen ist ab dem Zeitpunkt seiner Geburt strafrechtlich geschützt.** Demnach ist eine Abtreibung laut § 218 StGB eine „**Straftat gegen das (ungeborene) Leben**". „(1) Wer eine Schwangerschaft abbricht, wird mit Freiheitsstrafe bis zu drei Jahren oder mit Geldstrafe bestraft. Handlungen, deren Wirkung vor Abschluss der Einnistung des befruchteten Eies in der Gebärmutter eintritt, gelten nicht als Schwangerschaftsabbruch:

12 BVerfGE 39, 1

(§ 218 StGB) (2) In besonders schweren Fällen ist die Strafe Freiheitsstrafe von sechs Monaten bis zu fünf Jahren. Ein besonders schwerer Fall liegt in der Regel vor, wenn der Täter gegen den Willen der Schwangeren handelt oder Gefahr des Todes oder einer schweren Gesundheitsschädigung der Schwangeren verursacht. (3) Begeht die Schwangere die Tat, so ist die Strafe Freiheitsstrafe bis zu einem Jahr oder Geldstrafe. (4) Der Versuch ist strafbar. Die Schwangere wird nicht wegen Versuchs bestraft."[13] Gesetzesergänzungen (§ 218 a-d) regeln dann die Ausführungsbestimmungen und die Bedingungen eines straffreien Schwangerschaftsabbruchs.[14] Das **Bundesverfassungsgericht** hat **1993** noch einmal festgestellt, dass Abtreibung grundsätzlich strafbar ist. Allerdings nennt § 218a medizinisch und rechtlich begründete **Ausnahmen**. Als nicht mehr rechtswidrig wird ein Schwangerschaftsabbruch beurteilt, **a.** Wenn das Leben oder die Gesundheit der Mutter akut bedroht sind (**medizinische Indikation**), **b.** Wenn die Schwangerschaft Folge einer Vergewaltigung oder eines sexuellen Missbrauchs ist (**kriminologische Indikation**), **c.** Wenn eine schwere gesundheitliche oder körperliche Missbildung des Kindes zu erwarten ist (**medizinisch-soziale Indikation**) und **d.** Wenn der Mutter aufgrund ihrer **angespannten sozialen Lage** keine Schwangerschaft zugemutet werden kann. Diese Indikationen müssen von einem Arzt bestätigt werden. Die Abtreibung wird dann von der Krankenkasse bezahlt. Abtreibungen aufgrund möglicher Behinderungen des Embryos können auch noch nach der 12. Schwangerschaftswoche vorgenommen werden. Unabhängig davon können Frauen aus persönlichen Gründen bis zum Ende des dritten Monats eine Abtreibung vornehmen lassen, wenn sie von einer dafür anerkannten Einrich-

---

13 § 218 StGB

14 Vgl. § 218 a (Straflosigkeit des Schwangerschaftsabbruch); § 218 b (Schwangerschaftsabbruch ohne ärztliche Feststellung, unrichtige ärztliche Feststellung); § 218c (Ärztliche Pflichtverletzung bei einem Schwangerschaftsabbruch); § 218 d (Inverkehrbringungen von Mitteln, zum Abbruch der Schwangerschaft)

tung einen **Beratungsschein** ausgestellt bekommen. Die zuständigen Beratungsstellen sollen die Frau **zur Fortsetzung der Schwangerschaft ermutigen**, indem sie über mögliche Unterstützung finanzieller oder rechtlicher Art informieren. Außerdem helfen sie dabei, genauere Vorstellungen von einem Leben mit dem Kind zu bekommen und zu überlegen, ob ein solches nicht vielleicht doch möglich wäre. Die Beratung dient dem *„Schutz des ungeborenen Lebens"*, trotzdem liegt die endgültige Entscheidung bei der betroffenen Frau. Entscheidet sich die werdende Mutter zur Abtreibung, muss sie je nach Einkommen einen Teil oder die gesamte Summe des Eingriffs selber bezahlen. Abgetrieben wird zumeist durch die Einnahme von RU 486, wodurch eine Frühgeburt hervorgerufen wird oder durch die Zerstückelung und Absaugung des Embryos.[15] **Weiterhin strafbar** ist eine Abtreibung gegen den Willen der Schwangeren und die **Werbung für Schwangerschaftsabbruch** (§ 218 StGB). Seit 2008 dringt die CDU darauf, dass auch Abtreibungen mit einer medizinischen Indikation, z.B. wegen der zu erwartenden Behinderung des Kindes, eine Schwangerschaftskonfliktberatung voraus gehen muss. Ferner sollen zwischen Beratung und Abtreibung mindestens drei Tage liegen, um der Mutter eine angemessene Bedenkzeit zu ermöglichen.[16]

In **anderen europäischen Ländern** wird die Abtreibung gesetzlich sehr unterschiedlich gewertet: In Frankreich wurde die Beratungspflicht vor Schwangerschaftsabbrüchen 2001 aufgehoben und die Frist für eine legale Abtreibung auf 14 Wochen erweitert (ca. 210 000 Abtreibungen pro Jahr). Die *Pille danach* wird hier auch an Minderjährige rezeptfrei abgegeben.[17] In Belgien ist der Schwangerschaftsabbruch bis

---

15 Vgl. Straftaten gegen das ungeborene Leben - Der Schwangerschaftsabbruch (stu) vom 13.02.2001, in: http://www.123recht.net/article.asp?a=660&p=1

16 Vgl. Eckart Lohse: Neuregelung in der Abtreibungspraxis, http://www.faz.net/s/Rub594835B672714A1DB1A121534F010EE1/Doc~E9409F3F4D2C842EABE36B2DF94284784~ATpl~Ecommon~Scontent.html, 26.4.2008

17 Vgl. Abschaffung der Zwangsberatung, http://www.svss-uspda.ch/de/facts/frank-

zur 12. Woche straffrei. In den liberalen Niederlanden kann eine Mutter, nach vorheriger Beratung, bis zu 20. Woche nach der Befruchtung straffrei abtreiben (ca. 28 000 Abtreibungen pro Jahr). In Großbritannien kann aus medizinischen und sozialen Gründen bis zur 24. Woche eine Schwangerschaftsunterbrechung vorgenommen werden. Im katholischen Irland darf nur abgetrieben werden, wenn das Leben der Mutter akut bedroht ist. In Polen müssen unabhängig voneinander drei Ärzte eine medizinische oder *embryopathische Indikation* festgestellt, um straffrei abtreiben zu dürfen (ca. 200 Abtreibungen pro Jahr). Schwangerschaftsabbrüche in Portugal sind zurzeit nur erlaubt, wenn eine Frau vergewaltigt wurde, ihr Leben in Gefahr ist oder das Kind schwer behindert zur Welt kommen würde. In einem Referendum vom Februar 2007 allerdings stimmte eine Mehrheit für die Lockerung der strengen Abtreibungsregelungen. In der Diskussion ist eine Fristenlösung, die den Schwangerschaftsabbruch innerhalb der ersten 10 Wochen straffrei macht.[18] Eine außerordentlich hohe Abtreibungsrate bei Teenagern findet sich in Großbritannien und Schweden.[19]

4. WANN IST DER MENSCH EIN MENSCH

Abtreibung ist schlecht - weil schon der Embryo ein schützenswerter Mensch ist.

Abgesehen von einigen wenigen Ausnahmen wird heute kaum gefordert, einen Menschen töten zu dürfen, wenn dieser

reich.htm, 20.12.2008

18 Vgl. Portugal beschließt Referendum über Liberalisierung der Abtreibung, in: Http://www.aerzteblatt-studieren.de/doc.asp?docId=104171 20.10.2006 / Abtreibung in Portugal. Referendum gescheitert, in: http://www.n-tv.de/764900.html 11.2.2007

19 Vgl. Abtreibungszahlen in Europa, http://www.svss-uspda.ch/de/facts/tendenzen.htm, 20.12.2008

meine finanzielle, psychische oder gesundheitliche Entwicklung negativ beeinflusst. Schließlich wäre das ein Freibrief, Alte und Schwache, Arbeitslose und Behinderte straflos ins Jenseits zu befördern. Auch wird nicht ernsthaft erwogen, jeden Menschen, der nur mit fremder Hilfe überlebensfähig ist, töten zu dürfen. Das beträfe neben den Embryonen auch neugeborene Babys, pflegebedürftige Senioren oder schwer Behinderte. Das Hauptargument der Abtreibungsbefürworter in dieser Diskussion lautet: Von einem schützenswerten Menschen kann erst mit dem Zeitpunkt der Geburt ausgegangen werden. Vorher handelt es sich zwar um eine **Ansammlung menschlicher Zellen**, nicht aber um einen vollgültigen Menschen. Natürlich gäbe es Übergangsformen, doch zumindest in den ersten Wochen handele es sich nicht um ein menschliches Wesen mit Bewusstsein, Schmerzempfinden und eigenem Willen.

Für einen Großteil der Bevölkerung scheint es jedoch selbstverständlich zu sein, dass ein schützenswerter Mensch im Augenblick der Befruchtung entsteht. Der Bundesverband Lebensrecht e.V. hat in diesem Zusammenhang eine **Umfrage bei *dimap*** in Auftrag gegeben. Auf die Frage, ob es stimmt, dass ein neuer Mensch im Augenblick der Verschmelzung von Samen und Eizelle entsteht, antworteten 76% der Befragten mit 'Ja' (unabhängig ihrer religiösen Ausrichtung). Nur 17% stimmten dieser Definition nicht zu.[20]
Schon sehr früh ist der Embryo auch äußerlich als menschliches Wesen erkennbar. Bereits nach **14 Tagen**, das Kind ist erst 1,5 mm groß, zeigen sich erste Blutgefäße. Am 18. Tag wird das Gehirn angelegt. Drei Tage später beginnt das Herz zu schlagen. Mit **28 Tagen** sind bei dem winzigen Menschen (4,2 mm) alle Organsysteme angelegt. Ab der **6. Woche** nimmt das Kind erste Informationen aus seiner Umgebung auf: die Lage in der Gebärmutter, den Druck auf den

---

20 Pressemitteilung des BVL vom 16.04.2002, http://www.kaleb.de

Körper, die Temperaturunterschiede. Mit **7 Wochen** (21 mm) sind alle Organe vorhanden. Es entwickelt sich nichts Neues mehr. Nur noch Nahrung und Zeit sind nötig, um zu wachsen und zu reifen. In der **8. Woche** bekommt das Kind seine eigenen unverwechselbaren Fingerabdrücke, die es sein ganzes Leben lang behalten wird. Mit **9 Wochen** versucht das Kleinstkind zu greifen, wenn seine Handfläche berührt wird. Um Störungen zu vermeiden, kann es den Kopf wegdrehen. Die Finger zeigen zarte Fingernägel. Hände, Arme und Beine werden bewegt. Bei Berührung der Wangen und Lippen zuckt das Kind, als wolle es lächeln. In der **12. Woche** (8 cm) ist die Entwicklung der Körperfunktionen abgeschlossen. Geschlecht und Fingernägel sind erkennbar. Das Kind ist sensibel auf Empfindungen und Erlebnisse der Mutter. Es reagiert auf Musik und ist lernfähig. Der Geschmackssinn ist bereits ausgeprägt. Das Kind schluckt mit Genuss das süßliche Fruchtwasser und lutscht am Daumen. Im **4. Monat** kann das Kleinstkind greifen, schwimmen und Purzelbäume schlagen. Seine Bewegungen sind erstmals für die Mutter fühlbar. Es entwickelt seinen eigenen Schlafrhythmus. Ab der **26. Woche** ist das Kind bereits außerhalb der Gebärmutter lebensfähig, denn zu diesem Zeitpunkt wird eine Flüssigkeit gebildet, die die Entfaltung der Lungenbläschen ermöglicht.

Das **preußische Landrecht** hatte deshalb auch schon 1794, zur Zeit der Aufklärung, eindeutig entschieden: „Die allgemeinen Rechte der Menschheit gebühren auch den noch ungeborenen Kindern schon von der Zeit der Empfängnis an“.[21]
In der **UN-Kinderrechtserklärung** heißt es dazu: „Die Vertragsstaaten erkennen an, dass jedes Kind ein angeborenes Recht auf Leben hat“ (Artikel 6).
Das deutsche Grundgesetz und das Bundesverfassungsgericht plädieren für den Schutz des Embryos: „Wo menschliches Leben existiert, kommt ihm Menschenwürde zu; es

21 ALR I,1, 10; zit. nach Hans Maier in: Rhein. Merkur Nummer 35 2001, S. 26

ist nicht entscheidend, ob der Träger sich dieser Würde bewusst ist und sie selbst zu wahren weiß. Die von Anfang an im menschlichen Sein angelegten potenziellen Fähigkeiten genügen, um die Menschenwürde zu begründen."[22] „Jeder hat das Recht auf Leben und körperliche Unversehrtheit",[23] sagt das Grundgesetz. „Jeder im Sinne" dieses Artikels „ist *jeder Lebende*, anders ausgedrückt: jedes Leben besitzende, menschliche Individuum, *jeder* ist daher auch das noch ungeborene menschliche Wesen", so der Wortlaut der Entscheidung des BVG.[24]

Abtreibungsbefürworter hingegen betonen den Unterschied zwischen Embryo und Neugeborenem. Für sie nimmt das Bewusstsein eines Menschen im Laufe seiner Entwicklung zu und damit seine Schutzwürdigkeit. **Der Embryo ist für sie nicht selbständiges Leben**. Er kann sich nur im und durch den Körper der Frau entwickeln, in vollständiger Abhängigkeit. **„Der Embryo ist nicht, was er erst wird. So wie eine Raupe noch kein Schmetterling ist."**[25] **Peter Schaber dazu:** „Es ist meiner Meinung nach keineswegs so, dass der moralische Status des Embryos von der Befruchtung bis zur Geburt unverändert bleibt. Ich würde bei der Zusprechung von Menschenwürde verschiedene Entwicklungsstufen des Embryos unterscheiden. Für mich sind bestimmte Eigenschaften wie etwa der **Beginn der Gehirnentwicklung** oder die einsetzende Empfindungsfähigkeit moralisch von Belang. Je mehr sich der Embryo dem Zeitpunkt der Geburt nähert, desto moralisch gewichtiger scheint mir das Wesen."[26] Der Embryo sei einem Ei vergleichbar. Für die meisten Menschen mache es aber einen Unterschied, ob sie ein Ei oder ein lebendes Huhn in kochendes Wasser werfen. Ähnlich sei es

22 Zitiert nach dem Kölner Strafrechtler Wolfram Höfling, BVG Bd. 391, 1 S. 41
23 Art. 2. Abs.2 Satz 2 GG
24 BVGE 39, 1, 37
25 Hans Saner
26 Peter Schaber, Philosoph, Sonntags Zeitung 19.5.02

mit der Tötung eines Embryos im Vergleich zu der eines voll entwickelten Menschen.[27]

Für den **Zeitpunkt, von dem an man von einem schützenswerten Menschen sprechen muss,** werden folgende Vorschläge diskutiert: Geburt, Lebensfähigkeit, Bewegung des Fötus, Einsetzen des Bewusstseins und Befruchtung der Eizelle.

Die **Geburt als Kriterium** für den Beginn eines schützenswerten menschlichen Lebens ist nur schwer nachzuvollziehen. Das Kind unterscheidet sich kurz vor und kurz nach der Geburt nur unwesentlich voneinander und verfügt zu beiden Zeitpunkten über die gleiche Fähigkeit, Schmerz zu empfinden oder andere Reize wahrzunehmen. Der wesentlichste Unterschied liegt in der bloßen Sichtbarkeit des Babys (wobei Ärzte auch schon das ungeborene Kind per Ultraschall begutachten können) und in der Beendigung der innigen körperlichen Verbindung mit der Mutter mit der Durchtrennung der Nabelschnur. Folglich ist dieses Kriterium für die Definition des schützenswerten Lebensbeginns nicht wirklich überzeugend.[28]
Andere erklären das Kind ab dem Zeitpunkt zu einem schützenswerten Menschen, zu dem es **außerhalb der Mutter überleben kann**. Aufgrund moderner Medizintechnik ist das selbstständige Überleben heute jedoch immer früher möglich. Folglich ist diese Definition äußerst ungenau und jeweils abhängig von der momentanen Forschungslage und den **Möglichkeiten des örtlichen Krankenhauses**. Dieser Sachverhalt führt allerdings zu einigen Problemen, da sich, wenn Schwangere von einem Ort zum anderen reisen, der Status für das Ungeborene ändern würde. Mit der weiteren Entwicklung der medizinischen Technik müssten Vertreter

27 Singer, P.: Praktische Ethik. Neuausgabe, Stuttgart 2.Aufl. 1994, 199
28 Vgl. http://www.phillex.de/abtreib.htm, 15.10.2003

dieser Position auch eine beständige Anpassung des Zeitpunktes der schützenswerten Menschwerdung vornehmen. Der spätest mögliche Zeitpunkt einer legitimen Abtreibung wäre damit abhängig vom momentanen Forschungsstand und den örtlichen medizinischen Möglichkeiten. Eine solch variable Definition scheint wenig plausibel.

Ein weiteres der diskutierten Kriterien für den Schwangerschaftsabbruch ist die **Bewegung des Fötus**. Dabei macht es durchaus einen Unterschied, ob man den Zeitpunkt wählt, zu dem die Mutter die Bewegung spürt (etwa 16. Woche) oder den frühesten Zeitpunkt, zu dem sich der Fötus bewegt (etwa 8. Woche). Die Frage ist zudem, ob eine solche Definition nicht **konsequenterweise zur Diskriminierung von Menschen mit fehlendem physischem Bewegungsvermögen führt,** z.B. Personen im Koma oder mit schweren Lähmungen. Folglich müssten entsprechend dieser Argumentation auch Schlafende, die sich nicht bewegen, den zentralen Aspekt ihres Menschseins zumindest zeitweise verlieren. Auch ist es wenig überzeugend, das Menschsein lediglich an seinen eigenständigen Bewegungen festzumachen, da diese weder spezifisch für den Menschen noch für jedes Individuum einheitlich feststellbar sind.

Recht willkürlich erscheint die gegenwärtig gültige Gesetzesregelung, nach der ein Mensch erst nach **Ablauf von drei Monaten** absoluten juristischen Schutz genießt, es sei denn, er leidet unter einer schweren Behinderung. Vorher kann das menschliche Wesen unter bestimmten Bedingungen legitim abgetrieben, d.h. getötet werden. Ohne detailliertere Kriterien erscheint die Datierung schützenswerten Menschseins auf eine bestimmten Schwangerschaftswoche willkürlich.

Das Kriterium des Bewusstseins ist etwas außer Mode gekommen, da unklar ist, ab wann der Fötus in der Lage ist, Schmerz zu empfinden und erst recht, ab wann man ihm Bewusstsein zusprechen kann.[29]

---

29 Vgl. http://www.phillex.de/abtreib.htm, 15.10.2003

Trotzdem wird noch da und dort das **Bewusstsein des Embryo** als einschneidendes Kennzeichen des Menschseins genannt. Die neuen Bioethiker wie **Norbert Hoerster** und **Dieter Birnbacher** verneinen das Lebensrecht des frühen Embryos, andere lassen offen, wann der Mensch *seine Individualität und Personalität gewinnt.* Man spricht je nach Gutdünken in der Frühentwicklung bis zur Nidation oder bis zur Gehirnentwicklung vom *werdenden Menschen*, einem *vorprogrammierten Organismus*, von ***Kindern und deren Vorstufen***".[30] Maria E. Overdick-Gulden kritisiert: „Man glaubt sich berechtigt, den Menschen- und Personenbegriff zu spalten, rückt *Person* in die Nähe von *Persönlichkeit* und ermächtigt sich am Schreibtisch oder im parlamentarischen Beschluss zu einer Art *Herr über Leben und Tod.* Man vertritt die individuelle Interessenlage der Erwachsenenwelt und kommt den Wünschen jener entgegen, die sie zu äußern vermögen."[31]

Nach dem ehemaligen Kultur-Staatsminister **Nida-Rümelin** ist schützenswertes Menschsein abhängig von dem Selbstbewusstsein und der Selbstachtung des jeweiligen Wesens: „Die Achtung der Menschenwürde ist dort angebracht, wo die Voraussetzungen erfüllt sind, dass ein menschliches Wesen entwürdigt werden, ihm seine Selbstachtung genommen werden kann." Doch **„die Selbstachtung eines menschlichen Embryos lässt sich nicht beschädigen**."[32] Mit einem solchen Kriterium wären aber nicht nur Embryonen, sondern auch Säuglinge und Kleinkinder sowie all jene Menschen, die keine Selbstachtung entwickeln können oder sie in einer Krankheit, z. B. einer schweren Depression, verloren haben, von der Anerkennung ihrer Würde ausgeschlossen. Man ist versucht zu fragen, ob eine Person auch weiterhin ein schüt-

---

30 Zitat Prof. Birnbacher, Düsseldorf zit. n. St. Rehder in: Die Neue Ordnung April 2000 S.102

31 Maria E. Overdick-Gulden: Unzumutbar, überzählig, wrongful life – was heißt da Menschenwürde?, in: www.alfa-ev.de

32 Nida Rümelin in: TAZ vom 3. 1. 2001

zenswerter Mensch ist, wenn er schläft oder nach einem Unfall ins **Koma** fällt, also keine Selbstachtung zeigen kann. Einige Ethiker und Philosophen wollen erst von einem schützenswerten Menschen sprechen, wenn dieser eine Persönlichkeit hat. Die Persönlichkeit wird am Bewusstsein festgemacht. Das wiederum läuft im Gehirn ab. Konsequent wird der Embryo in einer frühen Phase seiner Entwicklung, in der noch kein Großhirn ausgebildet ist, nicht als Mensch angesehen und kann so bedenkenlos abgetrieben werden.
Zwar ist es richtig, dass sich das Bewusstsein erst im Laufe der Zeit entwickelt und **beim erwachsenen Menschen seine volle Entfaltung erreicht**, das schließt aber nicht aus, dass diese Persönlichkeit vorher schon in der Potenz (in der Anlage, im Ansatz) vorhanden ist und sich im Lauf der Zeit lediglich immer mehr entwickelt. Wenn auch die Ausbildung der Großhirnrinde nicht mit dem Entstehen der Persönlichkeit gleichgesetzt werden kann, bietet sie doch die Möglichkeit dazu. So kommt dem Gehirn für das Werden eines menschlich-personalen Wesens entscheidende Bedeutung zu. Aber auch schon zu einem viel früheren Zeitpunkt weiß man, dass sich bei ungestörter Weiterentwicklung ein Mensch mit Bewusstsein und Freiheit entfaltet. Wenn auch jede spätere Phase dieser Entwicklung die frühere überbietet, geht sie doch aus der früheren hervor und trägt die späteren im Ansatz in sich. Schon mit der Befruchtung der Eizelle ist der Startschuss für die spätere Entwicklung gegeben; **der Chromosomensatz enthält die Erbinformation für diese Persönlichkeit**. Zur vollen Entfaltung braucht das entstandene Leben zwar den Schutz und die Versorgung im Mutterbauch. All diese Einflüsse fügen aber der Erbinformation nicht etwas prinzipiell Neues hinzu, sondern wecken und entwickeln nur, was in ihr enthalten ist. Darüber hinaus ist es problematisch, den Menschen in seiner Ganzheit lediglich an dem Entwicklungsgrad eines seiner Organe (hier des Gehirns) festzumachen.[33]

33 Vgl. Karl Hörmann: Art. Abtreibung, Lexikon der christlichen Moral, LChM

In Variation zum Bewusstsein wird gelegentlich auch das Selbstbewusstsein / die **Selbstbestimmungsfähigkeit** eines Wesens als notwendiges Kennzeichen seines schützenswerten Menschseins angesehen. Auch dieser Definition vollgültigen Menschseins muss entgegengehalten werden, dass weder das Neugeborene noch das Kleinstkind, aber auch nicht der senile Alte, der schwer psychisch Geschädigte oder der schlafende Mensch aktiv, sondern nur potentiell über seine Selbstbestimmungsfähigkeit verfügt. Diesen Menschen aber ihr Menschsein abzuerkennen, scheint weder logisch noch wünschenswert.[34]

Für die Behauptung, dass sich mit der **Einnistung des Embryo in der Gebärmutter** (Nidation) die eigentliche Menschwerdung vollziehe, werden verschiedene Gründe angeführt:

- Bis zum Beginn der Nidation (bis zum 6. oder 7. Tag nach der Befruchtung) kann der Embryo in mehrere Individuen auseinander fallen (eineiige Zwillinge oder Mehrlinge). Umgekehrt konnten im Tierversuch mehrere Gebilde in diesem Stadium zu einem einzigen vereinigt werden, das sich zu einem größeren Tier entwickelte. Daraus scheint sich zu ergeben, dass das menschliche Individuum erst nach Abschluss der Nidation lebensfähig ist.
- Erst in der Nidation wird der Keim **vom Organismus der Mutter angenommen**. Medizinische und juristische Kreise sprechen erst ab diesem Zeitpunkt von Schwangerschaft.
- Von den befruchteten Eizellen **gehen vor der Nidation 30 bis 50 Prozent zugrunde**. Scheinbar sieht auch der Körper der Mutter den Embryo erst ab seiner Einnistung als schützenswertes Wesen an.

1976, Sp. 3-15, bei: www.stjosef.at/morallexikon/abtreibu.htm / vgl. auch http://www.cdl-online.de

34 Vgl. Josef Isensee: Der grundrechtliche Status des Embryo, in: Otfried Höffe u.a. Hrsg.: Gentechnik und Menschenwürde. An den Grenzen von Ethik und Recht, DuMont, Köln 2002, S. 56f

Auch **gegen diese Definition** des Menschen erheben sich allerdings erhebliche Bedenken:[35]

- Die Biologie benennt die Vereinigung der väterlichen und der mütterlichen **Chromosomen** als den entscheidenden Anfang der Entwicklung einer neuen eigenständigen Persönlichkeit.
- Der mütterliche Organismus nimmt den Embryo nicht erst in der Nidation an, sondern sorgt für ihn in sehr angepasster Weise schon vorher.
- Die Möglichkeit der (ziemlich seltenen) Teilung eines aus dem befruchteten Ei entstandenen Gebildes zu mehreren und der Vereinigung mehrerer zu einem bis zum Ende der Nidation richtet sich nicht gegen das Personsein des Embryos. Medizinisch kann auch aus der Zelle eines Erwachsenen durch Klonen ein neuer Mensch gezüchtet werden, ohne dass der Spender oder der neue Mensch dadurch seine Persönlichkeit verlieren.
- Zusammen mit dem Absterben befruchteter Eier vor der Nidation sollte beachtet werden, dass **vor 150 Jahren ein Großteil der Säuglinge in den ersten Tagen nach der Geburt starb**, ohne dass jemand daraus den Schluss gezogen hätte, man brauche die Neugeborenen nicht als zu bewahrendes menschliches Leben zu achten, weil die Natur selbst sie nicht achte. **Außerdem können Menschen während ihres ganzen potentiellen Lebens sterben, ähnlich wie Embryonen in dieser frühen Phase ihres Lebens sterben können.** Aus der Möglichkeit des Sterbens kann aber kein Rückschluss auf schützenswertes Menschsein gezogen werden.
- Biologen kündigen heute an, dass es in absehbarer Zukunft möglich sein wird, ein befruchtetes menschliches Ei in einer **künstlichen Gebärmutter** heranreifen zu lassen.

35 Vgl. Karl Hörmann: Art. Abtreibung, Lexikon der christlichen Moral, LChM 1976, Sp. 3-15, bei: www.stjosef.at/morallexikon/abtreibu.htm / vgl. auch http://www.cdl-online.de

Man müsste für den Fall des Gelingens fragen, ob derart entwickelte Wesen nie Menschen würden, weil ja die (angeblich entscheidende) Nidation unterbleibt.

Paul Kirchhof, ehemaliger Richter am Bundesverfassungsgericht, will zumindest den juristischen Schutz des Embryos an der Nidation festmachen, wobei er betont, dass es sich auch schon vorher um eindeutig menschliches Leben handelt: „Der Schutz des ungeborenen menschlichen Lebens kommt ihm seit der Nidation zu, weil es sich bei dem Ungeborenen um individuelles, in seiner genetischen Identität und damit in seiner Einmaligkeit und Unverwechselbarkeit bereits festgelegtes, nicht mehr teilbares Leben handelt, das sich im Prozess des Wachsens und sich Entfaltens **nicht erst zum Menschen, sondern als Mensch entwickelt**."[36] Nach Kirchhof muss demnach **jeder Embryo spätestens seit der Nidation als schützenswerter Mensch betrachtet** werden. Jede Abtreibung ist deshalb als Tötung dieses menschlichen Wesens zu verstehen.
Schlussendlich muss mit dem Rechtswissenschaftler **Josef Isensee** resümiert werden: Das **Menschsein nimmt seinen Anfang in der Verschmelzung von weiblicher und männlicher Keimzelle**. „Die Interpretationsansätze, die den Beginn des Lebens zu einem späteren Zeitpunkt, als dem der Verschmelzung ansetzen, stoßen auf die Schwierigkeit, dass der biologische Entwicklungsprozess kontinuierlich verläuft und keine Einschnitte und Sprünge erkennen lässt. Auch die Nidation, die als Kriterium vorgeschlagen wird, bildet keine Zäsur. ... Letztlich haften an allen Versuchen, den Lebensschutz auf einen Zeitpunkt nach der Kernverschmelzung zu verlegen, Momente der Willkür. Willkürfrei und folgerichtig ist die Anknüpfung an die Verschmelzung. Das Grundgesetz

36 Paul Kirchhof: Genforschung und die Freiheit der Wissenschaft, in: Otfried Höffe u.a. Hrsg.: Gentechnik und Menschenwürde. An den Grenzen von Ethik und Recht, DuMont, Köln 2002, S. 21

schützt das Leben von Anfang an."[37] **Alles Weitere ist nicht die Entwicklung des lebendigen Keims zum Menschen, sondern die Entwicklung als Mensch.**

5. ABTREIBUNG IST MORD

Abtreibung ist schlecht - weil dabei Menschen schuldlos ermordet werden.

Wie soeben gezeigt, ist der logisch und biologisch einzig sinnvolle Termin für den Anfang eines neuen menschlichen Lebens die Vereinigung von Ei und Samenzelle. Wird der zu diesem Zeitpunkt einsetzende Entwicklungsprozess nicht unterbrochen, wird nach neun Monaten ein fertiger Mensch geboren. Auch wenn der Embryo im Bauch der Mutter genauso wenig wie das Neugeborene oder ein seniler Senior seine eigenen Interessen alleine vertreten oder unabhängig von der Hilfe anderer überleben kann, muss er doch, wie diese, als Mensch angesehen werden. **Weder Geburt noch Einnistung der befruchteten Eizelle sind Eingriffe in das Leben, die den Menschen zu etwas prinzipiell anderem machen.** Für den betreffenden Menschen sind diese Einschnitte ähnlich dem Erlernen der Sprache oder der Pubertät, die biologische bzw. psychische Veränderungen herbeiführen, aber kein anderes Lebewesen schaffen. Es handelt sich folglich schon beim Embryo um einen vollwertigen Menschen.**Einen Mensch direkt oder indirekt zu töten, wird in der Bibel von Gott strikt verboten** (2Mo 20,13; 5Mo 5,17; Mt 5,21). Lediglich der Staat darf in denen von Gott gesetzten Ausnahmen wie Todesstrafe (1Mo 9,5f; 2Mo 21,12; Röm 13,3f) oder Krieg (Neh 4,8.14; Röm 13,4) einem Menschen das Leben nehmen. Auch wenn Eltern ihre Kinder zur Zeit des Alten

---

37 Josef Isensee: Der grundrechtliche Status des Embryo, in: Otfried Höffe u.a. Hrsg.: Gentechnik und Menschenwürde. An den Grenzen von Ethik und Recht, DuMont, Köln 2002, S. 59-61

Testaments körperlich züchtigen durften (Spr 13,24; 22,15; 23,13f), eine Verletzung, die zum Tod eines Kindes führt, war generell verboten (Spr 19,18). Bei der Abtreibung, die das Leben des Kindes bewusst beenden will, handelt es sich um einen Mord, den keine Ausnahmeregelung der Bibel legitimiert.

6. ABTREIBUNG IST MASSENMORD

Abtreibung ist schlecht - weil dadurch das Leben ganzer Bevölkerungsteile vernichtet wird.

Im April 2003 entschied das Oberlandesgericht Karlsruhe, dass Abtreibungskritiker die gegenwärtige Praxis des Schwangerschaftsabbruchs als ***neuen Holocaust*** bezeichnen dürfen.[38]

Nach Angaben des statistischen Bundesamtes wurden **2005 in Deutschland 124 023 Schwangerschaftsabbrüche** vorgenommen. 3177 Abtreibungen wurden mit einer medizinischen Gefährdung der Mutter und 21 mit kriminologischer Indikation begründet. Die weitaus meisten Schwangerschaftsabbrüche (120 825) erfolgten nach einer Pflichtberatung auf Wunsch der Mutter. 2049 Kinder wurden nach der 12. Schwangerschaftswoche abgetrieben, davon 171 sogar noch nach der 23. Woche.[39]

Nach Schätzungen der WHO werden jedes Jahr **weltweit rund 46 Millionen Kinder abgetrieben**. Geschätzte 20 Millionen davon finden illegal und unter hygienisch prekären Bedingungen statt, was in 40 % dieser Fälle zu schweren medizinischen Komplikationen führt. Im Bezug auf je 1000 Frauen werden in Deutschland jährlich 7,6, in Frankreich

38 Vgl. Abtreibung darf „neuer Holocaust genannt werden; in: Http://www.123recht.net/article.asp?a=5316 23.4.2003

39 Vgl. Statistisches Bundesamt, Http://www.destatis.de/basis/d/gesu/gesutab16.php

16,2, in Großbritannien 16,6, in Rumänien 51,6 und in Russland 54,2 Kinder abgetrieben.[40]
Intensiv wirbt der UN-Bevölkerungsfonds (UNFPA) mit den Geldern seiner Mitglieder für Abtreibungen als Regulierungsinstrument des Bevölkerungswachstums zahlreicher Entwicklungs- und Schwellenländer. In China stellt sich der UNFPA hinter die *Ein-Kind-Politik* des kommunistischen Regimes. Neutrale Schätzungen sprechen von **bis zu 10 Millionen Abtreibungen pro Jahr in China**. Einen Ansturm gibt es auch auf die 200 In-Vitro-Fertilisations-Kliniken[41], deren Eingriff männliche Nachkommen sicherstellen sollen. Sozusagen nebenher werden hier zahlreiche überflüssige Embryonen produzieren, die nach der Therapie vernichtet werden. Durch die langjährige geschlechtsspezifische Abtreibungspraxis fehlen in China rund 50 Millionen Frauen. Aus Protest gegen die Abtreibungspolitik der UNO verweigerte die USA dem UNFPA 35 Millionen Dollar, die für weltweite Abtreibungskampagnen eingesetzt werden sollten.[42]
Auch die **EU** finanziert **mit ihren Entwicklungshilfegeldern Werbung und Durchführung von Abtreibungen** in Asien und Afrika. Die EU-Abgeordnete Dana Rosemary Scallon entdeckte durch ihre Recherchen, dass die EU-Kommission bereits seit dem Jahr 2001 50 Millionen Euro aus dem Fischerei-Haushalt sowie etwa 16 Millionen Euro aus weiteren Haushaltslinien abgezweigt und zur Finanzierung von Abtreibungsmaßnahmen in Afrika bereitgestellt hatte.[43]
Bislang verbieten noch 47 von 49 der von der EU unterstützten Entwicklungsländer die Abtreibung oder binden sie an strenge Reglementierungen. Dagegen will die EU mit den

---

40 Vgl. Zahlen und Daten zur Abtreibung, in: http://www.abtreibung-online.de/abtreibung_statistik.htm , 20.4.2004 / Horst Afflerbach: Handbuch Christliche Ethik, R.Brockhaus, Wuppertal 2002, S. 403f

41 In-vitro-Fertilisation (IVF) – lateinisch für „Befruchtung im Glas“ – ist eine Methode zur künstlichen Befruchtung.

42 Vgl. Abtreibung, in: Http://cft-online.de/themen/Abtreibung.shtml, 13.3.2003

43 Vgl. Abtreibung, in: Http://cft-online.de/themen/Abtreibung.shtml, 14.3.2003

Mitteln der Entwicklungshilfe vorgehen. In der so genannte *Sandbaek-Verordnung* beschloss das EU-Parlament 2003 erhebliche Mittel (73,95 Mio. EUR für die Jahre 2003-2006) in die Förderung von Empfängnisverhütungs- und Abtreibungskampangen zu investieren. Stefan Rehder kommentiert diese Entscheidung: „Länder, die sich weigern, Abtreibungen durch die EU finanzieren zu lassen, müssen damit rechnen, ganz aus der Förderung herauszufallen. Dass die EU Millionen von Euro mobilisiert, mit denen Jahr für Jahr Verhütung, Sterilisationen und Abtreibungen finanziert werden sollen, liegt nach Ansicht nicht weniger Beobachter daran, dass Familien in Entwicklungsländern in der Regel zwar nicht mehr Kinder haben, als sie wünschen, wohl aber mehr als die an Rohstoffen und Einfluss interessierten Industrieländern wünschen."[44]

Eine Entschließung des EU-Parlaments aus dem Jahr 2002 **empfiehlt den neuen Mitgliedsstaaten in Mittel- und Osteuropa**, „dass **Abtreibung** *zur Gewährleistung der reproduktiven Gesundheit und Rechte der Frau* legal, sicher und für alle zugänglich sein sollte". Die Regierungen der Mitgliedstaaten und der Beitrittsländer werden aufgefordert, „auf jegliche Verfolgung von Frauen, die illegal abgetrieben haben, zu verzichten".[45]

7. ABTREIBUNG SCHADET DER MUTTER

Abtreibung ist schlecht – weil sie für Frauen oftmals ein traumatisches Erlebnis ist.

44 Stefan Rehder: Mehr Kinder als Europa erlaubt, in: Die Tagespost 21.6.2003, http://www.die-tagespost.de/Archiv/titel_anzeige.asp?ID=4489

45 Vgl. EU-Parlament fordert Legalisierung der Abtreibung, in: http://www.svss-uspda.ch/de/facts/eu.htm, 20.12.2008

Ganz offensichtlich stellt die Abtreibung einen schwerwiegenden Eingriff in den Körper einer Frau dar. Abtreibungen können nachhaltige **gesundheitliche Auswirkungen** auf betroffene Frauen haben. Chirurgische Abtreibungen können zu Infektionen führen, insbesondere, wenn nicht alle Reste des Embryos und der Gebärmutterschleimhaut entfernt wurden. Darüber hinaus können Verletzungen der Gebärmutter zu längeren Blutungen führen. Wenn auch nicht in großem Umfang, so liegen doch zahlreiche Berichte über Verwachsungen im Unterleib, Menstruationsstörungen, Unfruchtbarkeit und ein erhöhtes Risiko für Eileiterschwangerschaften infolge einer Abtreibung vor. Als Nebenwirkungen der Abtreibungspille **Mifegyne** (RU 486) werden Herz- Kreislauf-Versagen, Blutungen, Bauchkrämpfe und Übelkeit genannt.
Ärzte und Therapeuten verweisen in diesem Zusammenhang auf das ***Post Abortion Syndrom*** (PAS). Direkt im Anschluss an die Abtreibung und anlässlich der Rückerinnerung, können verstärkt **psychische Probleme** auftreten (unkontrolliertes Weinen, Angstzustände, Stimmungsschwankungen, Überaktivität, Konzentrationsschwäche, Depression, Selbstmordgedanken, Sexualstörungen, Suchtverhalten, Reue und Schuldgefühle). Zahlreiche Frauen werden durch äußere Ereignisse an ihre Abtreibung erinnert, so durch den hypothetischen Geburtstermin, durch den Jahrestag der Abtreibung oder durch die Begegnung mit Kindern, die das Alter des selbst erwarteten Kindes haben.[46]
Da viele Frauen eine **emotionale Beziehung zu dem in ihnen heranwachsenden Leben** aufbauen, kann die Abtreibung als **traumatisches Erlebnis** erfahren werden, das negative Auswirkungen in verschiedenen Lebensbereichen zur Folge hat. Da für die meisten Frauen die Abtreibung eine außergewöhnliche Erfahrung ist, bleibt sie intensiv in Erinnerung. Selbstverständlich **werden dann auch Lebensvarian-**

46 Vgl. Stiftung *Ja zum Leben – Mütter in Not* Hrsg.: Myriam … warum weinst Du? Erlebnisberichte von betroffenen Frauen, Uznach 1996, insb. S. 81-104; 152ff

ten durchgespielt, in denen das Kind geboren worden wäre. Hat die betreffende Frau noch weitere Kinder, kann es **nach einer zeitlichen Verzögerung zur Einsicht in die ganze Tragweite des eigenen Handelns** kommen. Erst später wird vielen Frauen bewusst, dass sie eine menschliche Existenz in ihren frühesten Anfängen verhindert bzw. ausgelöscht haben. Da sich die von ihrer Schwangerschaft überraschte Frau zeitweilig in einer Art Schockzustand befinden kann, ist es möglich, dass sie sich von Ärzten, Partner oder Freunden zu einer Abtreibung gedrängt fühlt, was ihr zumeist erst im Nachhinein ganz bewusst wird. Daraus können sich schwerwiegende **Spannungen zu den Personen ergeben, die sie für die Abtreibungsentscheidung verantwortlich macht**.[47]

8. ABTREIBUNG - KIND ALS SCHADENSFALL

Abtreibung ist schlecht - weil Kinder zuerst eine Bereicherung und keine Schädigung der Eltern sind.
Menschen sind in jedem Stadium ihres Lebens, auch als Kinder, wertvoll und verfügen über eine persönliche Würde. Aus christlicher Sicht sind sie von Gott gewollte und geschaffene Individuen und beachtliche Geschenke an ihre Eltern (5Mo 7,13; 28,4; Ps 127,3; 128,3.6; Mal 2,14f).
In der Konsequenz des Abtreibungsdenkens, **die den Embryo erst entmenschlicht, um ihn hinterher mit gutem Gewissen töten zu können,** wird der unerwünschte *Zellhaufen* sogar als Schädiger der eigenen Lebensqualität angesehen. Nicht nur, dass der junge Mensch ohne Scheu getötet wird, sollte er sich entschließen, doch am Leben zu bleiben, oder gelingt der Tötungsversuch nicht wie geplant, können Kind

47 Vgl. Detlev Katzwinkel: Das Kind, das ich nie geboren habe, R.Brockhaus Verlag, Wuppertal 2007

und Arzt zu Beklagten werden, die sich wegen des *großen Schadens*, der den Eltern durch das Überleben ihres Nachkommen entstanden sein soll, rechtfertigen müssen.
„**Kann das Kind ein Schaden sein?** 'Wird es in Zukunft als unmoralisch gelten, die Geburt von Kindern mit gravierenden genetischen Defekten zuzulassen? Und können diese Kinder später rechtlich gegen ihre Eltern vorgehen', weil sie solche Chancenlosigkeit 'nicht verhindert haben', fragt der Nobelpreisträger James Watson rhetorisch. ... In seinem Plädoyer für die völlige Privatisierung der Abtreibung im Fall einer kindlichen Behinderung will er „allen Bürgern die Aussicht auf Hoffnung und Menschenwürde' und 'eine bessere Zukunft' eröffnen. Sein **eugenisches Vorurteil** wird deutlich, wenn er **behinderten Föten ein 'produktives Leben' in Abrede stellt** und sie aus dem Tötungsverbot ausnehmen will, da ihre Tötung eine 'Erleichterung' für die Eltern und die Vermeidung 'erschütternder Tragödien' darstelle."[48] Watson kennt den Weg nach Eden: die in alle Lebensbereiche ausgeweitete Genetik. Er meint zu wissen, 'warum wir Gott nicht mehr die Zukunft des Menschen überlassen dürfen".[49]
Der Mannheimer Anwalt Dr. **Phillip** zitiert diesbezüglich aus einem am 3. März 1997 im 6. Senat des BGH ergangenen Urteil: „Darin ist von einem Schadensersatzanspruch gegen den Arzt die Rede, der die Geburt eines – wie hier wegen angeblich fehlerhafter vorgeburtlicher Untersuchung schwerstbehindert zur Welt gekommenen – Kindes zu verantworten" hat. Allein „die Formulierung des BGH, ‚**das genetisch belastete Kind sei wegen fehlerhafter Untersuchung zur Welt gekommen**'", ist, so Phillip, „ebenso schockierend wie die Aussage, der Arzt habe die Geburt eines Kindes 'zu verantworten".[50]
Schließlich hat diese bizarre Situation inzwischen eine maka-

48 Maria E. Overdick-Gulden: Unzumutbar, überzählig, wrongful life – was heißt da Menschenwürde?, in: www.alfa-ev.de, 15.10.2003
49 J.Watson, in: FAZ v. 26. 9. 2000, S. 55
50 W.Phillip, in: Schmid –Tannwald, M. Overdick-Gulden (Hsg.), Pränatale Diagnostik – zwischen Heilauftrag und Selektion, München 2001, S. 71ff.

bere Ergänzung erfahren: Die Eltern eines Kindes, das sieben Stunden nach der Entbindung an seiner angeborenen Erkrankung starb, verlangten Schadensersatz mit der Begründung, sie hätten bei korrekter ärztlicher Aufklärung den geschädigten Fötus abgetrieben und sich damit die Beerdigungskosten erspart.[51]

„Zu dem Thema ***wrongful birth*** [fälschliche Geburt] gibt es mittlerweile Varianten bis hin zur erfolgreichen Klage eines behinderten Kindes gegen seine Eltern wegen seines *wrongful life* vor dem französischen *Court de Cassation.*[52] Dass Nicholas Perruches' Behinderung nur hätte verhindert werden können, wenn man ihn getötet hätte, wurde in der Urteilsbegründung nicht reflektiert. Wurde er „zu Unrecht nicht abgetrieben?", hakte Knut Wiebe in der Zeitschrift für Lebensrecht nach – und kommt zum Ergebnis: „Ein Recht auf Nichtexistenz kann nicht begründet werden! Als verheerende Nebenwirkung führt eine solche Rechtsprechung zur Entsolidarisierung der Gesellschaft. Behinderung ist nicht mehr natürliche Disposition, sondern ein vom Arzt zu vermeidender Zustand *unendlichen Leids*."[53] An dieser Stelle werden der Wert eines Menschen und sein Lebensrecht an seiner vollen Funktions- und Leistungsfähigkeit gemessen. Jedes geistige oder körperliche Defizit müsste folglich zu einer Reduzierung des Lebensrechtes führen. Demnach wäre es konsequent, auch den schon geborenen Menschen, je nach ihrer Lebenssituation, einen unterschiedlichen Grad von Lebensrecht zuzusprechen: Ein im Vollbesitz seiner Kräfte stehender Mensch hätte ein 100%iges Lebensrecht, jemand mit einer Gehprothese bekäme vielleicht nur noch 80% Lebens-

---

51 Vgl. OLG Düsseldorf NJW 1995, 3058f. zit. nach E.Picker, Schadenshaftung für unerwünschte Nachkommenschaft, München 1997, S. 13

52 Während 1982 in Großbritannien der Court of Appeal die Ansprüche eines behindert geborenen Kindes zurückgewiesen hatte, hat die französische Cour de Cassation im November 2000 einer solchen Klage stattgegeben.

53 Maria E. Overdick-Gulden: Unzumutbar, überzählig, wrongful life – was heißt da Menschenwürde?, in: www.alfa-ev.de, 15.10.2003

recht zugesprochen. Das kann meinem Erachten nach nicht wünschenswert sein.

9. ABTREIBUNG IST GRAUSAM

Abtreibung ist schlecht - weil hier Menschen grausam und schmerzvoll getötet werden.
Bei der Abtreibung handelt es sich im Gegensatz zu den Ausführungen ihrer Befürworter um eine grausame Tötung menschlichen Lebens. Medizinische Studien haben gezeigt, dass der Embryo schon **in einem sehr frühen Stadium schmerzempfindlich** ist. Filmaufnahmen vorgenommener Abtreibungen dokumentieren die Panik des Embryos während seiner Tötung. Der Herzschlag beschleunigt sich, das Baby zuckt und versucht der Spritze des Arztes auszuweichen. Je weiter die Schwangerschaft voran geschritten ist, desto beängstigender wird der Todeskampf des Kindes.
Der größte Teil der Spätabtreibungen wird mit der **Prostagladinmethode** durchgeführt. Hier wird der Frau ein wehenauslösendes Medikament gespritzt. Dadurch wird eine **Frühgeburt eingeleitet**. Bis das Kind auf diese Weise geboren wird, vergehen im Mittelwert etwa 10 Stunden. Das bedeutet in vielen Fällen, dass die Mütter spüren, wie ihre Kinder im Todeskampf um sich treten. Betroffene Frauen berichten, dass ihr Kind nach der eingeleiteten Frühgeburt noch geschrien hat. Laut Christian Albring, Fortbildungsleiter zum Schwangerschaftsabbruch der Ärztekammer Niedersachsen, kommen 30% dieser Kinder lebend zur Welt.[54]
Um das Überleben des Kindes nach der Geburt zu verhindern, setzen einige Ärzte **Kaliumchlorid** ein. Der Arzt punktiert mit einer langen Nadel die Bauchdecke der Frau. Danach sticht er die Nadel unter Ultraschallsicht in das Herz des

---

54 Vgl. www.kaleb.de / http://abortiontv.com, 15.10.2003

Ungeborenen. Das Herz des Kindes hört sofort auf zu schlagen. - Kaliumchlorid unterbindet die Reizleitung am Herzen. - Falls sich das Kind sehr viel bewegt, kann es einige Zeit dauern, bis der Arzt die Nadel in Position bringen kann.[55] Inwieweit der Embryo den **psychischen Stress der Mutter und deren Ablehnung** mitempfindet, ist bislang nur ansatzweise untersucht worden. Einige Daten deuten jedoch darauf hin, dass Kinder schon in einer sehr frühen Phase ihrer Entwicklung Stimmungen und Sinneseindrücke aus ihrer Umgebung aufnehmen können.

10. MEDIZINER ALS HELFER ODER HENKER

Abtreibung ist schlecht - weil Ärzte gezwungen werden, unschuldige Menschen zu töten, statt ihnen zu helfen.
Seit Jahrhunderten orientieren sich europäische Mediziner am so genannten ***Hippokratischen Eid.*** Darin heißt es unter anderem: „...Meine Verordnungen werde ich treffen zu Nutz und Frommen der Kranken, nach bestem Vermögen und Urteil; ich werde sie bewahren vor Schaden und willkürlichem Unrecht. Ich werde niemandem, auch nicht auf eine Bitte hin, ein tödliches Gift verabreichen oder auch nur dazu raten. Auch werde ich nie einer Frau ein Abtreibungsmittel geben. Heilig und rein werde ich mein Leben und meine Kunst bewahren. ...“[56] Fast unbemerkt hat sich mit der Akzeptanz der Abtreibung ein grundlegender Wandel im Selbstverständnis ärztlicher Arbeit vollzogen.
Pflegepersonal und Ärzte werden, wenn sie ihre Arbeit ernst nehmen, durch Abtreibungen schweren Gewissensproblemen ausgesetzt. Auch werden sie gezwungen, gegen die Ideale

55 Vgl. www.kaleb.de, 15.10.2003
56 *www.aerztekammer-bw.de/20/arztrecht/ressourcen/hippo*eid*.pdf, 20.12.2008 / www.versicherungsnetz.de/02-01/00000737.htm, 20.12.2008*

ihres Berufsstandes - Menschen zu helfen und Leben zu retten - zu verstoßen. Allerdings steht die Abtreibung der hippokratischen Medizinethik und dem vom Weltärztebund 1948 empfohlenen ***Genfer Ärzte-Gelöbnis***, das die sittliche Pflicht, anderen in Not zu helfen, auf die besondere Berufssituation des Arztes anwendet, diametral entgegen. In Kontinuität zum sogenannten hippokratischen Eid heißt es dort: „Bei meiner Aufnahme in den ärztlichen Berufsstand gelobe ich feierlich, mein Leben in den Dienst der Menschlichkeit zu stellen... Ich werde jedem Menschenleben von seiner Empfängnis an Ehrfurcht entgegenbringen".[57] Und: „Medizinische Ethik zielt nicht darauf ab, ob eine Handlungsweise für richtig gehalten wird, sondern ob sie richtig ist, das heißt, ob sie der menschlichen Würde dient."[58] Medizinisches Personal, das sich diesen Grundlagen verpflichtet fühlt oder aus religiöser Überzeugung Embryonen als schützenswertes menschliches Leben betrachtet, wird durch eine schleichende Normalisierung der Abtreibung tiefgreifenden **Gewissensspannungen** und einem **gesellschaftlichen Rechtfertigungsdruck** ausgesetzt.
Nach der allgemeinen Gewöhnung an die Abtreibung werden Ärzte durch neue Regelungen zur Sterbehilfe in einigen europäischen Ländern auch in einem anderen medizinischen Bereich von lebenserhaltenden Helfern zu Henkern degradiert.

11. ABTREIBUNG - DER MENSCH ALS HÖHERES TIER?

Abtreibung ist schlecht - weil der Mensch mehr ist als ein höherentwickeltes Tier.

---

57 „... und selbst unter Bedrohung meine ärztliche Kunst nicht in Widerspruch zu den Geboten der Menschlichkeit anwenden." Brockhaus, Die Enzyklopädie Bd. 2 S. 181

58 A. Sonnenfeld, in: Dt. ÄBl. Heft 5 v. 1. Febr. 2002

Konsequente Vertreter der Evolutionstheorie gehen davon aus, dass der Mensch lediglich eines unter zahlreichen hochentwickelten Lebewesen dieses Planeten ist. So wie durch die Selektion einzelne geschädigte oder kranke Individuen ausgesondert und getötet werden, könnte es auch legitim sein, **behinderte Embryonen oder überzählige Kinder zum besseren Überleben der Gesamtmenschheit zu töten**.[59]
Skepsis ist angebracht angesichts der geschichtlichen Umsetzung solcher Vorstellungen. „Bereits um 1900 erträumte der **Lebensreformer Bilz** mit Gesinnungsgenossen ein eugenisches Erlösungsprogramm und erhoffte es bis zum Jahr 2000 als eingelöst![60] Um 1920 hieß das für den Juristen Karl Binding[61] und den Psychiater Alfred Hoche[62] nichts anderes als alles **belastend Krankhafte im Volkskörper *auszujäten***. Mit der Veröffentlichung ihres gemeinsamen Buches unter dem Titel *„Die Freigabe der Vernichtung unwerten Lebens*“ sollte die Euthanasie rechtsdogmatisch begründet werden. Das Buch wurde bekanntermaßen vom Nationalsozialismus als wissenschaftliche Grundlage seiner Euthanasie- Strategie herangezogen. *Andersartigkeit* wurde mit Verachtung und Unduldsamkeit belegt; im großfaschistischen Raum der Arier war sie als *lebensunwert* auszurotten! In Nachahmung der angeblich *grausamen Mutter* Natur forderte die **sozialdarwinistische Ideologie** in Verbindung mit dem rassistischen Reinigungswahn Hitlers innerhalb von 12 Jahren viele Millionen Menschenopfer.”[63]
Für Philosophen wie **Peter Singer** ist es gegenwärtig nicht einsichtig, warum ein menschliches Wesen geschützt und erhalten werden sollte, nur weil es zu Spezies Mensch gehört.

---

59 Singer, P.: Praktische Ethik. Neuausgabe, Stuttgart 2. Aufl. 1994, S.196

60 Vgl. Ausstellungskatalog zu: Die Lebensreform – Entwürfe zur Neugestaltung von Leben und Kunst um 1900, Institut Mathildenhöhe Darmstadt, 2002

61 Binding , 1837-1913 Professor u. a. in Basel und Leipzig schuf die rechtsdogmatischen Grundlagen der Euthanasie

62 Alfred Hoche 1865- 1943, Psychiater in Freiburg

63 Maria E. Overdick-Gulden: Unzumutbar, überzählig, wrongful life – was heißt da Menschenwürde?, in: www.alfa-ev.de, 15.10.2003

Hunde, Katzen oder Affen, als höherentwickelte, schmerzempfindende Lebewesen, haben nach Singer ein ähnliches Überlebensrecht wie Menschen. Sprechen aber **triftige Gründe für den Tod eines Affen oder eines Menschen**, dürfe man beider Leben ohne Gewissensbisse beenden. Singer argumentiert weiter, dass die bloße Zugehörigkeit zur menschlichen Spezies, für sich genommen ebenso unerheblich ist wie die Frage, ob es sich um ein Mitglied unserer Nation handelt oder nicht.[64]

Mit christlichen Vorstellungen sind solche Einschätzungen natürlich nicht kompatibel. Hat doch nach Angaben der Bibel **Gott den Menschen schon bei der Schöpfung besonders herausgehoben** (1Mo 1,26; Ps 8,6-9; Kol 3,10), ihm eine außergewöhnliche Stellung gegeben und das Töten eines Menschen strengstens untersagt (2Mo 20,13; 5Mo 5,17; Mt 5,21) - es sei denn, Gott beauftragt Leben zu beenden, z.B. bei der Ausführung der Todesstrafe, als Folge schwerer Verbrechen. Das menschliche Leben von seiner Entstehung bis zu seinem Ende soll unverfügbar für den Menschen sein. **Gott bestimmt seinen Anfang und sein Ende** (Ps 90,3; Lk 12,20.25). Tiere hingegen durften zwar nicht aus reiner Mordlust, doch aber als Opfer, zur Ernährung oder zum eigenen Lebensschutz getötet werden (1Mo 9,2-5; 2Mo 20,10; 23,11).

12. ÖKONOMIE - WELCHES LEBEN LOHNT SICH?

Abtreibung ist schlecht - weil mit falschen Maßstäben über lebenswertes und lebensunwertes Leben entschieden wird.

64 Singer, P.: Praktische Ethik. Neuausgabe, Stuttgart 2. Aufl. 1994, S. 196

Abtreibung ist schlecht - weil mit derselben Argumentation auch viele andere Menschen getötet werden könnten. Wer Abtreibungen befürwortet, handelt sich das unlösbare ethische Problem ein, darüber entscheiden zu müssen, welcher Embryo sich zu einem erwachsenen Menschen entwickeln darf und welcher nicht. Es müssen eindeutige und **nachvollziehbare Kriterien** vorgelegt werden, die entscheiden helfen, wann beginnendes menschliches Leben getötet werden darf oder wann es unentbehrlich ist. Werden solche Maßstäbe nicht formuliert, überließe man die Entscheidung über Leben und Tod den Gefühlen, der persönlichen Beliebigkeit, dem Entschluss eines Augenblicks oder dem Wunsch der Eltern nach einem neuen Auto, dem das zu finanzierende Kind entgegensteht.

Wer diesem ethischen Konflikt nicht billig ausweichen will, muss Farbe bekennen und angeben, welche materielle Situation der Mutter, welcher genetischer Defekt des Embryos, welches Gefühl psychischer Belastung der Eltern oder welcher Intelligenzquotient des Kindes dessen Tod rechtfertigt.

Für die Abwägung materieller oder psychischer Interessen der Eltern gegen das Lebensinteresse des Embryos wird es keine allgemein akzeptablen oder gar intellektuell einsichtigen Kategorien der Entscheidungsfindung geben. Wird der menschliche Embryo als vollgültiger Mensch in der Anfangsphase seiner Entwicklung gesehen, wofür alle logischen und medizinischen Gründe sprechen, bleiben nur zwei Möglichkeiten: Entweder sehe ich den Menschen als gleichberechtigten Bestandteil der Natur, neben anderen hochentwickelten Lebewesen oder ich billige ihm eine herausgehobene Stellung und eine gewisse Verfügungsgewalt über die Natur zu. Im ersten Fall könnten Menschen wie andere komplexe Lebewesen unter bestimmten Bedingungen getötet oder geschützt werden. Umgekehrt wäre es nur konsequent, Schafen oder Hunden ähnliche Lebensrechte zuzugestehen wie Men-

schen. Im zweiten Fall wäre es legitim, Menschen und Tieren ein unterschiedliches Lebensrecht zuzusprechen.
Im ersten Fall müssten **Menschen konsequenter Weise wie die ihnen gegenüberstehenden Tiere behandelt werden** und der besondere Schutz menschlichen Lebens scheint absurd. Dann **gäbe es aber in jedem Lebensalter berechtigte Gründe, einen Menschen zu töten,** der den Interessen der Eltern, der Gesellschaft oder der gesamten Natur im Wege steht. Die Fristenlösung, die eine Abtreibung lediglich in den ersten Lebensmonaten zulässt, wäre vor diesem Hintergrund unsinnig. Dann gäbe es aber auch keinen zufriedenstellenden Grund, einen Menschen als Embryo zu töten, über dessen potentiellen Nutzen für die Menschheit noch nichts ausgesagt werden kann – möglicherweise würden dann **zukünftige Nobelpreisträger** oder überragende Künstler **getötet**.
Im zweiten Fall ist der Mensch als Mensch geschützt, unabhängig von seinen Leistungen oder Belastungen für die Gesellschaft. Sollte ein Embryo getötet werden, könnte das ethisch nur gerechtfertigt werden, wenn dadurch ein höherer Wert geschützt würde.
Bei genauerer Betrachtung scheint es absurd, dem Menschen einen geringeren Wert als einem Auto, einer Berufsausbildung oder einem erhöhten Stress bei der zukünftigen Erziehung zuzubilligen. Vollkommen unklärbar ist der nötige **Bezugsmaßstab, was ein Mensch unbedingt braucht oder zumindest so dringend benötigt, dass das Leben eines anderen Menschen (des Embryo) dahinter zurücktritt.** Werden die Güter und Wohnverhältnisse eines durchschnittlichen Deutschen als Maßstab herangezogen, dürften in den meisten deutlich ärmeren Ländern der Welt keine Kinder mehr geboren werden, weil diese ja die Erreichung eines höheren Zieles, des besseren Lebens, verhindern. Doch selbst in der Bundesrepublik könnte man fragen, wie viele Autos, wie viel Freizeit oder Wohnraum nötig ist und wann ein Wohlstand erreicht wird, der es nicht mehr erlaubt, ein Kind dafür zu

töten. Gänzlich **absurd wird der Versuch, das Leben des Embryos gegen psychische und materielle Interessen der Eltern aufzuwiegen**, wenn bedacht wird, dass jedes Kind ja auch zur Adoption freigegeben werden kann und so keine weiteren Kosten als die einer neunmonatigen Schwangerschaft entstehen. Zugespitzt tut sich hier also die Frage auf, ob das Leben eines Menschen weniger wert ist als die körperlichen Beschwerden einer Schwangerschaft. Sollte das der Fall sein, könnten theoretisch auch pflegebedürftige Senioren oder chronisch Kranke getötet werden, da sie eine vergleichbare Mühe verursachen.
Doch selbst Ärzte, die bestätigen, dass man den Wert eines Menschen nicht mit materiellen oder psychischen Einschränkungen der Eltern aufrechnen kann, gehen gelegentlich davon aus, dass die Abtreibung eines behinderten Kindes in dessen Interesse sei. **Schließlich würde es vor nur schwer erträglichem Leid bewahrt**. Behindert lebende Kinder und Erwachsene werden zur Überprüfung des eigenen Vorurteils natürlich nicht gefragt. Schließlich äußern die Betroffenen sich zumeist positiv über ihre eigene Existenz, wenn sie zuweilen auch ihre körperlichen oder geistigen Einschränkungen bedauern. Versucht man diesen Maßstab lebenswerten Lebens auf andere Personengruppen zu übertragen, erscheinen die angeführten Begründungen vollkommen unverständlich. Schließlich käme wohl kaum jemand auf die Idee, einen **älteren Menschen zu töten, weil dessen Intelligenzquotient sinkt,** weil ihm nach einem Unfall ein Bein abgenommen wurde oder weil er nach einem Schlaganfall seine eigenen Kinder nur schwer wiedererkennt.
Handelt es sich bei der Auswahl der genetisch optimalsten Embryonen und Aussonderung der Kranken tatsächlich um einen Akt der Barmherzigkeit, eine Ethik des mitleidvollen Helfens in *schweren Einzelfällen*? In Bezug auf diesen ***Gen-Check*** **des Embryo** kommt Regine Kollek zu dem biologischen Schluss: „Jeder Mensch (ist) durchschnittlich Träger

für sechs autosomal-rezessive erbliche Erkrankungen. Zählt man noch disponierende Gene für häufige Erkrankungen wie... Diabetes, Adipositas, Krebs, Anfallsleiden... hinzu, würden nach entsprechendem Ausschluss kaum noch Embryonen für einen Transfer zur Verfügung stehen."[65] Und der Humangenetiker Wolfram Henn bestätigt: „Genetische Normalität im Sinn des intuitiven Verständnisses von ***Erbgesundheit*** **gibt es nicht**. So gesehen kann die scheinbar ironische Frage, ob wir alle erbkrank sind, durchaus mit *Ja* beantwortet werden."[66] Es gehört zum Normalbefund, nicht nur zufällig erworbene, sondern auch genotypische *Fehler* zu haben. Das *normale Genom* gibt es nicht! Es kommt in der Natur nicht vor. Wenn fast jeder Mensch an irgendeinem Gendefekt leidet, könnte man, nach obiger Argumentation, davon ausgehen, dass auch jeder Embryo abgetrieben werden darf, wenn man seinen *Genfehler* als tiefgreifend genug beurteilt. **„Fehlt dem Baby ein Finger, darf es leben, fehlen zwei, muss es sterben!** Wer über einen Intelligenzquotienten von 81% verfügt, darf geboren werden, wer es nur auf 79% bringt, könnte abgetrieben werden!" So oder ähnlich müsste man bei einer Selektion der Embryonen vorgehen, wollte man Gendefekte und damit mögliches Leiden verhindern. Da die Mehrzahl der Menschen weniger an ihren genetisch bedingten Schwächen als am Ärger über ihre Zeitgenossen, dem Wetter oder der Arbeitslosigkeit leiden, eröffneten sich hier noch ganz neue psychische und soziale Möglichkeiten, Menschen als lebensunwert auszusondern.

Zu bedenken ist bei solchen Überlegungen auch, dass die Voraussagen gesundheitlicher Schäden immer nur Wahrscheinlichkeitscharakter haben und dass auch ein **behindertes Leben nicht wertlos sein muss.** So tragen beispielsweise behinderte Forscher wie **Stephen William Hawking** zur Be-

65 R.Kollek: Präimplantatiosdiagnostik, Tübingen 2000 S. 114f
66 Zit. nach Stimmen der Zeit, April 2002, S. 248

reicherung der gesamten Gesellschaft bei.[67] Das Ziel, kranken Nachwuchs zu verhüten, ist durchaus anerkennenswert, sollte aber auf anderen Wegen verfolgt werden.
Von Rechtsphilosophen wie **Reinhard Merkel** dagegen wird zur moralischen Verpflichtung erklärt, den **Embryo in seinen Frühst-Stadien dem Interesse der Menschheit zu opfern,** wenn sich die Aussicht auf Therapiemöglichkeiten schwerwiegender Krankheiten anderer Menschen mittels seines Zellmaterials ergibt. Zur Erforschung schwerer Erkrankungen oder zu deren Bekämpfung sei es demnach durchaus legitim Embryonen zu töten. Zwar geht Merkel von einer *speziesbezogenen Menschenwürde*, nicht aber von einem *kategorisch geltenden subjektiven Grundrecht auf Leben* und Achtung des Einzelnen als Person aus. Nach Merkel sind Abtreibung zum Zweck der Embryonenforschung und Stammzelltherapie nicht nur zu erlauben, sondern moralisch geboten. Der Staat habe eine ***Hilfspflicht*** **gegenüber „den Lebenschancen schwer kranker Menschen**“.[68] Solche Äußerungen klingen nach der utilitaristisch Maxime: „Du bist nichts, dein Volk ist alles!” oder „Das höchste Glück für die größte Menge.” Wenn allerdings der einzelne Mensch kein besonderes Existenzrecht hat, hat es natürlich auch nicht eine große Menge rechtloser Menschen, schließlich ergibt auch die Summe vieler Nichts gleich Nichts. Unerwünschte, aber konsequente Schlussfolgerungen aus der Überlegung, den einzelnen Menschen generell dem Interesse der Gruppe unterzuordnen, könnte auch die Legitimation von Menschenversuchen zur Erforschung schwerer Krankheiten oder der Zwang zur Organspende sein.

---

67 **Stephen William Hawking:** Englischer Astrophysiker, der sich insbesondere mit Schwarzen Löchern, der Quantenfeldtheorie und der Ausdehnung des Universums beschäftigte.

68 R. Merkel, in: Die Zeit 05/ 2001. Merkel hat den Lehrstuhl für Strafrecht und Rechtsphilosophie in Hamburg inne. Er vertritt wie D. Birnbacher die Nichtäquivalenztheorie von Mensch und Vormensch

1999 hatte **Dieter Birnbacher** auf dem Deutschen Kongress für Philosophie in Konstanz die Selektion am Lebensanfang befürwortet. Mit der Selektion am Lebensbeginn will der Philosophe eine *Auswahl zwischen einer Mehrzahl von Alternativen* und ***eine Form gesteuerter Fortpflanzung*** fördern, die sich *an bestimmten qualitativen Kriterien orientiert* und damit die Entscheidung ermöglicht, „welches von mehreren Kindern oder deren Vorstufen leben oder sich entwickeln soll".[69] Der deutsche Gegenwartsphilosoph **Peter Sloterdijk** führt diesen Gedanken mit seiner Forderung nach der **Züchtung eines neuen, optimierten Menschen** konsequent weiter. Die Gentechnologie solle dabei helfen, den Menschen der Zukunft gesünder, leistungsfähiger und schöner zu machen. Die konsequente Anwendung humanistischer Ideale könnte eine glücklichere Zukunft der Menschheit ermöglichen. Das beinhaltet natürlich auch die Verhinderung ungewollten menschlichen Lebens.[70] Schwer zu beantworten ist allerdings die Frage, wer darüber bestimmt, welche menschlichen Eigenschaften zu züchten wären. Immer bestünde die **Gefahr zeitgeistlicher Irrtümer oder eines persönlichen Missbrauchs** und das in einem wahrhaft zukunftsentscheidenden Bereich.

13. DER PROZESS - MUTTER GEGEN KIND

Abtreibung ist schlecht - weil ein Menschenleben mehr Wert hat als Auto oder Urlaub.

---

69 Vgl. Maria E. Overdick-Gulden: Unzumutbar, überzählig, wrongful life – was heißt da Menschenwürde?, in: www.alfa-ev.de, 15.10.2003

70 Vgl. Ernst Tugendhat: Es gibt keine Gene für die Moral. Sloterdijk stellt das Verhältnis von Ethik und Gentechnik schlicht auf den Kopf, in: DIE ZEIT 1999 Nr. 39, http://www.genethik.de/genethics/moralgene.htm / Sabine Reul: Peter Sloterdijk als Zarathustra, in: Novo Jan./ Feb. 2000, http://www.novo-magazin.de/44/novo4410.htm

Nicht ganz einfach ist eine ehrliche **Güterabwägung zwischen den Rechten des Kindes und den Interessen der Mutter**. Natürlich sollte der Embryo wie jedes andere menschliche Wesen ein Anrecht auf den Schutz des eigenen Lebens haben. Tatsächlich kann aber auch das Leben der Mutter stark beeinträchtigt werden.

Sicher kann der mangelnde Kinderwunsch der Schwangeren alleine nicht als befriedigender Grund für die Abtreibung des Kindes angeführt werden, auch wenn das gelegentlich von Feministinnen gefordert wird. **Ginge es allein nach der Ablehnung eines Menschenlebens durch die Angehörigen, stünde plötzlich auch das Lebensrecht von Säuglingen, Teenagern oder Senioren in Frage**, die auf Hilfe angewiesen sind, aber von ihren Verwandten abgelehnt werden. So unangenehm eine ungeplante Schwangerschaft auch sein kann, der möglicherweise durchkreuzte Lebensplan der Mutter kann keinen Grund für den Tod des Kindes abgeben.[71]

Praktische Hilfen für die Eltern könnten viele der einschränkenden Nebenwirkungen ungewollter Schwangerschaften erleichtern. Auch einer möglichen **sozialen Notlage der werdenden Mutter** sollte besser durch materielle Unterstützung als durch die Tötung des Kindes begegnet werden.[72]

Selbst wenn eine Frau, die durch Vergewaltigung schwanger geworden ist, nun unter einer starken psychischen Belastung steht, vielleicht sogar mit Selbstmordgedanken konfrontiert wird, kann man die **Verantwortung sicher nicht dem entstandenen Kind zusprechen**. Auch ist es schlichtweg nicht einsichtig, warum das Verbrechen des Vergewaltigers ein anderes Unrecht, nämlich die Abtreibung des Embryos, rechtfertigen sollte. Schließlich würde auch niemand den durch einen Brandanschlag schwer verletzten Angehörigen töten, nur weil dieser ihn an das eigene Leiden im abbrennenden

71 Vgl. Maria E. Overdick-Gulden: Unzumutbar, überzählig, wrongful life – was heißt da Menschenwürde?, in: www.alfa-ev.de, 15.10.2003

72 M.Spieker: Kirche und Abtreibung in Deutschland – Ursachen und Verlauf eines Konflikts, Schöningh, Paderborn 2000 S. 92ff.

Haus erinnert. Die belastende Straftat des Brandstifters hat dabei keinen Einfluss auf das Lebensrecht des geschädigten Familienangehörigen.
Was aber, wenn Schwangerschaft und Geburt das Leben der Mutter gefährden? Da, wo Leben gegen Leben steht, könnte man eine Abtreibung, sozusagen als Notwehr gegen das Kind, für gerechtfertigt halten. Leicht übersieht man dabei aber, **dass das Kind kein ungerechter Angreifer ist**. Ebenso wenig lässt sich zur Rechtfertigung einer Abtreibung das Notstandsrecht heranziehen, da ein solches niemals bis zur Tötung schuldlosen Menschenlebens reicht. Sicher könnte man einwenden, das bestehende Leben der Mutter sei wichtiger oder schützenswerter als das des Kindes, schließlich habe sie Verantwortung für den Rest der Familie und werde hier dringend benötigt, auch das neue Kind müsste beim Tod der Mutter psychisch geschädigt und ohne Mutter aufwachsen. Dagegen kann allerdings eingewandt werden, dass zwei Güter miteinander verglichen werden, von denen man eines (das Leben des Kindes in seiner künftigen Entwicklung) nicht kennt, sondern viel mehr noch, dass **verhängnisvolle Folgen drohen, wenn man anfängt, irgendwelches menschliche Leben als wenig wertvoll oder gar wertlos einzustufen.** Grundsätzlich ist zu betonen, dass das Lebensrecht eines Menschen (auch vor seiner Geburt) nicht von seinem größeren oder geringeren Wert abhängt.[73] Natürlich sollte immer versucht werden, beide Leben zu retten. Es wäre auch durchaus verständlich, das Leben der Mutter auf Kosten des Lebens des Kindes zu retten, ethisch rechtfertigen lässt sich dieses Vorgehen allerdings nicht durch den unterschiedlichen Lebenswert von Mutter und Kind.

73 Vgl. Karl Hörmann: Art. Abtreibung, Lexikon der christlichen Moral, LChM 1976, Sp. 3-15, bei: www.stjosef.at/morallexikon/abtreibu.htm

14. ABTREIBUNG - KEIN PROBLEM FÜR ANTIKE CHRISTEN

Abtreibung ist schlecht - weil Gott Anfang und Ende des Lebens bestimmt.

Die Frage nach der Legitimität der Abtreibung stellt sich nicht erst im 21. Jahrhundert. Wenn auch mit anderen Mitteln, so war die Abtreibung in der Antike doch eine wohlbekannte Methode der Familienplanung. Schon damals wurden die Interessen der Eltern und deren freie Entscheidung höher bewertet als das Lebensinteresse des Kindes.[74] Aus einem guten Gespür heraus wurde im Christentum die Abtreibung von Anfang an verurteilt.[75]

In der am Beginn des 2. Jahrhunderts abgefassten **Didache** heißt es dazu: **„Du sollst ... nicht abtreiben noch ein Neugeborenes töten."**[76] Der frühchristliche **Barnabasbrief** bestätigt diese Ablehnung: „Liebe deinen Nächsten mehr als deine Seele. Töte ein Kind nicht durch Abtreibung, töte nicht das Neugeborene."[77] In antiken Kirchensynoden wurde die Abtreibung abgelehnt, sobald sich die Frage danach für die Gemeinde öffentlich stellte.[78] In der **Apostolischen Konstitution** wird um 380 unter Berufung auf 2Mo 21,23 festgestellt: „Du sollst nicht dein Kind durch Abtreibung töten noch das Geborene umbringen. Alles Gebildete wird, weil es von Gott eine Seele empfangen hat, gerächt werden wie bei Mord."[79]

---

74 Vgl. Robert Jütte: Geschichte der Abtreibung. Von der Antike bis zur Gegenwart, C.H. Beck, München 1993, S.16

75 Vgl. Didache 2,2, Barn. 19,5; Athenagoras, Leg. 35; Clemens v. Al., Paed. II 10; PG 6,967-970; 8,497-536; Tertullian, Apol. 9; Minucius Felix, Oct. 30,2; Augustinus, De nupt. et concup. 15; PL 1,366-380; 3,333-335; 44,454

76 Didaché 2,2; vgl. Barnabasbrief 19,5; Diognet 5,5; Tertullian, apol. 9

77 Barnabasbrief 19,3

78 Synode v. Elvira cc. 63 68, Mansi II 16 17; D 2134 f 3289 3337

79 Apostolische Konstitution 7,3,2: vgl. Günter Jerouschek: Lebensschutz und Lebensbeginn. Kulturgeschichte des Abtreibungsverbots, Stuttgart 1988

Gegen den heidnischen Vorwurf des Kindermordes hebt Athenagoras in seinem Schreiben an den römischen Kaiser um 177 die Ablehnung der Abtreibung durch die Christen hervor: „Wie sollten wir, die das behaupten, dass jene Frauen, die zur Herbeiführung eines Abortus Medikamente anwenden, Menschenmörderinnen sind und sich einst bei Gott darüber zu verantworten haben, Menschen umbringen können? Es wäre doch inkonsequent zu behaupten, auch der Embryo sei schon ein Mensch und Gegenstand göttlicher Fürsorge, und ihn dann, wenn er das Licht der Welt entdeckt hat, zu töten ..."[80]

Der Kirchenvater **Tertullian** argumentiert am Ende des 2. Jahrhunderts folgendermaßen: „Wir aber dürfen, da uns der Mord ein für allemal verboten ist, auch den Fötus im Mutterleib ... nicht zerstören. Die Geburt verhindern ist nicht nur eine Beschleunigung des Mordes und es macht keinen Unterschied, ob man ein geborenes Leben entreißt oder ein in der Geburt begriffenes zerstört. **Was erst ein Mensch werden soll, ist schon ein Mensch**."[81]

Auch **Basilius der Große** stellt unmissverständlich fest: „Eine Frau, die absichtlich die Leibesfrucht abtreibt, macht sich des Mordes schuldig. Eine spitzfindige Untersuchung zwischen ausgebildeter und gestalteter Lebensfrucht gibt es bei uns nicht [...] Die Frau gefährdet sich selbst und dazu kommt die Vernichtung des Embryos, der zweite, beabsichtigte Mord. - die **Kirchenbuße** soll nicht bis zum Tode ausgedehnt werden."[82]

Weiter bekennt die frühe Kirche: „Gott, der Herr des Lebens, hat nämlich den Menschen die hohe Aufgabe der Erhaltung des Lebens übertragen, die auf eine menschenwürdige Weise erfüllt werden muss. Das Leben ist daher von der Empfängnis an mit höchster Sorgfalt zu schützen. **Abtreibung**

---

80 Vgl. Klaus Bockmühl: Die Beurteilung der Abtreibung in der Frühzeit der christlichen Kirchen, In: Theologische Beiträge 3/1972, S.37

81 Tertullian: Apologeticum 9,8

82 Basilides der Große: Brief an Amphilochius 188,2

und Tötung des Kindes sind verabscheuenswürdige Verbrechen"[83]

Minucius Felix vergleicht in der ersten Hälfte des dritten Jahrhunderts die christliche mit der heidnischen Abtreibungsauffassung: „nicht bei uns, [...] aber bei euch sehe ich, wie die neugeborenen Kinder ausgesetzt werden; dass manche Frauen durch eingenommene Arzneimittel den Keim künftigen Lebens vernichten und einen **Kindesmord** begehen.“[84].

Ephraim der Syrer, (†373) schreibt im zehnten Kapitel seiner Rede über den Jüngsten Tag: „die ihre Leibesfrucht vernichtet, [...] die ihr Kind zur Fehlgeburt gemacht, **die wird am Jüngsten Tag durch dieses Kind selbst zur Fehlgeburt gemacht**, und es entzieht ihr Leben und Licht des jenseitigen Lebens. [...] Das ist die Vergeltung für diejenigen, die ihren Kindern das Leben nehmen.“ Der Kirchenlehrer und Erzbischof von Ravenna **Petrus Chrysologus**, (†450) hebt in einer Predigt die Gottesverwandtschaft des Menschen vor der Geburt hervor: „Ihr Glücklichen, [...] schon bevor euch eure Mutter sieht, hat der Vater im Himmel euch als Gotteskinder angenommen, in einer einzigartigen und dauernden verwandtschaftlichen Beziehung.“[85]

15. ABTREIBUNG UND DIE BIBEL

Abtreibung ist schlecht - weil die Bibel sie verbietet.

Auch einige kirchliche Befürworter der Abtreibung haben sich in der Vergangenheit mit den biblischen Argumenten zur Kindestötung auseinandergesetzt. Zumeist allerdings mit dem Ziel, die Aussagen der Bibel mit dem Anliegen der Abtreibung zu harmonisieren.

---

83 GS 51,3

84 Minucius Felix: Dialog Octavius, 30. Kapitel

85 Petrus Chrysologus: Sermo 72

Zurecht wird festgestellt, das weder im Alten noch im Neuen Testament detaillierte Angaben zur Einordnung der Abtreibung zu finden sind: „Im Alten Testament sind viele Vergehen einzeln genannt und es wird im Detail vorgeschrieben, wie sie zu ahnden sind. Von Abtreibung hingegen findet sich kein Wort. Das ist einigermaßen erstaunlich, war doch **Abtreibung in der Entstehungszeit der Bibel bekannt** und in den Gesetzbüchern von Nachbarvölkern der Hebräer, zum Beispiel der Assyrer und Sumerer, erwähnt."[86]

- Abtreibungsgegnern wird entgegengehalten, dass das alttestamentliche Tötungsverbot weder die Todesstrafe noch das Töten im Krieg ausschloss (z.B. 2Mo 21,17; 3Mo 24,16; 1Sam 15,3), deshalb könne auch die Abtreibung nicht kategorisch abgelehnt werden.

  Mit dem Hinweis auf die Schöpfung, während der Gott dem Menschen seinen Geist einbläst, wird behauptet, der Embryo sei für die alttestamentlichen Juden noch kein vollwertiger Mensch, da er noch nicht atme. Dabei werden Bibelstellen angeführt wie: „Da kam Odem in sie und sie wurden lebendig." (Hes 37,10). „Der Geist ist es, der lebendig macht." (Joh 6,63). Wobei den biblischen Autoren natürlich klar ist, dass der **Embryo durch die Atmung der Mutter am Leben bleibt** und dass der angesprochene Geist Gottes sich vor allem auf das geistliche, nicht auf das materielle Leben der Menschen bezieht, schließlich lebten die hier Angesprochenen rein körperlich schon lange.
- Weiter wird fälschlich darauf verwiesen, dass einer Frau, die nach einer Schlägerei eine **Fehlgeburt** erleidet, lediglich eine **finanzielle Entschädigung** gezahlt werden sollte (2Mo 21,22-25), die Anstifter der körperlichen Gewalt nicht aber als Mörder behandelt wurden. Doch geht es in dem angesprochenen Gesetz nicht um kalkulierten Mord,

86 Http://www.svss-uspda.ch/de/ethik/ethik.htm, 15.10.2003

sondern um fahrlässige Tötung des Embryos als Folge körperlicher Gewalt.
Abtreibungsbefürworter meinen in der Bibel auch Hinweise darauf zu finden, dass der **Tod des Embryo einem Leben in Leid oder Armut vorzuziehen** sei: „In verschiedenen Bibelstellen kommt zum Ausdruck, dass es besser sein kann, nicht geboren zu werden, als ein freudloses Leben in Trübsal, Leid und Unterdrückung zu leben (Pred 4,2-3). Ebenso Pred 6,3-5: „Wenn einer hundert Kinder zeugte und viele Jahre lebte, bis ins hohe Alter, aber er könnte sein Glück nicht genießen - ich müsste sagen: Glücklicher ist die Fehlgeburt. Denn sie kommt in Nichtigkeit, [...] sie weiß von nichts [...]." Oder Hiob 10,18-19: „Warum ließest du mich kommen aus dem Mutterschoß, mich nicht verscheiden, dass kein Auge mich sah? Wie wenn ich nicht gewesen, wäre ich dann, vom Mutterschoß weg zu Grabe getragen."
Wollte man diese Bibelstellen in die heutige Zeit übertragen - es ließe sich damit wohl eine psycho-soziale Indikation zum Schwangerschaftsabbruch begründen."[87]
Aus der **Einwilligung Marias** in ihre übernatürliche Schwangerschaft (Lk 1,38) wird abgeleitet, dass Kinder nie aufgezwungen werden dürften. Erst die durch die Zustimmung der Schwangeren zu ihrem Kind würde dieses zu einem Geschenk Gottes machen, andernfalls könnte es problemlos zurückgewiesen werden.
Ohne Berücksichtigung des Sündenfalls und anderer eindeutiger Angaben zur egoistischen Natur des Menschen, versuchen Abtreibungsbefürworter aus der Bibel ein **garantiertes Entscheidungsrecht der Mutter über Leben oder Tod** eines Kindes abzuleiten: „Viel eher lässt sich aus der biblischen Botschaft die Freiheit zu einem eigenen Gewissensentscheid begründen. „Und Gott schuf den Menschen nach seinem Bilde." (1Mo 1,26-28). „Und

87 Http://www.svss-uspda.ch/de/ethik/ethik.htm, 15.10.2003

Gott sprach: Siehe, der Mensch ist geworden wie unsereiner, dass er weiß, was gut und böse ist." (1Mo 3,22). Der Mensch ist als freies und selbstverantwortliches Wesen geschaffen, fähig und verpflichtet, moralische Entscheidungen nach eigenem Wissen und Gewissen und in Verantwortung zu treffen."[88]

Geht man aber ideologisch unbelastet an die Bibel heran, bietet sich eine durchaus andere Beurteilung der Abtreibung.

- Wie oben gezeigt, ist der theologisch und biologisch einzig sinnvolle Termin für den Anfang eines menschlichen Lebens die Vereinigung von Ei und Samenzelle. Wird der zu diesem Zeitpunkt einsetzende Entwicklungsprozess nicht unterbrochen, wird nach neun Monaten ein neuer Mensch geboren. Auch wenn der Embryo im Bauch der Mutter genauso wenig wie das Neugeborene oder ein seniler Senior seine eigenen Interessen alleine vertreten oder unabhängig von der Hilfe anderer überleben kann, muss er doch wie diese als Mensch angesehen werden. **Einen Menschen aber direkt oder indirekt zu töten, wird in der Bibel von Gott strikt verboten** (2Mo 20,13; 5Mo 5,17; Mt 5,21). Lediglich der Staat darf in denen von Gott gesetzten Ausnahmen wie Todesstrafe (1Mo 9,5f; 2Mo 21,12; Röm 13,3f) oder Krieg (Neh 4,8.14; Röm 13,4) Menschen das Leben nehmen. Auch wenn Eltern ihre Kinder nach dem Alten Testament körperlich züchtigen dürfen (Spr 13,24; 22,15; 23,13f), eine Verletzung, die zum Tod eines Kindes führt, ist generell verboten (Spr 19,18).
- **Kinder** werden in der Bibel als **Geschenk Gottes** angesehen (5Mo 7,13; 28,4; Ps 127,3; 128,3.6; Mal 2,14f), die unter seinem Schutz stehen. „Kinder sind eine Gabe des Herrn und die Leibesfrucht sein Geschenk." (Ps 127,3)

88 Http://www.svss-uspda.ch/de/ethik/ethik.htm, 15.10.2003

- **Gott kreiert den Menschen im Bauch seiner Mutter**: „Als ich geformt wurde im Dunkeln, kunstvoll gewirkt in den Tiefen der Erde, waren meine Glieder dir nicht verborgen", „in dein Buch sind alle meine Taten geschrieben, festgelegt meine Tage, ehe noch einer von ihnen erschien" (Ps 139,15f). Die häufige Formulierung *vom Mutterleib an* schließt im Alten Testament im Allgemeinen die Zeit im Bauch der Mutter mit ein. Folglich sieht Gott eine Kontinuität zwischen dem Ungeborenen und dem Ergehen des erwachsenen Menschen. Beide sind von Gott gewollt und geplant.
- Scheinbar ist der Mensch schon **vor seiner Geburt sündig,** also eine ethisch ansprechbare und verantwortliche Person: „Siehe, in Schuld bin ich geboren, und in Sünde hat mich meine Mutter empfangen." (Ps 51,7; vgl. Ps 58,4). Von Jakob wird gesagt, dass er bereits im Mutterleib seinen Bruder hintergangen hatte (Hos 12,4). Propheten und andere Männer Gottes können schon **vor der Geburt von Gott berufen** werden (Ri 13,5.7; Jer 1,5; Jes 49,1). „Noch ehe ich dich im Mutterleib formte, habe ich dich ausersehen, noch ehe du aus dem Mutterschoß hervorkamst, habe ich dich geheiligt" (Jer 1,5; vgl. Hiob 10,8-12; Ps 22,10-11). Johannes der Täufer ist **schon im Bauch seiner Mutter Elisabeth vom Heiligen Geist erfüllt und kann bewusst auf seine Umgebung reagieren** (Lk 1,15; 1,41-44).[89]
- **Hiob** will in seinen, vom persönlichen Leid gekennzeichneten Aussagen, nicht seine eigene Abtreibung fordern, sondern seiner grenzenlosen Verzweiflung Ausdruck geben: „Warum starb ich nicht im Mutterleib?" (Hiob 3,11; vgl. 10,19). Nach überstandenem Leid ist dieser spontan geäußerte Todeswunsch auch wieder vergessen. Entscheidend aber ist, dass Hiob eine bruchlose Kontinuität sieht

89 Vgl. Robertson McQuilkin: Biblische Ethik, Christliche Verlagsgesellschaft, Dillenburg 2003, S. 325ff

zwischen seinem Leben vor und nach der Geburt und auch keinen Unterschied bezüglich seiner Persönlichkeit oder seines Menschseins macht.

- Obwohl Abtreibungen in der Umwelt Israels bekannt waren, scheint das Thema bei den Juden des Alten Testaments nicht aktuell gewesen zu sein, so nur lassen sich die spärlichen Angaben dazu erklären. Wahrscheinlich war das **Abtreibungsverbot in der Ehrfurcht vor dem menschlichen Leben und dem generellen Tötungsverbot automatisch eingeschlossen**, sodass Sonderregelungen nicht nötig waren. Nur in 2Mo 21,22-25 wird eine durch äußere Gewalt verursachte Frühgeburt angesprochen: „Wenn Männer miteinander raufen und dabei eine schwangere Frau stoßen, so dass ihre Kinder herauskommen, aber sonst kein Schaden entsteht, so muss dem Schuldigen eine Geldstrafe auferlegt werden ... Falls aber ein Schaden entsteht, so sollst du geben Leben um Leben, Auge um Auge ..." Die zu einer Frühgeburt führende Körperverletzung soll hier mit einer Geldstrafe beglichen werden. Sind Mutter oder Kinder durch die Rauferei aber schwerer verletzt oder ist das **Kind gar getötet worden, soll dem Verursacher derselbe Schaden bis hin zum Tod zugefügt werden**.[90]

Das menschliche Leben ist vom Augenblick der Empfängnis an absolut zu achten und zu schützen. Schon im ersten Augenblick seines Daseins sind dem menschlichen Wesen die Rechte der Person zuzuerkennen, darunter das unverletzliche Recht jedes juristisch unschuldigen Wesens auf das Leben. Auch wenn soziale, ökonomische oder weltanschauliche Gründe für eine Abtreibung sprechen können, aus biblischer Sicht ist die Tötung eines Ungeborenen kategorisch abzulehnen.

---

90 Vgl. Umberto Cassuto: A Commentary on the Book of Exodus, Magnes, Jerusalem 1974, S.275 / Thomas Schirrmacher: Ethik, VTR, Nürnberg 2001, 2.Aufl., Band 3, S.872ff

Natürlich dürfen Christen es nicht bei der Ablehnung der Abtreibung bewenden lassen, sondern sind aufgefordert, Müttern, die unter einer ungewollten Schwangerschaft leiden, **praktisch zu helfen**. Je nach Notlage können der Mutter materielle Hilfe, Zeit, Gespräche oder das Angebot einer Adoption weiterhelfen. Mit Frauen, die eine Abtreibung hinter sich haben, sollte nicht zuerst über die ethische Wertung ihrer Entscheidung diskutiert werden. Vielmehr ist es wichtig, diese Frauen geistlich zu begleiten und ihnen **Trost zu bieten**, wenn sie unter der Tötung ihres Kindes leiden.

LITERATUR

- **Beckmann, Rainer:** Abtreibung in der Diskussion. Fünfzig Behauptungen und ihre Widerlegung, Sinus, Krefeld 1998[3]
- **Böckle, Franz:** Probleme um den Lebensbeginn. Medizinisch-ethische Aspekte, in: Anselm Hertz u.a. Hrsg.: Handbuch der christlichen Ethik, Herder, Freiburg 1993, S.36-59
- **Bockmühl, Klaus:** Die Beurteilung der Abtreibung in der Frühzeit der christlichen Kirchen, in: Theologische Beiträge 3/1972
- **Demel, Sabine**: Abtreibung zwischen Straffreiheit und Exkommunikation. Weltliches und kirchliches Strafrecht auf dem Prüfstand, Kohlhammer, Stuttgart-Berlin-Köln 1995
- **Eibach, Ulrich:** Gentechnik und Embryonenforschung. Leben als Schöpfung aus Menschenhand?, R.Brockhaus, Wuppertal 2002, S.53-97
- **Geisler, Norman L.:** Christian Ethics. Options and Issues, Baker Books, Grand Rapids 1989, p. 135-156
- **Hoerster, Norbert:** Abtreibung im säkularen Staat. Suhrkamp, Frankfurt am Main 1995
- **Höffe, Otfried** u.a. Hrsg.: Gentechnik und Menschenwürde. An den Grenzen von Ethik und Recht, DuMont, Köln 2002
- **Hörmann, Karl:** Art. Abtreibung, Lexikon der christlichen Moral, LChM 1976, Sp. 3-15
- **Jost, Martin:** Plädoyer für die Ungeborenen, factum, Berneck 1984
- **Jütte, Robert** Hrsg.: Geschichte der Abtreibung. Von der Antike bis zur Gegenwart, Beck, München 1993
- **Katzwinkel, Detlev**: Das Kind, das ich nie geboren habe, R.Brockhaus Verlag, Witten 2007
- **Knopf, Marina** / Elfie Mayer / Elsbeth Meyer: Traurig und befreit zugleich - Psychische Folgen des Schwangerschaftsabbruchs, Familienplanungszentrum Hamburg, Rowohlt, Hamburg 1995
- **Koschorke, Martin:** Art. Schwangerschaftsabbruch. Rechtliche Aspekte und aktuelle ethische Diskussion, ELThK[3], Bd.4, Sp. 124f
- **Kurmann, Bernadette:** Schwangerschaftsabbruch – In Verantwortung entscheiden. Frauen berichten aus ihrer Erfahrung, SVSS, Zollikofen 1998
- **Langsdorff, Maja:** Kleiner Eingriff - großes Trauma? Schwangerschaftskonflikte, Abtreibung und die seelischen Folgen, Holtzmeyer, Braunschweig 1991

- **Langsdorff, Maja**: Kleiner Eingriff - großes Trauma?, Books on Demand, **Norderstedt** 2000
- **Lee-Linke, Sung Hee:** Art. Schwangerschaftsabbruch. Überblick, ELThK³, Bd.4, Sp. 122ff
- **Linder, Alexandra Maria:** Geschäft Abtreibung, Sankt Ulrich Verlag, Augsburg 2009
- **Lunneborg, Patricia:** Jetzt kein Kind. Warum Abtreibung eine positive Entscheidung sein kann, Verlag Beltz, 2002
- **Mieth, Dietmar:** Schwangerschaftsabbruch, in: Johannes B. Bauer (Hrsg.): Die heißen Eisen in der Kirche, Styria-Verlag, Graz 1997, S. 249-261
- **Mieth, Dietmar** / Irene Mieth: Schwangerschaftsabbruch. Die Herausforderung und die Alternativen, Herder, Freiburg im Breisgau 1991
- **Minelli, Michele:** Tabuthema Abtreibung, Paul Haupt Verlag, Bern 2000
- **Neuer, Werner:** Art. Abtreibung, ELThG, Bd.1, S.14ff
- **Rhonheimer, Martin:** Abtreibung und Lebensschutz: Tötungsverbot und Recht auf Leben in der politischen und medizinischen Ethik, Schöningh, Paderborn 2003
- **Sagmeister, Raimund:** Art. Abtreibung, in: H.Rotter; G.Virt Hrsg.: Neues Lexikon der christlichen Moral, Tyrolia, Innsbruck, 1990, S. 13-18
- **Schaeffer, Francis:** Bitte, laß mich leben! Für Menschlichkeit in einer unmenschlichen Gesellschaft, Hänssler, Neuhausen Stuttgart 1981
- **Schirrmacher, Thomas:** Ethik, VTR, Nürnberg 2001, 2.Aufl., Band 3, S.854-926
- **Singer, Peter:** Praktische Ethik. Neuausgabe, Stuttgart 2. Aufl. 1994
- **Spieker, Manfred:** Kirche und Abtreibung in Deutschland – Ursachen und Verlauf eines Konflikts, Schöningh, Paderborn 2000
- **Spieker, Manfred:** Kirche und Abtreibung in Deutschland, Schöningh, 2., erw. Aufl., Paderborn 2008
- **Stanford, Susan M.:** Werde ich morgen weinen?, Francke-Buchhandlung, 3., überarb. A. , Marburg 2005
- **Stiftung** ***Ja zum Leben*** – *Mütter in Not* Hrsg.: Myriam … warum weinst Du? Erlebnisberichte von betroffenen Frauen, Uznach 1996

SELBSTMORD - DRUCKMITTEL UND NOTAUSGANG

Weltweit sterben nach Schätzung der Weltgesundheitsorganisation (WHO) täglich ca. 1000 Menschen durch Suizid. International zählt der **Selbstmord zu den 10 häufigsten Todesursachen.** Nach Swientek soll es keinen Menschen geben, der nicht mindestens einmal in seinem Leben an Selbsttötung gedacht hat. Wenn das zutrifft, wäre der Suizid ein allgemeines Problem, jeder wäre direkt (als Akteur) oder indirekt (als Angehöriger) davon betroffen.

EINLEITUNG

„Der Selbstmord bietet **alle Merkmale der Geisteskrankheit** ... Der Mensch nimmt sich nur das Leben, wenn er wahnsinnig ist, und der Selbstmörder ist wahnsinnig“, schrieb der einflussreiche französische Psychiater Jean Etienne Dominiq Esquirol 1838. Diese Einschätzung des Suizids wird heute nicht mehr von allen Menschen geteilt.
Für **Jean Amery** ist Selbstmord durchaus erstrebenswert, er sei die höchste Form menschlicher Freiheit. Jeder Mensch könne auf diese Weise selbst über sein Leben bestimmen und müsse sich nicht von Ärzten oder Psychiatern bestimmen lassen. Der **Suizid sei Ausdruck der absoluten Individualität**, des sich selbst Gehörens. Es sei sogar eine besondere Auszeichnung des Menschseins. Auch die **Sterbehilfeorganisation Exit** sieht im Selbstmord einen Ausdruck absoluter Freiheit und eine legitime Möglichkeit, Alter und Krankheit zu entgehen. Dabei bieten sie juristische und praktische Hil-

fe. Die sich der Selbsttötung widmende ***Gesellschaft für Humanes Sterben*** (DGHS) wirbt in ihrem Jubiläumsprospekt mit hunderten Menschen, die sich mit Hilfe des Vereins in den vergangenen 10 Jahren das Leben genommen hätten. Soviel euphorische **Werbung für den Freitod** scheint ganz zu vergessen, dass die Mehrzahl der Menschen den Selbstmord nicht aus heroischen Gründen wählt, sondern aus Verzweiflung. Auch ignoriert Amery, dass eine große Zahl von Überlebenden nachher das Leben durchaus wieder liebgewinnen und vom Tod nichts mehr wissen will. So ausschließlich positiv ist der Selbstmord jedenfalls nicht.

1. WER TÖTET SICH?

Suizid will entweder etwas Absehbares vermeiden (Entehrung, Gefangenschaft) oder etwas Gegenwärtiges beenden (Krankheitsleiden, Trennungsschmerz).

Beim Selbstmord des FDP-Politikers Jürgen Möllemann spielte wohl die Angst vor Verantwortung und absehbarer gesellschaftlichen Ächtung eine wichtige Rolle.

Der sich durch Harakiri das Leben nehmende japanische Geschäftsmann will durch Selbsttötung sein Gesicht als Ehrenmann wahren und einer öffentlichen Bloßstellung zuvorkommen.

Aus Angst vor absehbarer Quälerei und langsamen Tod, nahm sich der zum Glauben an Jesus gekommene jüdische Liederdichter **Jochen Klepper** in seiner Berliner Wohnung das Leben (1942). Mit seiner ganzen Familie tötete er sich, um der Verfolgung durch die Nazis zu entgehen.

Bekannt geworden ist die, wenn auch nicht ganz freiwillige **Selbsttötung des Sokrates**. Er wurde für schuldig befunden, die Jugend Athens negativ zu verführen. So verurteilte man ihn, den giftigen Schierlingsbecher zu trinken. Im Kreis seiner Anhänger diskutierend, spürte Sokrates die langsam von

den Füßen aufsteigende Lähmung, die schließlich sein Leben beendete. Der ganze Vorgang vollzog sich in philosophischer Gelassenheit und Ruhe, wie sein Schüler Plato berichtet.
Doch nicht nur in Medien und Geschichte werden wir mit Selbsttötungen konfrontiert. **Jeder kann in bestimmten Situationen von Selbstmordgedanken überfallen** oder von dem Suizid eines Menschen aus dem eigenen Freundeskreis betroffen **werden**.
Zwei Beispiele: An einem Sonntag vor noch nicht allzu langer Zeit kam ich vom Gottesdienst nach Hause und erhielt einen überraschenden Anruf von einem Bibelschul-Kollegen. Gerade wurde der Sohn eines Mitarbeiters gefunden, er hatte sich erhängt. Was sollte ich dazu sagen, erst einmal war ich ziemlich erschüttert, sehr viel mehr natürlich noch die Eltern.
In dem Hauskreis, den ich während des Studiums besucht hatte, war auch eine junge Altenpflegerin. **Eines Morgens weigerte sie sich, von Depressionen geplagt, aufzustehen. Sie fühlte sich vollkommen schuldig und unwürdig, wollte mit niemandem mehr sprechen, verweigerte jede Nahrung und wollte sterben.** Nach einigen Tagen brachten wir sie ins Krankenhaus. Heute ist sie wieder ein fröhlicher Mensch, der das Leben genießt, sich aktiv in der Gemeinde engagiert und keinen Gedanken mehr an Selbstmord verliert.
Ein Selbstmord oder ein Selbstmordversuch ist **in den seltensten Fällen eine eindeutige Handlung oder das Ergebnis einer wohlüberlegten Bilanz.** Trotzdem kündigen viele Selbstmörder ihre Tat an. Doch selbst der lange geplante Selbstmord wird dann oft spontan ausgeführt. Auch verabschiedet sich ein großer Teil der Menschen von ihren Selbstmordabsichten, wenn sie nach einem mit harten Methoden (z.B. erhängen, erschießen) versuchten Suizid gerettet werden. Plötzlich scheint ihnen die Selbsttötung doch keine ernstzunehmende Option zu sein.

2. SUIZID IN DEN RELIGIONEN

Das absichtliche Beenden des eigenen Lebens **wird in allen Religionen verurteilt.** Ausnahmen finden sich in Grenzfällen, beispielsweise im Tod für die Sache Gottes oder im freiwilligen Opfer für die Gemeinschaft. Die Religionen der Naturvölker zeigen keine einheitliche Einstellung zum Suizid. Während er von manchen mit abergläubischer Furcht betrachtet wurde, standen ihm andere (z.B. germanische Stämme) gelassen gegenüber.

2.1. SUIZID IN DER ANTIKE

Auch wenn Griechen dem **Selbstmord generell kritisch gegenüberstanden**, wurde er unter bestimmten Umständen durchaus akzeptiert. Nach altgriechischem und altrömischem Recht wurde allen, die sich erhängten, eine feierliche Bestattung versagt. Soldaten, die Selbstmord begingen, wurde vorgeworfen, dass sie ihren **Wachposten unberechtigt verlassen** hätten. Überlebten sie ihren Selbstmordversuch, wurden sie deshalb hingerichtet.
Später in der Blütezeit der griechischen Polis und analog in der römischen Kaiserzeit war der Suizid eine akzeptierte Möglichkeit individueller Freiheit. In der **griechischen Spätantike** wurde der Selbstmord unter bestimmten Bedingungen sogar empfohlen. Ein zeitgenössischer Erlass des Senats von Athen lautet folgendermaßen: „Derjenige, der nicht länger leben will, soll seine Gründe vor dem Senat auseinandersetzen und Selbstmord begehen, wenn er die Genehmigung dazu erhalten hat. Wenn Dein Leben Dir verhasst ist,

wirf es weg, wenn Dein Schicksal Dich erdrückt, trink den Schierlingsbecher. Wenn die Last der Schmerzen Dich beugt, verlass dieses Leben. Der Unglückliche soll von seinem Unglück berichten und der Magistrat ihm das Heilmittel geben, damit sein Elend ein Ende finde."[91]

Wenn der Suizid in Übereinstimmung mit der Verpflichtung für das Gemeinwesen ausgeübt wurde, sah man den Selbstmord in der Antike als etwas menschlich Verständliches an. Bei aller Toleranz der Griechen gegenüber dem Suizid **überwog allerdings die Skepsis**. In Athen wurde der Leichnam eines Selbstmörders vor der Stadt bestattet, seine Hand abgetrennt und an anderer Stelle begraben. In Wertung und Sprache unterschied man kaum zwischen Selbstmord und Mord am Sippenmitglied.[92] Während Suizidanten auf einer Art Schindanger abseits des alltäglichen Lebens ihre Grabstätte fanden, wurden die eines natürlichen Todes Verstorbenen an den Zufahrtswegen der Stadt begraben, so dass jeder, der in die Stadt ein- oder auszog, diese Grabstätten passieren musste, die als Zeugnisse zu Ehren der Stadt und ihrer Toten angesehen wurden.

Seit **Homer** (8.Jhd. v.Chr.) stellte die griechische Dichtung heroische Suizidhandlungen neutral und kommentarlos dar. Sie wurden nicht verurteilt, aber auch nicht glorifiziert. Die Sagen des klassischen Altertums setzten die Beschreibung von Selbsttötungen in vielfältiger Weise fort. Göttern und Helden, (z.B. Aigeus) wurde dabei durchaus Toleranz für ihr suizidales Handeln entgegengebracht.[93]

Pythagoras und seine Schüler (6. bis 4. Jhd. v.Chr.) sahen im Suizid eine Auflehnung gegen die Götter und wegen der von ihnen erwarteten Seelenwanderung eine Sinnlosigkeit.

---

91 Vgl. nach Addison, J. (1672-1719), engl. Staatsmann und Schriftsteller, der zusammen mit Steele 1711-1712 die Zeitschrift „The Spectator" herausgab

92 Vgl. A. Alvarez: Der grausame Gott, Frankfurt 1985, S. 63

93 Vgl. Vera Mall: Das Internet als Kommunikationsform für suizidgefährdete Adoleszenten, Dissertation, Technische Universität Berlin 2003, S. 17

Sokrates (469-399 v.Chr.) vertrat die Ansicht, dass sich der Mensch nach eigenem Ermessen aus dem Leben zurückziehen könne, sofern damit die Seele von einem hinfälligen, letztlich überflüssigen Leib befreit werden könnte.
Platon (427-347 v.Chr.), von Unsterblichkeit der Seele überzeugt, ließ den Selbstmord als vernünftige und berechtigte Handlung zu, bevor das Leben maßlos würde. Für ihn schien die Aussicht auf qualvolles Siechtum oder unerträglichen Zwang Grund genug, das Leben zu beenden. Zwar verurteilte Platon die „Selbsttötung als Selbstermächtigung des Menschen gegen die göttlichen Hoheitsrechte, lässt jedoch als gottverfügte Ausnahmen vom grundsätzlichen Selbstmordverbot schmerzliches Schicksal, unheilbare Schmach, unabänderliche verbrecherische Triebhaftigkeit und den staatlichen Rechtsanspruch zur Selbsttötung gelten."[94]
Für **Aristoteles** (384-322 v.Chr.) war der Selbstmord ein Akt gesellschaftlicher Verantwortungslosigkeit, ein Unrecht gegen den Staat, der auf diese Weise wirtschaftlich geschwächt würde. Er sah in der Selbsttötung eine Flucht vor Schmerzen, die ein Ausdruck von Feigheit sei. Deshalb distanzierte sich der Philosoph in mehreren seiner Werke von dieser damals gängigen Praxis.
Bei den **Stoikern** galt das Ideal eines naturgemäßen Lebens. Konnte das nicht mehr erreicht werden, erschien der Tod als vernünftiger Entschluss, von dem man sich sogar eine Verschmelzung mit dem Kosmos erhoffte. Anhänger der Stoa akzeptierten den Suizid als „letzte Möglichkeit des Menschen, seinen freien Willen in einer ausweglosen Situation zu betätigen".[95] Der Stoiker **Zenon von Kition** (336-264 v.Chr.), der als Lebensziel ein von Affekten, falschen Urteilen und Streben nach äußeren Gütern unbeeinflusstes Tugendleben anstrebte, erhängte sich bereits 28-jährig aus

94 V. Lenzen: Selbsttötung. Ein philosophisch-theologischer Diskurs mit einer Fallstudie über Cesare Pavese, Düsseldorf 1987, S.153

95 H. Schadewaldt: Historische Betrachtungen zum Alterssuizid, in: Aktuelle Gerontologie 7, 1977, S. 61

bloßem Ärger, nachdem er gestolpert und sich dabei den Finger verstaucht hatte. Für die Stoiker galt ein Selbstmord als wünschenswerter Ausweg bei Betrachtung des Todes und des Lebens mit gleicher Gelassenheit.

Auf der griechischen Insel Keos wurden **alte Menschen aufgefordert, sich zu töten**, wenn sie der Familie zur Last fielen.

Der griechische Philosoph **Epikur** (341-270) erstrebte ein Leben der Lust und Freude, bei Freiheit von Unruhe und Schmerz. Folglich galt für die Epikureer der Selbstmord als gut, sofern er der Abwendung von Leiden diente.

Auch im **Hedonismus**, der als Ziel allen Handelns den größtmöglichen Lustgewinn ansah, beschränkte man sich darauf, den Suizid als legitim zuzulassen, wenn im diesseitigen Leben kein Glück mehr zu erreichen war. Den Selbstmord selber aber sahen die Hedonisten nicht als Glück und möglichen Lustgewinn an.

Der griechische Philosoph **Hegesias** (3.Jhd. v.Chr.), der den Spitznamen Peisithanatos („*der zum Tode überredet*") führte, betonte in den aus seiner pessimistischen Lebensauffassung gespeisten Vorträgen das Elend des menschlichen Lebens. Er schrieb dem Einzelnen das Recht zu, sich selbst zu töten. Das menschliche Leben habe an sich keinen besonderen moralischen Wert. Seine Ausführungen erwiesen sich dabei als derart überzeugend, dass seine Vorträge in Ägypten verboten wurden, weil sich viele seiner Zuhörer das Leben nahmen.

Zu Zeiten des römischen **Kaiserreichs** galt es als ehrenvoll, sich in auswegloser Situation ins Schwert zu stürzen (z.B. bei Varus und Nero). In der Oberschicht galt auch zuweilen das Sprichwort „Das Leben ist wie ein Theaterstück, das man vorzeitig verlässt, wenn es langweilt oder nicht mehr gefällt."

Der römische Politiker, Philosoph und Dichter **Seneca** (4 v.Chr.-65 n.Chr.) hielt Selbstmord für eine legitime Handlungsoption jedes Menschen: „Es steht gut um die Menschheit; niemand ist unglücklich außer durch eigene Schuld. Gefällt Dir das Leben, so bleibe; gefällt's Dir nicht, so kannst Du dahin zurückkehren, woher Du gekommen".[96]

2.2. SUIZID IM HINDUISMUS

Prinzipiell wurde in **Indien der Selbstmord immer abgelehnt**, nicht weil er gegen den Willen der Götter verstößt, sondern weil er brahmanische Normen verletzt. So kann nur der einen religiös verdienstvollen Selbstmord begehen, dessen Vater und Mutter bereits verstorben sind. Die normale **Selbsttötung** (als Mord) **produziert schädliches Karma** (= jenseitige Folge irdischen Handelns), das sich auf eine **unvorteilhafte Wiedergeburt** auswirkt. Brahmanen verweisen darauf, dass Selbstmörder von ihrer Leidenschaft und ihrer Gewaltbereitschaft bestimmt würden. Beides belaste das Karma und bewirke erneutes Leiden im nächsten Leben.[97]
Der als Flucht vor dem belastenden Alltag gedachte Selbstmord wird von den Jainas als ***kindischer Tod*** bezeichnet, weil er kein wirklicher Ausweg ist, sondern nur eine erneute irdische Wiedergeburt zur Folge hat, die aufgrund der Selbsttötung mit noch mehr Leiden verbunden sein wird.
Im Gegensatz zum Selbstmord aus Verzweiflung (*schlimmer Tod*) wird der **Heldentod** (in der Schlacht) und der **rituelle Selbstmord** (sich zu Tode fasten, sich vor den Götterwagen einer Prozession werfen, sich als Witwe verbrennen zu lassen) im Hinduismus **positiv gewertet**. Wer auf solche Weise sein irdisches Leben beendet, kürzt den langen Weg der Ah-

96 Vgl. R. Gaupp: Über den Selbstmord, München 1905, S. 20
97 Vgl. Axel Michaels: Hinduismus. Geschichte und Gegenwart, C.H.Beck, München 1989, S. 169

nen (Reinkarnation) zum Himmel ab und kann unmittelbar als göttlicher Held wiedergeboren werden. Für diese direkte **Form der Vergöttlichung** gibt es ein eigenes brahmanisches Totenritual. Diese Praxis des rituellen Selbstmordes ist eng verbunden mit dem hinduistischen Opfergedanken. Im Volkshinduismus werden gewaltsam Verstorbene gelegentlich mit einem eigenen Schrein im örtlichen Tempel geehrt und mit Opfergaben verehrt. Die Besucher erhoffen sich dadurch einen Anteil am spirituellen Verdienst des Verstorbenen.[98]

Hinduistische Asketen ziehen sich aus der sozialen Gemeinschaft der Sippe zurück, um sich dem Ruf des Unendlichen hinzugeben. Die Ehe wird aufgelöst, das Eigentum verfällt, selbst die Verpflichtungen gegenüber den Ahnen werden aufgehoben. **Asketen sterben auf diese Weise einen sozialen und rituellen Tod.** Das Opfer ihres langsamen, religiös motivierten Sterbens soll nach Auskunft der Upanischaden sechzig Generationen vorher und nachher vor Unheil schützen. In ihrem **Selbstopfer** werden sie hinduistischen Vorstellungen zufolge den Göttern ähnlich. Zum Zeichen seines sozialen Selbstmordes legen sich viele Asketen bei ihrer Ordination auf einen Scheiterhaufen, der allerdings nicht entzündet wird.[99]

Die ***freiwillige*** **Witwenverbrennung** im Hinduismus wird *Mitsterben, mit in den Tod gehen* oder *Nachsterben der Witwe* genannt und als ehrenhafter Heldentod interpretiert. Vorbild für diese Selbstaufopferung ist Sati, eine Gefährtin des Gottes Siva, die sich als Zeichen der Treue zu ihrem Mann auf ein Opferfeuer warf. Mann und Frau werden im Hinduismus als rituelle Einheit gesehen. **Stirbt der Mann, gilt seine Frau auch als tot.** Physisch lebt die Witwe weiter, aber rituell und vielfach auch sozial stirbt sie mit ihrem Mann. Sie

---

98 Vgl. Axel Michaels: Hinduismus. Geschichte und Gegenwart, C.H.Beck, München 1989, S. 162

99 Vgl. Axel Michaels: Hinduismus. Geschichte und Gegenwart, C.H.Beck, München 1989, S. 356, 364f

verliert Autorität und Ansehen, wird der Willkür der Familienglieder ausgesetzt und muss sich demütigenden Kleiderregeln unterwerfen. Mit der freiwilligen Selbstverbrennung kann sie ihre Würde erhalten, sich sogar ein gewisses Ansehen unter den Angehörigen und religiöses Verdienst vor den Göttern sichern.[100]

2.3. SUIZID IM BUDDHISMUS

Im Buddhismus ist der **Suizid zwar nicht verboten, aber** aus dem Verständnis des Reinkarnations- Glaubens heraus **unsinnig**, da davon ausgegangen wird, dass man in genau die gleichen Qualen erneut hineingeboren wird, aus denen man mit dem Suizid fliehen wollte. Die Probleme, denen man auszuweichen denkt, werden lediglich auf einen späteren Zeitpunkt verschoben. Werden beispielsweise hilflose Kinder zurückgelassen, wird man zukünftig ein noch schlimmeres Schicksal erfahren. Abgelehnt wird der Selbstmord darüber hinaus im Hinblick auf das wichtige **Gebot des panca sila / *Ahimsa*** (= Nichtverletzen empfindungsfähiger Wesen), das auch auf den eigenen Körper angewandt werden muss. „Der Buddhismus lehrt, dass „eine *kostbare menschliche Wiedergeburt* … extrem schwierig zu erlangen ist; ihre Verkürzung bedeutet, eine **Gelegenheit von unschätzbarem Wert zur spirituellen Entwicklung zu verschwenden**."[101] Einzig *Arhats* (Erleuchte), die außerhalb konventioneller moralischer Normen stehen, können ohne negative Konsequenzen ihrem Leben ein Ende setzen. Ihr Karma ist ausgeglichen und benötigt keine weitere Vervollkommnung. Auch die Beihilfe zum Suizid ist im Buddhismus eindeutig verwerflich und führt unweigerlich zu schlechtem Karma mit all seinen Folgen.

---

100 Vgl. Axel Michaels: Hinduismus. Geschichte und Gegenwart, C.H.Beck, München 1989, S. 165f; 168, 364f

101 Darnien Keown: Lexikon des Buddhismus, Patmos, Düsseldorf 2005, S.228

Die **Opferung des eigenen Lebens** zum Nutzen anderer wird von Buddhisten als positiv angesehen. In den buddhistischen Mythen finden sich verschiedene Beispiele der Selbsttötung zum Wohl anderer. In den *Jataka-Erzählungen* beispielsweise wird vom zukünftigen Buddha berichtet, der sich selbst an eine verhungernde Tigerin verfütterte, die dadurch in der Lage war, ihre Jungen zu ernähren. Eine andere Geschichte nennt einen Hasen als Vorbild, der freiwillig ins Feuer sprang, um einem Brahmanen als Wegzehrung zu dienen.[102] In der Abwägung verschiedener *Übel* war für Buddha die Selbsttötung durchaus eine Option: Bei der Frage, ob die **Umarmung eines lodernden Feuers oder die einer Jungfrau** vorzuziehen seien, lehrte Buddha, dass der Feuertod die bessere Wahl sei, da die Umarmung einer Frau dazu führen könnte, vom Pfad der Erlösung abzukommen.[103]
Im **japanischen Zen-Buddhismus** wird darüber hinaus der **rituelle Selbstmord** (*Harakiri* - jap. den Bauch öffnen / *seppuku* - jap. glücklicher Abschied) als besonders ehrenvoll angesehen. Durch die nach festgelegten Regeln durchgeführte Selbsttötung kann der Betreffende einen drohenden **Ehrverlust verhindern**, das geschädigte Ansehen einer Gruppe (Familie, Firma, Kloster) wiederherstellen und sich gleichzeitig **fromme Verdienste** für die nächste Wiedergeburt sichern.[104] Wirksam war die Selbsttötung allerdings nur, wenn sie bis in die Einzelheiten hinein den **Vorschriften der Tradition** entsprach. Über das Verhalten der Hauptperson in den entscheidenden Momenten wurde von anwesenden Protokollanten eine schriftliche Bewertung angefertigt, die darüber entschied, ob das Ritual aufgrund korrekter Durchführung und würdevollen Verhaltens des Sterbenden und des Sekundanten als offizielles Seppuku anerkannt würde.

---

102 Vgl. J. Lehmann: Buddha, Fischer, Frankfurt 1983, S. 114 f.

103 Vgl. Claudia Weber: Die Lichtmetaphorik im frühen Mahāyāna-Buddhismus, Harrassowitz Verlag, Wiesbaden 2002, S. 144

104 Vgl. John Bowker Hrsg.: Das Oxford- Lexikon der Weltreligionen, Patmos, Düsseldorf 1999, S. 902 / Maurice Pinguet: Der Freitod in Japan, Eichborn, 1996

Das bisher letzte bekannt gewordene, rituelle Seppuku wurde von dem rechtsgerichteten japanischen Schriftsteller Yukio Mishima ausgeführt. Am 25. November 1970 beging er in Tokio im Beisein von Journalisten ein angekündigtes Seppuku und wurde schlussendlich von einem Freund enthauptet. **Selbstmord spielt bis heute in der japanischen Gesellschaft eine besondere Rolle**. Studenten töten sich, weil sie das Examen nicht bestehen, Geschäftsleute nehmen sich das Leben aus der Schande durch einen Bankrott und Angestellte wegen des Verlusts des Arbeitsplatzes. Die Selbstmordrate in Japan ist bis heute auffällig höher als in allen anderen Industrieländern.

Als Oberhaupt des gegenwärtigen **tibetanischen Buddhismus** spricht sich auch der **Dalai Lama** gegen den Suizid aus. Für ihn ist der Selbstmord in erster Linie ein hinderlicher Eingriff ins Rad der Wiedergeburten (*Samsara*), bzw. der letztlich **sinnlose Versuch, dem karmisch verordneten Leiden zu entkommen**: „Wenn bedrohlich und unerträglich erscheinende Leiden auftauchen, ist Selbstmord aus buddhistischer Sicht grundsätzlich nicht angemessen. Es ist immer besser weiterzuleben und die Potentiale des menschlichen Lebens zu nutzen. ... Im Buddhismus kennen wir die Praxis der Bewusstseinsübertragung (tib. *Powa*), bei der der Geist bewusst aus dem Körper herausbefördert und in ein *reines Land* überführt wird. Macht ein Übender *Powa* zu früh, also solange der Tod noch nicht sicher ist, wird das als Selbsttötung angesehen, als eine sehr unheilsame Handlung. ... Wenn ein *Tantra*-Praktizierender die *Powa*-Praxis zu früh einleitet, vielleicht sogar noch, bevor überhaupt feststeht, dass er sterben wird, wird es **gleichgesetzt mit dem Töten einer Gottheit**, eine im *Tantra* sehr negativ bewertete Handlung. ... Grundsätzlich sind alle Handlungen, die aus Wut und Aggression heraus unternommen werden, sehr negativ. Tötet man aus Aggression eine andere Person, ist es sehr unheilsam, bereitet man aus Aggression dem eigenen Leben ein Ende, ist es ebenfalls eine sehr negative Tat."[105] Diese negative Tat wiederum bewirkt einen tieferen Rang oder ein größeres Leiden in der nächsten Wiedergeburt.

2.4. SUIZID IM JUDENTUM

Sowohl orthodoxe als auch progressive Juden lehnen die Selbsttötung grundsätzlich ab. Dabei wird der **Suizid** in erster Linie als **Mord** gesehen (*Baba Qamma* 91b), der unter das generelle Tötungsverbot des Alten Testaments fällt (2Mo 20,13; 5Mo 5,17). Ein Suizid ist die **Leugnung des Guten in der Welt** und ein Sichfallenlassen in die Verzweiflung. Er **nimmt Gott das Vorrecht, Leben zu geben und zu nehmen**, ein Recht, das sich ebenso auf das eigene Leben wie auf das der anderen bezieht (1Sam 31,4f; Ri 9,54; Hi 24,8; Jes 38,12).
Der zur **Vermeidung eines noch größeren Vergehens** verübte Selbstmord hingegen wurde durchaus als lobenswert betrachtet. Die Selbstmorde der Widerstandskämpfer am Ende des jüdischen Aufstandes (66-70 n.Chr.) werden zumeist zu dieser Kategorie gezählt. Durch ihren Massensuizid verhinderten sie den vollständigen Triumph der Römer gegenüber dem von Gott erwählten Volk Israel. Bis heute werden diese *Märtyrer* (*Kiddush ha-Shem*) von vielen Juden als Vorbilder der Tapferkeit angesehen und junge Soldaten werden aus diesem Grund am Ort dieser Selbsttötungen, in Masada, vereidigt. Moralisch legitim ist der Selbstmord für einen gläubigen Juden, wenn er vor der Entscheidung steht, entweder einen Mord, Inzest oder Götzendienst zu begehen oder selbst zu sterben.

105 Dalai Lama: Praktizieren Sie doch die Essenz des Buddhismus, in: http://www.tibet.de/tib/tibu/1999/tibu51/51essenz.html, 10.9.2006

Um die offizielle Verurteilung eines Selbstmordes deutlich zum Ausdruck zu bringen und zur Abschreckung suizidgefährdeter Personen, wurden strenge Bestimmungen für die **Bestattung** derjenigen erlassen, die Selbstmord begangen hatten. Sie wurden in einem gesonderten Teil des Friedhofs beerdigt, auch gab es keine Trauerrituale. Progressive Juden dagegen betonen, dass die Trauerrituale vor allem den Familienangehörigen gelten, die solchen Beistand in diesem Fall besonders nötig hätten. Von daher finden Trauergottesdienste für Personen, die einen Suizid begangen haben, zumeist in der gleichen Weise statt wie bei anderen Bestattungen. Die vollständigen Trauerrituale (*Schiw'a*, Steinsetzung, Jahreszeit) werden beachtet. Seit einiger Zeit haben auch einige orthodoxe Rabbiner eine andere Einstellung zu dem Thema eingenommen, die sie damit begründen, dass kein vernünftiger Mensch grundlos Suizid begehen würde. Der Suizidant sei **im Augenblick der Tat verrückt** und daher für seine Tat nicht verantwortlich. Deshalb könne ein normaler Trauergottesdienst stattfinden.[106]

2.5. SUIZID IM ISLAM

Im Islam ist Suizid ebenfalls verboten. Aus muslimischer Sicht ist Allah der Schöpfer der Welt und damit derjenige, der das Leben gibt und auch wieder nimmt. Eine Selbsttötung ist demnach eine **schwerwiegende Sünde** (Sure 4,29): „... Und tötet euch nicht selbst (gegenseitig). Allah ist gewiss barmherzig gegen euch." Muslime stehen dem Selbstmord kritisch gegenüber, weil sie davon ausgehen, dass sowohl der Verlauf ihres irdischen Lebens als auch der **Zeitpunkt ihres Todes von Allah vorherbestimmt** sind. Deshalb stellt der Suizid einen Angriff auf die Souveränität Allahs dar.

106 Vgl. Suizid im Judentum, Http://www.talmud.de/artikel/cholim-schiwa.htm / Http://www.liberale-juden.de/cms/index.php?id=66 , 20.1.2007

Einigen Hadith zufolge wird **Menschen, die sich töten, die Aufnahme ins Paradies verweigert**, und es droht ihnen ein *ewiges Höllenfeuer*.[107] „Jeder, der sich von einer Klippe wirft und Selbstmord begeht, wirft sich selbst in die Feuer der Hölle. Jeder, der Gift trinkt und Selbstmord begeht, wird dieses Gift für immer im Feuer der Hölle trinken. Jeder, der sich selbst mit einer Waffe tötet, wird diese Waffe halten und sich für immer im Feuer der Hölle erstechen."[108] In einer von Buchari überlieferten Hadith heißt es: „Al-Hasan berichtete, dass Gundub berichtete, dass der Prophet Muhammad, Allah Segen und Friede auf ihm, sagte: Ein Mann litt an Verletzungen und beging deshalb Selbstmord. Allah sagte dazu „Mein Knecht nahm sich das Leben und ist Mir damit zuvorgekommen; Ich verwehre ihm das Paradies."[109]

Das Verbot des Selbstmordes im Islam richtet sich an denjenigen, der sich aus Verzweiflung über seine persönlichen Umstände, aus wirtschaftlicher Not, Angst vor Folter oder Krankheit selbst das Leben nimmt und damit Allahs Fürsorge leugnet. „Ein Attentat, das mit der hohen Wahrscheinlichkeit des eigenen Todes ausgeführt wird, wird nach dieser Logik jedoch nicht als Selbstmord aufgefasst, sondern als *Jihad*, als Einsatz für die Sache Gottes, als letztes Mittel gegen die unrechtmäßige Unterdrückung der Gemeinschaft der Muslime."[110]
Märtyrer (*Sahid*), auch Selbstmordattentäter, die für die Sache Allahs sterben, haben im Islam seit jeher ein großes Ansehen. Wer im *Jihad*, dem *Einsatz für die Sache Gottes*, der *Anstrengung auf dem Weg Gottes* stirbt, geht nach musli-

107 Vgl. Adal Theodor Khoury: Der Koran, Gütersloh 1988, S. 297

108 Vgl. John Bowker Hrsg.: Das Oxford- Lexikon der Weltreligionen, Patmos, Düsseldorf 1999, S. 902

109 Http://www.islam.de/1641.php 20.9.2006

110 Christine Schirrmacher: Selbstmord, Märtyrertum, Jihad – Auffassungen aus Koran, Theologie und Gesellschaft, in: Professorenforum- Journal 2005, Vol. 6, No. 2, S. 3; http://www.professorenforum.de/volumes/v06n02/Artikel3/frschirr2.pdf

mischer Überzeugung unmittelbar ins Paradies ein (z.B. Sure 3,169-170; 4,74). Diese Auffassung wird bis heute von zahlreichen muslimischen Gelehrten und Politikern geteilt.[111] Natürlich stehen nicht alle islamischen Geistlichen hinter den Selbstmordattentaten. **Für persönliche Zwecke missbrauchte Gewalt wird auch von islamischen Autoritäten abgelehnt**.[112] Scheich Mohammed Sajjid Tantawi von der *Al-Azhar-Universität* in Kairo erklärt, als Märtyrer gelte nur, wer jene mit in den Tod reiße, von denen er direkt bekämpft würde, nicht aber Frauen und Kinder. Und der Großmufti von Saudi-Arabien, Scheich Abdulasis el-Scheik, hingegen vertritt die Auffassung, dass jeder Akt der Selbsttötung strikt vom Islam verboten sei. Selbstmord sei daher nichts anderes als Mord, nach dem Prinzip: *Was dir von Allah gegeben wurde, darfst du dir nicht selbst nehmen, und tust du es doch, erwartet dich die Strafe Allahs*.[113]

2.6. SUIZID IN STAMMESRELIGIONEN[114]

Die meisten Naturvölker und Stammesreligionen **lehnen den Selbstmord ab** oder lassen ihn nur dann zu, wenn er den von der Gemeinschaft legitimierten Gründen entspricht und in einer nach festen religiösen Regeln ablaufenden Weise durchgeführt wird. In manchen Ethnien allerdings gehört insbesondere der Suizid älterer und kranker Stammesmitglieder zum akzeptierten Alltag.

---

111 Vgl. So z.B. Abd as-Sabur Shahin (Lehrkraft der Lehranstalt Dar al-Ulum in Kairo) in: al- Ahram al-'Arabi, 15. Dec 2001, zitiert nach Haim Malka. Must Innocents Die? The Is- lamic Cebate over Suicide Attacks. in: Middle East Quarterly, Spring 2003, S. 5 (ebenso unter www.meforum.org/article/530 / Konferenz islamischer Staaten am 2.4.2002, http://islam.de/283.php

112 Vgl. Bassam Tibi: Der wahre Imam, München 1996, S.85f.

113 Chr. Schult: Die Wurzeln des Hasses, in: SPIEGEL ONLINE - 12.9.2001; http://www.spiegel.de/politik/ausland

114 Vgl. Vera Mall: Das Internet als Kommunikationsform für suizidgefährdete Adoleszenten, Dissertation, Technische Universität Berlin 2003, S. 32-37

In **Dakota** war es im 19. Jahrhundert bei manchen Indianerstämmen durchaus üblich, dass sich eine Frau an einem Baum erhängte, nachdem ihr Lieblingskind verstorben war. In **Brasilien** unternahmen Sklaven sogenannte *Rachesuizide*, um ihren Herrn finanziell zu ruinieren oder wenigstens zu schädigen.

Bei den **Eskimos**, die in Grönland bis heute die höchste Suizidrate der Welt aufweisen, galt der **Selbstmord als moralisches Recht**. Nach Cavan wurden Kranke und Alte als Suizidanten bei den Eskimos geachtet.[115] An der Ostküste Grönlands sollen Männer, sofern sie nicht selber Suizid verübten, von Freunden umgebracht worden sein. Ethnologen berichten davon, dass gerade leidende und betagte Menschen oft zu der Überzeugung gelangten, das Leben sei unerträglicher als der Tod. Als Motive für die Selbsttötung bei den Eskimos werden die Furcht vor einem elenden Leben und das Verlangen, den geliebten Verstorbenen zu folgen, um im Jenseits mit ihnen vereint zu sein, genannt.[116]

Die **Tschuktschis** aus Nordsibirien unterscheiden zwischen eigentlichem Suizid, der nur bei jungen Menschen vorkommt, und dem *freiwilligen Tod*, was ein *Sich-töten-lassen* bedeutete und von alten Menschen und chronisch Kranken *praktiziert* wurde. **Dieser *freiwillige Tod* galt auch in religiöser Hinsicht als durchaus ehrenvoll.** Der Ablauf des Sich-töten-lassens verlief dann folgendermaßen: Nach seinem Entschluss zum Suizid wählt der zum Tode Entschlossene einen Gehilfen, der i.d.R. ein naher Verwandter oder ein Freund ist. Dieser versucht, den Todeswilligen von seinem Vorhaben abzubringen, wenn aber der Suizidant seinen Todeswillen laut und klar zum Ausdruck bringt, ist der Gehilfe aufgefordert, seiner *heiligen Verpflichtung* nachzukommen. Damit die Geister nicht zornig werden, muss dies am glei-

115 Vgl. RS.Cavan: Suicide, New York 1928 S. 64

116 Vgl. J.Wisse: Selbstmord und Todesfurcht bei Naturvölkern, Zutphen 1933, S. 91, 93

chen Tag oder spätestens am darauf folgenden geschehen. Zuvor werden dem Suizidanten letzte Wünsche erfüllt. Der Tod des Sterbewilligen tritt durch das Erdolchen oder Erwürgen durch den Gehilfen ein. Während das Erdolchen nur von einem männlichen Gehilfen ausgeführt werden darf, ist das Erwürgen auch einer Frau erlaubt.[117]

2.7. SUIZID IN DER KIRCHENGESCHICHTE

Augustinus (354-430) verurteilte in seinem Werk *De Civitate Dei* den Suizid als ein abscheuliches und schändliches Übel. Den freiwilligen Tod gläubiger Christen verurteilte er als Mord und schwere Sünde, da die Keuschheit nicht an den Körper, sondern an die Seele gebunden sei.
Thomas von Aquin (1225-1274) stellte fest, dass sich niemand auf irgendeine Weise selbst das Leben nehmen dürfe. Er geht davon aus, dass Suizid ein Akt gegen die Liebe zu sich selbst, gegen die Gesellschaft und schließlich gegen Gott sei. Diese Behauptung begründet er mit drei Argumenten: „Der Suizid widerspricht den natürlichen Neigungen des Menschen. Er verletzt das Gebot der Liebe zum Nächsten, die der Mensch auch sich selbst gegenüber empfinden soll. Der Mensch gehört zur Gemeinschaft, ist Eigentum des Vaterlandes, hat also kein Recht, durch Suizid diese Anwesenheit zu tilgen. **Der Mensch ist Eigentum Gottes, gehört Gott, wie ein Sklave seinem Herrn gehört.** Der Mensch ist nicht *sui iuris*. Denn Gott entscheidet über unser Leben und unseren Tod."[118] Für Thomas hatte der Mensch die Pflicht, sein Leben zu erhalten. Die Selbsttötung wertete er als Verstoß gegen die menschliche Gemeinschaft und als Verstoß gegen das Recht auf Tod, das nur Gott selber zustünde.

117 Vgl. H. Ellenberger: Der Selbstmord im Licht der Ethno- Psychiatrie, Monatszeitschrift Psychiat. Neurologie 125: (1953), S. 347-361
118 Thomas von Aquin: Summa Theologiae 2,2 q.64 a.5

Die zweite **Synode in Orleans** 533 verurteilte den Suizid als ein Verbrechen, das schlimmer als jedes andere sei. Auf dem *Konzil von Toledo* 693 wurde beschlossen **Selbstmörder zu exkommunizieren**. Später (Synode in Nimes 1184) wurde ihnen auch das Recht auf ein Begräbnis in geweihter Erde verwehrt. Lediglich für Menschen, die im Zustand geistiger Umnachtung, unter dem Einfluss psychischer Störungen handeln oder wenn der Verzweifelte noch Reue aufweisen konnte, wurde eine Ausnahme erwogen. Bestattet wurden die als Verbrecher eingestuften Suizidanten unter Ausschluss der Öffentlichkeit am frühen Morgen oder am späten Abend.[119]
Erst im *Codex Juris Canonici* aus dem Jahre 1983 wurde den Suizidopfern wieder ein kirchliches Begräbnis zugestanden.
Abgesehen von den kirchlichen Strafen, verstieß der mittelalterliche Selbstmörder gegen das **allgemeine Strafrecht**. In England beispielsweise wurde noch bis 1873 der **gesamte Besitz** eines Selbstmörders vom Staat **konfisziert**. Friedrich der Große (1712-1786) verfügte schließlich, dass Selbstmörder und ihre Angehörigen in Preußen nicht mehr bestraft wurden.
Die Einstellung der Reformatoren zum Suizid gleicht weitgehend der katholischen Kirche. Martin **Luther** (1483-1546) sieht in ihm ***das Werk des Teufels*** und verurteilte deshalb stets die Tat, aber nicht immer das Opfer. In einer Phase der Melancholie soll sich Luther zeitweilig mit Selbstmordgedanken getragen haben. Später sah er darin eine Anfechtung des Teufels. Die zeitgenössische Zunahme der Selbstmorde betrachtete Luther als Zeichen, das den *jüngsten Tag* ankündigt.[120]
In der ganzen Kirchengeschichte wurde vor allem immer wieder darauf hingewiesen, dass das **Leben an sich Gott gehöre** und folglich die Herrschaft Gottes durch den Sui-

---

119 Vgl. Chirly dos Santos-Stubbe: Selbsttötung, in: Chr. Auffarth / J.Bernard / H. Mohr Hrsg.: Metzler Lexikon Religionen, Band 3, J.B.Metzler, Stuttgart - Weimar, S. 285-288
120 Vgl. R. Weichbrodt: Der Selbstmord, Basel 1937, S. 45

zid verletzt würde. Eng verwandt damit ist die Ansicht, dass menschliches Leben heilig und einzigartig ist und alle Anstrengungen unternommen werden müssen, es zu schützen. Eine ergänzende Schlussfolgerung daraus formulierte David Hume (1711-1776): Es müsse demnach auch falsch sein, einen natürlichen Tod hinauszuzögern, wenn es falsch ist, das natürliche Leben zu beenden, da dies Gottes Wille widerspräche.2.8. Suizid in der Philosophie der Neuzeit[121]

Voltaire (1689-1755) sah im Suizid einen Sieg über die Natur und stellte das Motiv der Feigheit in Abrede. Er vertrat die Auffassung, dass von einer Bestrafung von Selbstmördern abzusehen sei.

Baruch Spinoza (1632-1677), der streng zwischen dem Gehorsam, den der Glaube an Gott verlange, und dem freien Nachdenken, welches die menschliche Vernunft fordere, unterschied, lehnte den Suizid ab. Ihm scheint es undenkbar, dass ein *gesunder, vernünftiger Mensch* ernsthaft Selbstmord beabsichtigen könne. Durch seinen Tod könne der Mensch nichts gewinnen, aber alles verlieren.

Jean-Jacques Rousseau (1712-1778) nahm in *Julie ou la nouvelle Heloise* Stellung zum Suizid und erklärte, dass es Pflichten anderen gegenüber gebe, die nicht jedem Menschen erlauben würden, sich zu töten. Der aber, der sein Leben als Übel empfinde, dürfe es auch wegwerfen.

Der englische Positivist **David Hume** (1711-1776) verteidigte den Suizid in seinen *Essays on Suicide and the immortality of soul.* Wenn es als legitim angesehen wird, dass der Mensch etwas zur Erhaltung seines Lebens unternehme, dann sei es im Umkehrschluss auch erlaubt, die Verlängerung des Lebens zu verneinen. Insbesondere bei schwerer tödlicher Krankheit sei der Tod dem Siechtum vorzuziehen.

121 Vgl. Vera Mall: Das Internet als Kommunikationsform für suizidgefährdete Adoleszenten, Dissertation, Technische Universität Berlin 2003, S. 13-45, http://edocs.tu-berlin.de/diss/2003/mall_vera.pdf

Die idealistische deutsche Philosophie hat den Suizid generell verurteilt. **Immanuel Kant** (1734-1804) äußerte sich diesbezüglich in der *Grundlegung zur Metaphysik der Sitten:* „Einer, der durch eine Reihe von Übeln, die bis zur Hoffnungslosigkeit angewachsen ist, einen Überdruss am Leben empfindet, ist noch soweit im Besitze seiner Vernunft, dass er sich selbst fragen kann, ob es nicht etwa der Pflicht gegen sich selbst zuwider sei, sich das Leben zu nehmen. Nun versucht er: ob die Maxime seiner Handlung wohl ein allgemeines Naturgesetz werden könne. Seine Maxime aber ist: ich mache es mir aus Selbstliebe zum Prinzip, wenn das Leben bei seiner längeren Frist mehr Übel droht, als es Annehmlichkeit verspricht, es mir abzukürzen."[122] Nach Kant handelt der Selbstmörder eindeutig **gegen den kategorischen Imperativ**; er vernichtet die Sittlichkeit durch Zerstörung der eigenen Person und entwürdigt dadurch die Menschheit. Außerdem ist es nicht wünschenswert, dass sich jeder Mensch seiner Verantwortung aufgrund schweren Leides durch Selbsttötung entzieht.

Georg Wilhelm Friedrich **Hegel** (1770-1831), der vom einzelnen Menschen Hingabe an das sittlich Ganze, den Staat, forderte, notierte in der Einleitung zu seiner *Phänomenologie des Geistes*: „Das Wahre ist das Ganze. Das Ganze aber ist nur das durch seine Entwicklung sich vollendende Wesen." Zum Selbstmord schrieb er dann 1820 in *Grundlagen der Philosophie des Rechts*: „Aber die Hauptfrage ist: Habe ich ein Recht dazu (mir das Leben zu nehmen)? Die Antwort wird sein, dass **ich als Individuum nicht Herr über mein Leben bin**....".[123]

Auch **Arthur Schopenhauer** (1852) hielt die Frage nach einem Recht auf Suizid grundsätzlich für sinnlos, denn er war der Ansicht, dass der Selbstmörder nur mit den ihm zugrunde

---

122 Immanuel Kant: Grundlegung zur Metaphysik der Sitten, Hamburg 1965, S. 43

123 G.W.F. Hegel: Grundlagen der Philosophie des Rechts oder Naturrecht und Staatswissenschaft im Grundrisse, in: Werke in 20 Bänden. Frankfurt/M. 1989, S. 152

liegenden Lebensbedingungen unzufrieden sei. Losgelöst davon aber wolle er eigentlich doch weiterleben. In seinem Essay *Über den Selbstmord* schreibt Schopenhauer: „Da müssen wir denn hören, Selbstmord sei die größte Feigheit, sei nur im Wahnsinn möglich und dergleichen Abgeschmacktheiten mehr oder auch die ganz sinnlose Frage, der Selbstmord sei *Unrecht*, während doch offenbar jeder auf nichts in der Welt ein so unbestrittenes Recht hat wie auf seine eigene Person und Leben." Für ihn ist der Suizid eine rational gesteuerte und voll zu verantwortende Tat, den man vollzieht, „wenn es dahin gekommen ist, dass die Schrecknisse des Lebens die Schrecknisse des Todes überwiegen". Damit beschreibt Schopenhauer als erster den typischen ***Bilanzselbstmord***.[124]
Friedrich Nietzsche (1844-1900) verkündet in *Also sprach Zarathustra* den heldenhaften, weil selbst verantworteten Freitod: „Den freien Tod predige ich Euch, der nicht heranschleicht wie Euer grinsender Tod, sondern der da kommt, weil ich es will".
Der Existenzphilosoph **Karl Jaspers** (1883-1969) stellte den Suizid als eine „unbedingte, das Dasein überschreitende Handlung" dar. Die Möglichkeit eines Bilanzselbstmordes als bittere Konsequenz einer unerträglichen und von außen aufgezwungenen Wirklichkeit räumt Jaspers ein. Er schreibt: „In gänzlicher Verlassenheit, im Bewusstsein des Nichts, ist dem Einsamen der freiwillige Untergang wie eine Heimkehr zu sich selbst. Gepeinigt in der Welt, ohnmächtig, den Kampf mit sich und der Welt fortzuführen, in Krankheit oder Alter dem Versinken in Kümmerlichkeit ausgesetzt, von dem Herabgleiten unter das Niveau des eigenen Wesens bedroht, wird es ein tröstender Gedanke, sich das Leben nehmen zu können, weil der Tod wie eine Rettung erscheint".[125]

---

124 Vgl. Susann Furrer / Reto Widmer: Aspekte suizidaler Handlungen in den westlichen Gesellschaften, Institut für Sozial-und Präventivmedizin der Universität Zürich 1997, http://socio.ch/health/suizid01.htm

125 K. Jasper: Philosophie Bd. 2, Berlin 1932, S. 308ff.

3. SUIZID IN DER RECHTSPRECHUNG[126]

Der Suizid ist in Deutschland als **Ausdruck des Selbstbestimmungsrechts straffrei**, zumal eine Bestrafung wegen vollendeter Selbsttötung nie möglich wäre. Somit sind auch der Versuch und die Teilnahme (Beihilfe, Anstiftung) straffrei.
Unter den Begriff *Suizid* fallen keine selbstschädigenden Verhaltensweisen, die eine Person unter Umständen ausführt, deren Ziel aber nicht eine eindeutige Herbeiführung des eigenen Todes oder **bestimmter Formen der Selbstzerstörung** sind (z.B. Rauchen, Alkohol-, Drogenkonsum etc.). Der Begriff *Selbstmord* ist problematisch, da eine Verbindung zum strafrechtlichen Fachbegriff des *Mordes* (Tötungskriminalität) besteht. Der Mord beschreibt laut § 211 Strafgesetzbuch die Tötung eines anderen Menschen, daher bleibt die Selbsttötung in Deutschland und vielen anderen Ländern heute straflos (eine rechtliche Sonderstellung bilden **Soldaten**, die gemäß § 109 Strafgesetzbuch und § 17 Wehrstrafgesetz mit der strafrechtlichen Verfolgung wegen Selbstverstümmelung bei einem Suizidversuch rechnen müssen). Auch die fahrlässige Mitverursachung, vorsätzliche Teilnahme oder **Beihilfe zur Selbsttötung** (z.B. durch die Bereitstellung entsprechender Medikamente oder Mittel etc.) bleibt in Deutschland straffrei (Ausnahmen z.B. Anstiftung/Unterstützung eines Schuldunfähigen, unterlassene Hilfeleistung, Rettungspflicht für Personen, die in einer besonders engen Beziehung zu dem Selbstmörder stehen).[127]

---

126 Vgl. Gabriele Wolfslast / Kurt W. Schmidt: Suizid und Suizidversuch. Ethische und rechtliche Herausforderung im klinischen Alltag, C.H. Beck, München 2005

127 Vgl. Ernst Heinitz: Teilnahme und unterlassene Hilfeleistung beim Selbstmord, JR 1954, S. 403 – 406 / Lexikon der Kriminologie: Art. Selbstmord, in: http://www.krimlex.de/artikel.php?BUCHSTABE=S&KL_ID=29 , 20.1.2007

Allerdings kann die allgemeine Hilfeleistungspflicht in Konkurrenz zu einer bestehenden **Patientenverfügung** und zum Selbstbestimmungsrecht treten. Eine (ärztliche) Versorgung des Suizidenten kann als Körperverletzung interpretiert werden, wenn sie nicht durch einen offensichtlichen oder angenommenen Notstand begründet ist. Dieser liegt beispielsweise dann vor, wenn davon ausgegangen werden kann, dass der Suizidant nicht im Vollbesitz seiner geistigen Kräfte ist.[128]
Relevant, gerade bei Suizidversuchen, kann auch die Frage der Haftung für entstandene Schäden sein. Ein Suizid kann unter Umständen erhebliche **Sachschäden** verursachen, aber auch seelische Schäden bei unbeteiligten Dritten, die zur Durchführung der Tat missbraucht wurden (z. B. Fahrpersonal der Bahn). Allerdings kann auch ein verhinderter Suizid erhebliche Kostenfolgen für den Betroffenen, für Versicherungen und den Staat haben (z. B. wegen Invalidität).
Ein Suizid steht der Auszahlung der **Lebensversicherung** nach deutschem Recht grundsätzlich entgegen (§ 169 VVG). Eine Ausnahme kann sich nur ergeben, wenn die Tat im Zustand der Unzurechnungsfähigkeit begangen worden ist.[129]
Werbung für Suizid und eine **professionelle Sterbehilfe** sind in Deutschland nicht statthaft. Aufsehen erregte die 2008/09 die Sterbehilfeorganisation des ehemaligen Hamburger Justizsenators Roger Kusch. Für 8000 EUR bot er nicht nur Schwerkranken, sondern jedem Sterbewilligen seine Dienste an. Mit Hilfe eines Selbsttötungs-Automaten wurden unter seiner Anleitung eine tödliche Dosis eines Narkotikums und Natriumchlorids injiziert. Im Februar 2009 wurde Kusch vom Hamburger Verwaltungsgericht seine Tätigkeit untersagt. Nach Angaben der zuständigen Richter ist zwar Beihilfe zur Selbsttötung nicht strafbar, „die sozial unwertige

128 Vgl. Hans Achenbach: Beteiligung am Suizid und Sterbehilfe – Strukturen eines unübersichtlichen Problemfeldes, Jura 2002, S. 542 – 548
129 Vgl. Wikipedia: Art. Suizid, in: http://de.wikipedia.org/wiki/Suizid , 20.1.2007

Kommerzialisierung des Sterbens durch Beihilfe zum Suizid gegen Entgelt“ aber gilt als nicht erlaubtes Gewerbe.[130]

4. SUIZID UND KIRCHE

Sicher, alle müssen sterben und Christen wissen von einer ewigen Existenz bei Gott nach dem Leben hier auf der Erde, trotzdem ist es nicht gleichgültig, wie ein Mensch aus dieser Welt scheidet. Der Begriff *Selbstmord* drückt deutlich die Ablehnung eines solchen Verhaltens aus. **Schließlich handelt es sich bei der Selbsttötung um Mord**, wenn auch nur an sich selbst, sodass keine andere Person zu Schaden kommt.
Das *Neue Glaubensbuch* trifft in dem Kapitel *Selbsttötung und Euthanasie* folgende Aussage: „Doch bereits Augustinus gelangt zu einer Ablehnung jeder Art von Selbsttötung mit der Begründung, sie sei eine **Form des Mordes**. Seitdem wurde in der Kirche einhellig die eigenmächtige Vernichtung des eigenen Lebens als unsittlich verurteilt.“[131]
In der **Katholischen Kirche** zählt der **Selbstmord zu den Todsünden**, die nicht vergeben werden können. Bei ihrer Ablehnung des Suizids beruft sich die Katholische Kirche auf die Unverfügbarkeit menschlichen Lebens und auf das Naturrecht, demnach der Tod kein erstrebenswertes Gut ist. Der Katechismus der Katholischen Kirche schreibt dazu: „Jeder ist vor Gott für sein Leben verantwortlich. Gott hat es ihm geschenkt. Gott ist und bleibt der höchste Herr des Lebens. Wir sind verpflichtet, es dankbar entgegen zu nehmen und es zu seiner Ehre und zum Heil unserer Seele zu bewahren. **Wir sind nur Verwalter, nicht Eigentümer des Lebens,** das Gott uns anvertraut hat. Wir dürfen darüber

---

130 Vgl. Urteil des Hamburger Verwaltungsgericht, Az.: 8 E 3301/08 / Gerichts stoppt Kuschs Sterbehilfe, http://www.spiegel.de/panorama/justiz/0,1518,606036,00.html, 6.2.2009

131 J.Feiner /L.Vischer Hrsg.: Neues Glaubensbuch, Freiburg i. Breisgau 1973, S. 514

nicht verfügen. Der Selbstmord widerspricht der natürlichen Neigung des Menschen, sein Leben zu bewahren und zu erhalten. Es ist eine schwere Verfehlung gegen die rechte Eigenliebe. Selbstmord verstößt auch gegen die Nächstenliebe, denn er zerreißt zu Unrecht die Band der Solidarität mit der Familie, der Nation und der Menschheit, denen wir immer verpflichtet sind. Der Selbstmord widerspricht zudem der Liebe zum lebendigen Gott."[132] Die freiwillige Mitwirkung an einer Selbsttötung wird von der Kirche nachdrücklich verboten. Von der radikalen Verurteilung des Selbstmörders rückt die Kirche zwischenzeitlich ab, sodass zumindest einer **Hoffnung auf Vergebung** für den Betroffenen Ausdruck gegeben wird. „Man darf die Hoffnung auf das ewige Heil der Menschen, die sich das Leben genommen haben, nicht aufgeben. Auf Wegen, die Gott allein kennt, kann er ihnen Gelegenheit zu heilsamer Reue geben."[133]

Früher durfte die Leiche eines Suizidanten nicht einmal auf dem normalen Friedhof, in *geweihter Erde* beigesetzt werden. In der Rechtsprechung galt der Selbstmord bis in die Neuzeit als schwerwiegendes Verbrechen, für das sich der Betreffende vor Gericht verantworten musste, wenn er seinen Selbstmordversuch überlebte.

Die Kirche erklärte den Selbstmord auf dem *Konzil von Arles* 432 für ein vom Teufel motiviertes **Verbrechen**. Im Mittelalter übernahmen die meisten europäischen Staaten den Selbstmord als strafbares Delikt in ihre Gesetze. Erst in der Französischen Revolution wurde 1790 der Suizid von der Liste gesetzlicher Verbrechen gestrichen. Wenig später folgte Preußen. In England wurde ein Gesetz, das Selbstmörder mit Gefängnisstrafe bedrohte, erst 1961 abgeschafft.

---

132 Katechismus der Katholischen Kirche, R.Oldenbourg Verlag, München 1993, Abschnitt 2280-2281; vgl. 2325

133 Katechismus der Katholischen Kirche, R.Oldenbourg Verlag, München 1993, Abschnitt 2283

5. SUIZID - MÖGLICHKEIT FÜR CHRISTEN?

Neben den bekannteren Beschreibungen der Suizide von **Saul** (1Sam 31,1-6; 2Sam 1,1-15) und **Judas** (Mt 27,3-10; Apg 1,18f) finden sich in der Bibel noch recht unterschiedlich motivierte Selbstmorde, wie der von **Simson** (Ri 16,30), nach seiner Gefangennahme und Blendung, der von **Ahithophel** (2Sam 17,23), von **Abimelech** (Ri 9,50-56) und von **Zimri** (1Kön 16,18f). Später ist dann davon die Rede, dass Paulus den Selbstmord eines verzweifelten römischen **Gefängnisdirektors in Philippi** verhinderte (Apg 16,25-29). Auch wenn sich in der Bibel, im Gegensatz zu Talmud und Koran, kein ausdrückliches Verbot des Selbstmordes findet, gingen fast alle Theologen der Vergangenheit davon aus, dass die Ächtung des Mordes den Selbstmord selbstverständlich einschließt. Entsprechend biblischer Aussagen ist das **menschliche Leben der Verfügungsgewalt des Menschen entzogen** und darf deshalb nicht ohne Gottes jeweiligen Einverständnis genommen werden (4Mo 35,19ff; 5Mo 5,17). Der Selbstmord ist nicht nur problematisch, weil er ein Mord ist, der für Christen absolut tabu sein sollte (2Mo 20,13; 4Mo 35,30-33). Selbstmord ist eine absolut **endgültige Entscheidung**, man kann es sich nicht mehr anders überlegen, die Tat rückgängig machen oder vor Gott bereuen. Trotz allem scheint es allerdings nicht so, als ob ein Suizid unbedingt die ewige Verdammnis nach sich ziehen müsse, da aus biblischer Perspektive prinzipiell jede Sünde (außer die Sünde gegen den Heiligen Geist) vergebbar ist (Ps 32,5; Mt 12,31; 1Joh 1,9).

Traurig, wenn ein Mensch den Wert seines Lebens so gering einschätzt, dass er es leichtfertig wegwirft. Dabei ist **vor Gott jedes Leben**, selbst ein verpfuschtes, eines ohne den

geliebten Freund oder mit unheilbarer Krankheit **unbezahlbar** (1Sam 16,7; Ps 8,5-7; Röm 5,7-9).
Jeder wird sich im Blick auf Konflikte mit geliebten Menschen, anstehende Prüfungen oder einer bedrohten ungewissen Zukunft schon einmal total ohnmächtig gefühlt haben. Doch nicht jeder zieht dann die Notbremse, um aus dem Leben auszusteigen. Zur ausreichenden Rechtfertigung eines Selbstmordes können solche Probleme auch nicht dienen. Sicher dachte Jesus an solche Menschen, wenn er dazu auffordert, sich **nicht von Sorgen niederdrücken und kaputt machen zu lassen,** sondern sie ihm zu nennen und seine Hilfe anzunehmen (Mt 6,25-34; Lk 8,14; Phil 4,6). Zwar läuft diese Hilfe nicht immer wie gewünscht, doch häufig verändert Jesus tatsächlich scheinbar ausweglose Situationen ganz überraschend, wenn Menschen die krampfhafte Fixierung auf ihre Probleme aufgeben, ihr Herz Jesus vorbehaltlos ausschütten und den Mut aufbringen, so zu handeln wie es Gott ihnen deutlich macht.
Immer wieder entstehen bei gegenwartsbezogenen Menschen **Konflikte zwischen Lustforderungen und Spaßerwartungen** auf der einen **und der oft wesentlich tristeren und zwiespältigen Realität auf** der anderen Seite. Wer auf ein Leben á la Hollywood wartet oder nur von einem Event zum nächsten leben will, muss total enttäuscht und verzweifelt werden, wenn schwere Krankheit, tiefgreifende Beziehungsprobleme oder Perspektivlosigkeit das Leben durcheinander bringen. Schnell kommt dann der Gedanke: „Es lohnt sich nicht mehr. Was vor mir liegt, ist nicht mehr lebenswert. Ich steige aus."
Eine Kernfrage bei der Bewertung von Selbstmord lautet: **„Wer hat über mein Leben zu bestimmen?"** Für moderne Zeitgenossen ist die Antwort klar: „Ich natürlich, wer sonst."

Abgesehen davon, dass es sich bei dieser Annahme um eine Illusion handelt, schließlich wird jeder Mensch durch Werbung, Zeitgeist und Freunde in seinen Entscheidungen beeinflusst, kann ein Christ dieser Sichtweise nicht zustimmen. Schließlich ist es in der Bibel Gott, der Leben gibt und der es nimmt. Gott sollte kein Mensch ins Handwerk zu pfuschen versuchen, zumal er sich damit Gottes Position anzueignen versucht.
Die Selbstmörder in der Bibel schneiden nicht besonders gut ab. Jedenfalls können sie kaum als Vorbilder gelten. Vor allem sind in diesem Zusammenhang Saul und Judas zu nennen (1Sam 31,1-6; Mt 27,3-10). Der **Wunsch des Paulus, das Leben zu beenden,** um bei Gott in der Ewigkeit zu sein (Phil 1,23f) gehört sicher nicht in die Kategorie Selbstmordgedanken, denn einerseits will er ja seinem von Gott geplanten Lebensende bewusst nicht vorgreifen, andererseits will er nur zum Ausdruck bringen, dass es bei Gott unvorstellbar viel besser sein wird als hier auf der Erde.

6. WAS SAGEN DIE STATISTIKEN?

„Selbstmord ist ein stets vorhandener Notausgang", schrieb Hermann Hesse im Steppenwolf. Pro Jahr benutzen diesen Notausgang in Deutschland mehr Menschen, als im Straßenverkehr umkommen. In der aktuellsten vom Statistischen Bundesamt veröffentlichten Übersicht werden **9402 Suizide für das Jahr 2007** angegeben (9765 in 2006).[134] Dreiviertel davon sind Männer. Das durchschnittliche Sterbealter der Suizidenten betrug 53,5 Jahre bei Männern und 59,7 Jahre bei den Frauen. Im Straßenverkehr starben im gleichen Jahr *nur* 5170 Menschen. Nach Angaben der **Welt-Gesundheits-**

134 Vgl. Statistisches Bundesamt: Todesursachen 2007, http://www.destatis.de/jetspeed/portal/cms/Sites/destatis/Internet/DE/Presse/pm/2008/08/PD08__303__232.psml, 15.2.2009

Organisation (WHO) kamen im vergangenen Jahr mehr Menschen durch Selbstmord um als durch Krieg und Verbrechen. Insbesondere in den Industrieländern wurde eine deutliche Steigerung der Selbstmordzahlen in der Altersgruppe der 15-45-jährigen verzeichnet. Die WHO schätzt, dass es weltweit etwa eine Million Suizide pro Jahr gibt und dass 10 bis 20 Mal so viele Suizidversuche scheitern. Die zehn Länder mit der höchsten prozentualen Suizidrate sind Litauen (höchste Anzahl), Weißrussland, Russland, Sri Lanka, Ungarn, Slowenien, Kasachstan, Lettland, Japan und die Ukraine.

7. SELBSTMORD IST NICHT SELBSTMORD

Der **Begriff Suizid** entspricht dem lateinischen *sui cidium* (Selbsttötung) bzw. *sui caedere* (sich töten) und wird zum ersten Mal im Jahr 1177 erwähnt. Ab dem 17. Jahrhundert wurde der Freitod bzw. die Selbsttötung oder Selbstentleibung immer häufiger als Selbstmord bezeichnet.
Was unter Selbstmord verstanden wird, ist durchaus nicht so klar, wie es scheinen mag. Im Allgemeinen **unterscheidet man zwischen Suizidideen, Suizidversuchen und Suiziden**.
Im Einzelfall ist ein Suizid nicht immer eindeutig zu erkennen. Liegt ein Abschiedsbrief vor oder hat die betreffende Person immer wieder anderen gegenüber ihre Selbstmordabsichten ausgesprochen, wird schnell von einem Selbstmord ausgegangen. Unklar hingegen sind manchmal Verkehrsunfälle oder durch Drogen und Schlafmittel verursachte Todesfälle. Auch wenn lebenswichtige Medikamente mit Todesfolge weggelassen werden, kann es sich um Selbstmord handeln. Nicht immer ist klar zu erkennen, ob jemand sich absichtlich töten wollte oder ob einfach ein Versehen vorlag.

Nicht als Suizide werden **selbstschädigende Verhaltensweisen** wie Alkohol-, Medikamenten- und Drogenabhängigkeit oder Magersucht angesehen, obwohl viele Menschen dabei eine langfristige Selbsttötung durchaus bewusst in Kauf nehmen. Auch Todesfälle bei riskanten sportlichen Aktivitäten wie Freeclimbing oder Drachenfliegen werden selten als Selbstmorde angesehen, obwohl sich Viele der Risiken voll bewusst sind. Zumeist fehlt dabei der konkrete Todeswunsch. **Opfertode** (z.B. im Einsatz von Feuerwehr und Polizei) werden gemeinhin ebenfalls nicht unter Suizid verbucht. Wenn Menschen sich in einer Extremsituation für andere opfern oder für ihre Glaubensüberzeugung sterben, ist das Ziel nicht der eigene Tod, sondern die Rettung einer anderen Person oder die Durchsetzung einer Ideologie. **Der eigene Tod wird sozusagen als Nebenwirkung zur Erreichung des eigentlichen Ziels billigend in Kauf genommen.**

7.1. SUIZID - DREI VERSCHIEDENE GRUPPEN

Die meisten Selbstmordversuche lassen sich drei verschiedenen Kategorien zuordnen. **1. Parasuizidale Pause:** Die Betreffenden äußern einfach schlafen, ihre Ruhe haben oder abschalten zu wollen. Diesen Zustand versuchen sie durch den übermäßigen Konsum von Alkohol oder Schlaftabletten zu erreichen. **2. Parasuizidale Geste als Appell:** Menschen wollen durch die Inszenierung eines Selbstmordversuchs Mitleid oder zumindest die Aufmerksamkeit ihrer Umwelt auf sich ziehen. Will sich der Partner oder Freund trennen, werden die Tabletten direkt vor der Person eingenommen, die beeindruckt werden soll, natürlich in der Absicht, dass die entsprechende Person den Selbstmordversucht vereitelt und ihr seine besondere Aufmerksamkeit zuwendet. Ist das Verhalten erfolgreich, besteht eine große Wiederholungsgefahr. **3. Parasuizidale Handlung als Autoaggression:** Diese Menschen wollen sich bewusst vernichten. Dazu wählen sie

eine sichere Methode wie Erschießen oder Erhängen. Sie arrangieren ihren Selbstmord zumeist so, dass er nicht frühzeitig entdeckt werden kann.
Nicht alle Selbstmordkandidaten wollen wirklich sterben, manche rechnen mit ihrer Rettung, andere wollen lediglich auf sich aufmerksam machen oder Druck auf Partner, Arbeitgeber oder Freunde ausüben.

7.2. WAS SAGEN DIE TÖTUNGSMETHODEN?

Selbstmorde werden häufig auch nach der Art der verwendeten Methoden unterschieden. ***Harte Methoden*** nennt man die relativ sicheren Tötungsweisen wie hohe Dosen giftiger Substanzen, Springen von hohen Brücken und Gebäuden oder Schusswaffen. Zu den ***weichen Methoden*** zählen unsichere Tötungsmethoden, die zumeist nicht wirklich den eigenen Tod herbeiführen sollen, wie die Einnahme von Schlaftabletten oder das oberflächliche Anritzen der Handgelenke. **Kinder und Jugendliche** bedienen sich überwiegend der harten Methoden, um das eigene Leben zu beenden. 84% der männlichen Selbstmordopfer zwischen 10 und 14 hatten sich in den letzten Jahren erhängt. In den USA sterben die meisten durch Erschießen. In der Fachliteratur sind Suizidversuche schon ab dem frühen Alter von 4 Jahren dokumentiert.
Folgende **Methoden** wurden in den vergangenen Jahren in Deutschland benutzt, um das eigene Leben zu beenden: Erhängen/Ersticken (50 %), Sturz in die Tiefe (10 %), Vergiftung durch Medikamente (8 %), Erschießen (5 %), sich vor den Zug oder vor Autos werfen (5 %), Abgase ins Auto leiten (2 %).

7.3. SUIZID UND SUIZIDVERSUCH

- Selbstmordversuche sind vielfach häufiger als vollendete Selbstmorde.

- **Suizidversuche werden häufiger von Frauen**, Suizide häufiger von Männern begangen.
- Bei jüngeren Menschen sind mehr Suizidversuche, **bei älteren mehr Suizide** anzutreffen.
- Die Wahrscheinlichkeit ist gering, dass jemand, der Suizidversuche unternommen hat, wirklich Selbstmord begeht, höchstens unbeabsichtigt. Wer sich wirklich töten will, wird sich nicht mit einem halbherzigen Suizidversuch zufrieden geben.
- Suizide beenden das Leben eines Menschen, ohne dass noch Veränderung möglich ist. **Suizidversuche führen oft zu Veränderungen im Leben**, insbesondere in den Beziehungen zu den Mitmenschen. Kommt es zu keinen positiven Veränderungen, folgt gelegentlich ein *erfolgreicher* Suizid.

7.4. SELBSTMORD MIT NATIONALEN UNTERSCHIEDEN

Ausführliche Studien der vergangenen Jahrzehnte haben interessante Erkenntnisse über die Häufigkeit von Suiziden in unterschiedlichen Ländern, Kulturen und Gesellschaftsschichten zutage gefördert.

Die **südeuropäischen Länder** haben im Vergleich zu den nordeuropäischen eine deutlich **niedrigere Suizidrate**. Nehmen sich in Malta 0,3 von 100 000 Personen das Leben, sind das in Griechenland 4,1, in Spanien 4,9, in Österreich 28,3 und in Ungarn gar 45,3. Deutschland nimmt dabei einen Mittelwert von 16 Suiziden pro 100 000 Einwohner im Jahr ein. Über die vergangenen 50 Jahre hinweg ist die Selbstmordhäufigkeit jedoch in ganz Europa bis 1977 deutlich angestiegen, in den darauf folgenden Jahren jedoch wieder leicht gefallen. Etwa gleich bleibend wurden in **Deutschland** durch die vergangenen Jahren **95 Selbstmordversuche pro 100 000 Einwohner** registriert.

In Europa sind die Suizidraten für Männer deutlich höher als für Frauen. So töten sich in **Deutschland fast dreimal so viele Männer wie Frauen**. In Indien verhält es sich mit der Verteilung zwischen Mann und Frau genau umgekehrt.

Besonders starke Steigerungen von Suiziden finden sich in den vergangenen Jahrzehnten in **Grönland**. Wahrscheinlich hängt das mit der tiefen Verunsicherung der Menschen durch den raschen Wandel des Landes von einer Fischer- und Jägergesellschaft in eine moderne Industriegesellschaft zusammen.

Ein ähnlicher Trend ist seit dem Zusammenbruch der Sowjetunion in **Russland** zu beobachten. Viele Menschen werden mit dem Verlust äußerer Ordnung und Sinngebung bei gleichzeitigem wirtschaftlichen Niedergang nicht fertig. In der Folge innerer und äußerer Unsicherheit nahmen die Selbsttötungen in Russland während der späten 80er Jahre um rund 60% zu.

Die massive **Zunahme von Selbsttötungen** während der 70er Jahre in **Deutschland** hängt höchstwahrscheinlich mit der damaligen gesellschaftlichen Gesamtlage zusammen. Der Suizidforscher Armin Schmidke meint dazu: „Damals gab es ein intellektuelles Klima, das den Suizid als ein hohes, wenn nicht sogar als das höchste freiheitliche Verhalten charakterisierte." Zahlreiche damals erschienene Bücher wie *Der grausame Gott – eine Studie über den Selbstmord, Freiwillig aus dem Leben* oder *Hand an sich legen – Diskurs über den Freitod* (Jean Amery) **warben für die Freiheit zu sterben**. Gleichzeitig wurde auch in der breiten Öffentlichkeit viel und auch positiv über Selbsttötungen berichtet und diskutiert. Nachdem Suizide aus den Medien verschwanden, ging auch die Zahl der realen Selbstmorde kontinuierlich zurück.[135]

In **Japan** nahm seit 1950 insbesondere die **Selbstmordrate älterer Männer** stark zu. Wahrscheinlich lässt sich auch die-

135 Vgl. Michael Zick: Die letzte Tat, in: Bild der Wissenschaft 7/2007, S.87

se Entwicklung auf den zeitgleichen gesellschaftlichen Wandel zurückführen. Wurden ältere Männer in einer buddhistisch-shintoistischen Gesellschaft lange hoch geehrt, ist die religiöse Prägung der Menschen zurückgegangen und Männer über 50 müssen sich häufig erfolglos in der Konkurrenz einer leistungsorientierten Industrie behaupten.
Langfristige Untersuchungen zeigen, dass **in Kriegszeiten Suizide eher abnehmen**. Insbesondere zu Kriegsbeginn sinkt die Zahl der Suizide deutlich, um im Verlauf des Krieges wieder langsam anzusteigen. Wahrscheinlich werden die Menschen durch einen Kriegsausbruch erst einmal stark von ihren persönlichen Problemen abgelenkt. Wobei wohl kaum jemand zur Vermeidung von Selbstmorden einen neuen Krieg in Europa empfehlen wird.

8. STATISTISCHE RISIKOFAKTOREN

Suizidversuche werden rund **15 mal häufiger** unternommen als vollendete Selbstmorde, wobei die Zahl der versuchten Selbsttötungen natürlich nur geschätzt werden kann. Selbstmordversuche werden deutlich öfter von Frauen ausgeführt, insbesondere im Alter zwischen 15 und 35 Jahren. Die **meisten Suizidversuche finden zwischen dem 15. und 34. Lebensjahr statt**, die meisten Suizide nach dem 50sten. Zwischen 15 und 35 gehört der Selbstmord zu den zehn häufigsten Todesursachen.
Suizide finden sich quer durch alle Gesellschaftsschichten gleichmäßig verteilt, wenn sich auch die Gründe der Tat leicht unterscheiden. Lediglich **Suizidversuche** werden gehäuft von **Personen aus der Unterschicht** begangen.
Längere Arbeitslosigkeit erhöht die Wahrscheinlichkeit, an Selbstmord zu denken, deutlich. Schwer erklärbar ist der Zusammenhang zwischen **Jahreszeit und Selbstmord**. Auf-

fällig ist jedoch die Häufung der Suizide im Frühjahr und Sommer.
Scheinbar spielt auch der Wohnort für das Suizidrisiko eine Rolle. So **töten sich deutlich mehr Stadtbewohner** als auf dem Land lebende Menschen. Wahrscheinlich aufgrund der klaren Verurteilung ihrer Kirche verüben sehr viel **weniger Katholiken Selbstmord** als Evangelische. Bemerkenswert ist eine **hohe Suizidrate bei Ärzten** und Zahnärzten, die bisher nur durch unzureichende Hypothesen gedeutet werden kann (z.B. hoher beruflicher Druck, starke Konfrontation mit menschlichem Leid und Alter, mehr Wissen über Tötungsmöglichkeiten).
Selbstmordgefährdete Personengruppen sind außerdem: Flüchtlinge, **Alkoholiker**, chronisch und unheilbare Kranke, Menschen, die eine kriminelle Handlung begangen haben, Personen in einer **Ehekrise**, Menschen, die von einem plötzlichen **wirtschaftlichen oder sozialen Verlust** getroffen werden, Personen, in deren Umfeld ein Selbstmord stattgefunden hat, oder Menschen, die gerade einen schweren Autounfall hinter sich haben.
Als **Vorbeugung** gegen Selbstmordabsichten kann unter anderem die **Ehe** empfohlen werden. Suizide finden sich bei Geschiedenen, Verwitweten und Ledigen auffällig häufiger.

8.1. SUIZID BEI SENIOREN UND KRANKEN

Zahlreiche ältere Menschen begehen Selbstmord, weil sie durch den **beständigen Verfall ihrer Fähigkeiten** und ihrer öffentlichen Anerkennung frustriert sind. Gleichzeitig mit dem sinkenden Selbstwertgefühl steigt das Unbehagen durch die wachsende **Abhängigkeit Jüngeren gegenüber**. Häufig führt das zu Vereinsamung und **Resignation**, die wiederum zum Risikofaktor in punkto Suizidanfälligkeit werden.
Ähnlich verhält es sich bei **chronisch oder unheilbar Kranken**. Die eigene Lebensperspektive wird zunehmend einge-

schränkt, Freunde ziehen sich zurück und die realistische Aussicht auf eine grundlegende Veränderung besteht nicht mehr. Statt die neue, ausschließlich als negativ empfundene Lebensphase zu gestalten, schauen Betroffene zurück und **fixieren sich auf eine idealisierte Vergangenheit**. Angesichts des überdeutlich empfundenen Qualitätsunterschiedes scheint der Tod das geringere Übel, ein willkommener Ausweg aus realem und gedachtem Leiden.

8.2. VERDECKTE GEFÜHLE

Außergewöhnlich gehemmte Personen, die allen Ärger in sich hineinfressen, sind anfälliger für Suizid. Die meisten Selbstmorde sind **Impulshandlungen. Der Betroffene findet keinen Ausweg aus seinen momentanen Problemen und meint den seelischen Schmerz nicht mehr länger aushalten zu können.** Eingehende Untersuchungen haben gezeigt, dass nur 5% der Suizidversuche vorher sorgfältig geplant wurden. Häufig werden gleichzeitig auch noch Alkohol, Medikamente oder Drogen konsumiert, durch die die rationale Selbstkontrolle herabgesetzt wird. Viele Selbstmörder würden ein paar Tage nach ihrem seelischen Tief, **bei klarem Verstand, nicht mehr den eigenen Tod wollen.** Wenn auch vorher eine gewisse Suizidgefährdung durch Familie, Gesellschaft oder einschneidende individuelle Probleme vorliegen, ist die davon beeinflusste Entscheidung zum Freitod zumeist spontan. Das zeigen auch klinische Untersuchungen. Schon nach einer zweitägigen Behandlung war bei rund 80% der Patienten die konkrete Selbstmordabsicht verschwunden.

8.3. RISIKOFAKTOR DEPRESSION

Depression ist ein eindeutiger Risikofaktor für Suizid. Depressive fühlen sich verstimmt und freudlos, müde und schlaff. Sie können sich nicht mehr konzentrieren und keine

Entscheidungen treffen. Sie werden von Gefühlen der Wertlosigkeit und dem übersteigerten Eindruck eigener Schuld geplagt. Wenn diese **Spirale der Selbstwertzerstörung** nicht unterbrochen wird, kann sich der Gedanke an den Tod als Ende der eigenen unwürdigen Existenz oder als Sühne der vermeintlichen Schuld festsetzen und schließlich zum Selbstmordversuch führen.
Klinische Langzeituntersuchungen zeigen, dass 15% der an Depression leidenden Menschen schlussendlich Selbstmord begehen. Umgekehrt wurde sogar bei **45% der Selbstmörder rückblickend starke depressive Verstimmungen** festgestellt.

8.4. RISIKOFAKTOR SCHIZOPHRENIE

Das Suizidrisiko von Schizophrenen wird auf 10% geschätzt. Schizophrene leiden unter Halluzinationen, hören Stimmen oder sehen Personen, die kein Anderer wahrnimmt. Vielfach haben sie Wahnideen, von denen sie sich auch durch den Beweis des Gegenteils nicht abbringen lassen. Die Denkstörungen führen zu unlogischem und unzusammenhängendem Sprechen. Getrieben durch die inneren Stimmen oder akuten Verfolgungswahn, suchen manche ihr Heil im Selbstmord.

8.5. RISIKOFAKTOR OKKULTISMUS

Die intensive Beschäftigung mit Magie und Okkultismus erhöht das Suizidrisiko. Okkultismus steht zumeist in Verbindung mit dunklen jenseitigen Mächten, die den Menschen einerseits faszinieren, andererseits aber auch bedrohen und in **geistliche und psychische Abhängigkeit** bringen. Die Beschäftigung mit dem Okkultismus kann zu unerklärlichen **Angst machenden Erlebnissen** führen. Die Betroffenen sehen keinen Ausweg mehr, dem Einfluss okkulter Mächte zu entgehen, außer der Selbsttötung. Gelegentlich werden beim Tischerücken oder in Seancen auch Drohungen oder Todesdaten weitergegeben, die den Angesprochenen unter einen unerträglichen Erwartungsdruck bringen. In der Bibel wird darüber hinaus darauf hingewiesen, dass die gottfernen, okkulten Mächte ein destruktives **Interesse an der Zerstörung eines Menschen** haben (Hi 1,7; 2Kor 2,11; 1Petr 5,8). Im Neuen Testament werden Beispiele von Besessenheit erwähnt, in denen der Dämon den Menschen zum Selbstmord drängt (Mt 8,28ff; 17,14ff). Hilfe bietet hier in erster Linie eine Lossagung von den okkulten Mächten und eine Hinwendung zu Gott.

8.6. RISIKOFAKTOR PERSÖNLICHKEIT

Ohne einsichtigen äußeren Grund auftretende intensive Angstanfälle nennt man **Panikattacken**. Sie werden begleitet von Atemnot, Ohnmachtsgefühlen, Zittern, Übelkeit usw. Wer häufig unter diesen Phänomenen leidet, steht unter einem erhöhten Risiko, Selbstmord zu begehen, um dem akuten Angstgefühl zu entkommen.
Selbstmordgefährdet sind auch so genannte **Borderline-Persönlichkeiten**. Darunter versteht man Menschen, deren Selbstbild, deren zwischenmenschliche Beziehungen und Stimmungen dauerhaft instabil sind. Meist schwanken sie zwischen den Extremen der Überidealisierung und der totalen Ablehnung einer Person oder Verhaltensweise. Sie sind sich nicht klar, was sie eigentlich wollen, und werden von einem **Gefühl der Leere und Langeweile** geplagt. Die tief sitzende Unsicherheit führt dann zu Depression und Wutanfällen oder zu exzessivem Alkohol-, Drogen- oder Sexkonsum.

8.7. RISIKOFAKTOR GEFÄNGNIS

Untersuchungshäftlinge, die in Polizeihafträumen und in Untersuchungsgefängnissen Suizid begehen, sind im Allgemeinen männlich, jung (20-25 Jahre), unverheiratet und Ersttäter, die für eine relativ unbedeutende Tat verhaftet wurden. Sie stehen typischerweise zum Zeitpunkt ihrer Festnahme unter Drogeneinfluss und begehen in den ersten 24 Stunden nach dem Aufgreifen Suizid, oft bereits nach nur wenigen Stunden.

Diejenigen, die in der Strafhaft Suizid begehen, sind überwiegend **ältere (30-35 Jahre) Gewalttäter**, die sich das Leben nehmen, nachdem sie eine beträchtliche Zeit in der Haft verbracht haben. Ihr Suizid kann **plötzlich und überraschend** durch einen Konflikt mit der Institution, mit anderen Insassen oder der Verwaltung, durch einen Familienkonflikt oder durch einen juristischen Misserfolg – wie die Niederlage in einem Beschwerdeverfahren oder die Verweigerung der Bewährung – ausgelöst werden. Die Inhaftierung kann einen Freiheitsverlust, den Verlust von Familie und sozialer Unterstützung, Angst vor dem Unbekannten, Angst vor physischer und sexueller Gewalt, **Ungewissheit, Zweifel und Angst vor der Zukunft**, Beschämung und Schuld über die Tat sowie Angst bzw. Stress im Zusammenhang mit schlechten Umgebungsbedingungen darstellen.

Eine zweite Risikoperiode für Untersuchungshäftlinge ist die Zeit um den Gerichtstermin herum, insbesondere, wenn ein **Schuldspruch** und eine harte Strafe zu erwarten sind. Gelegentlich nehmen sich Gefangene auch **kurz vor der Entlassung** das Leben. Hier wirkt wahrscheinlich die tiefe Verunsicherung des neuen Lebensabschnitts. Der Gefangene lebte über einen längeren Zeitraum in einer überschaubaren Welt, die nach vorgegebenen Regeln funktionierte. Plötzlich ist er weitgehend auf sich alleine gestellt. Auch ist es möglich, dass er sich den großen Erwartungen, die von Angehörigen, Freunden und öffentlichen Stellen an ihn gestellt werden, nicht gewachsen fühlt.

Eine von psychiatrischen Krankheiten und emotionalen Problemen begleitete Vergangenheit ist bei Insassensuiziden üblich. Eine **schlechte soziale und familiäre Unterstützung** (insbesondere innerhalb der letzten ein oder zwei Jahre vor dem Ende der Haft) bestärkt suizidales Verhalten. Der übliche zu einem Insassensuizid führende Weg scheint das **Gefühl von Hoffnungslosigkeit** zu sein, einhergehend mit einer Abnahme von Zukunftsaussichten und dem Verlust von Möglichkeiten damit umzugehen. Der Suizid erscheint als einziger Ausweg, um der aussichtslosen und hoffnungslosen Situation zu entkommen.[136]

8.8. RISIKOFAKTOR ISOLATION

Emile Durkheim (1858-1917) sieht im Grad der sozialen Integration des Einzelnen einen Risikofaktor für suizidale Gedanken. Demnach begünstigen eine soziale, räumliche oder gedankliche Isolierung eines Menschen die Wahrscheinlichkeit eines Selbstmordes. Notwendig sei nicht nur das Gefühl der Akzeptanz und **Angenommenheit**, sondern auch ein **verlässlicher Orientierungsrahmen für die eigene Existenz** (Regeln, Aufgaben, Lebenssinn).[137] Wer nicht nur auf einen Bereich des Lebens (Partnerschaft, Familie, Beruf, Hobby) fixiert ist, kann nicht so schnell existentiell erschüttert werden. Wer sich hingegen nur auf seine eigene Welt und seine **eigenen Probleme konzentriert**, verliert den Welt- und Lebenszusammenhang leicht aus dem Blick. Tauchen persönliche, familiäre oder berufliche Schwierigkeiten auf und **versagen bisher praktizierte Verdrängungs- und Bewältigungsmechanismen** oder werden die eigenen Möglichkeiten als ausgeschöpft betrachtet, kommt der Mensch in einen Zustand der lähmenden Ohnmacht, der verletzlichen Ausweglosigkeit, aus dem nur noch der eigene Tod den Ausweg zu weisen scheint. Die **Einbindung in einen verlässlichen**

---

136 Vgl. Lexikon der Kriminologie: Art. Suizid, in: http://www.kriminologie.uni-hamburg.de/wiki/index.php/Suizid_1 , 20.1.2007

137 Vgl. Emile Durkheim: Der Selbstmord, Suhrkamp, Frankfurt 1983

sozialen Rahmen (Familie, Freunde, Gemeinde) hilft Lasten mitzuteilen und gemeinsam zu tragen. Wer um einen großen Lebenssinn (z.B. Leben mit Gott) weiß, sieht sich nicht so schnell allein verantwortlich für persönliche oder berufliche Katastrophen. Die Lebens- und Orientierungsgrundlage (z.B. Weltanschauung, Glaube) ist **unabhängig von eigenem Erfolg** oder dem Zusammenbrechen eines Lebensbereiches. Auch misst sich der Selbstwert nicht so sehr an der eigenen Leistung, sondern an der Wahrheit des mit aller Überzeugung vertretenen geistlichen Orientierungsrahmens.

8.9. SUIZID IN GENEN UND GEHIRN?

Zwar gibt es kein Selbstmordgen, trotzdem konnte in Langzeitstudien nachgewiesen werden, dass in bestimmten **Familien eine auffällige Häufung von Suiziden** vorkommt. Kinder von Personen, die einen Selbstmordversuch hinter sich haben, tragen ein sechsmal höheres Suizidrisiko. Vergleichende Studien in der Zwillingsforschung stützen die These von vererbter Suizidanfälligkeit. Wahrscheinlich wird allerdings keine Tendenz zum Selbstmord vererbt, sondern andere **Persönlichkeitsmerkmale wie impulsives Verhalten oder depressive Neigungen**, die wiederum impulsives suizidales Verhalten begünstigen.[138] Diese Eigenschaften erhöhen die Wahrscheinlichkeit, dass ein Mensch, der mit seinen Problemen unter starken Druck oder Stress gerät, einen Ausweg im Selbstmord sucht.
Andere Neurophysiologen suchen die Ursachen für Depression und Schizophrenie, als Risikofaktor für Selbstmord, im **chemischen Stoffwechsel des Gehirns**. Einiges scheint darauf hinzuweisen, dass unausgeglichene Mengen der zwischen den einzelnen Gehirnzellen vermittelnden Transmittern Adrenalin / Noradrenalin, Serotonin und Dopamin mit psychischen Störungen in engem Zusammenhang stehen.

---

138 Vgl. Michael Zick: Die letzte Tat, in: Bild der Wissenschaft 7/2007, S.88

9. SELBSTMORD ALS HILFERUF

Immer wieder versuchen Menschen auch durch einen Selbstmordversuch auf sich und ihr Problem aufmerksam zu machen. Sie rufen auf diese Weise nach Hilfe aus ihrer Umwelt. Für etwa 80% der Betroffenen sind Trennungen bzw. drohende Trennungen sowie soziale Isolation Auslöser für den Suizidversuch.

Werden enge menschliche Beziehungen durch Trennung oder Tod bedroht, reagieren die meisten Menschen in drei Phasen. Zuerst lehnen sie sich auf, weigern sich die Trennung zu akzeptieren und fordern wütend die Rückkehr der geliebten Person. Daran schließt sich eine Phase der Verzweiflung an, in der alle Hoffnungen aufgegeben werden, aber auch das Interesse und die Anteilnahme an der eigenen Umwelt tritt merklich zurück. Schließlich kann sich der Mensch in einer dritten Phase von der verlorenen Person innerlich lösen und wendet sich wieder seinem Leben und anderen möglichen Beziehungen zu. Suizidgefährdet sind Menschen, die jemanden verlieren, zu dem sie **ein besonders inniges Verhältnis hatten** und Menschen, die in jeder Lebenskrise depressiv und niedergeschlagen reagieren. Gerade im Prozess der Ablösung kann dann, ohne die geliebte Person, alles leer und aussichtslos erscheinen, sodass der Selbstmord entweder das nun wertlos empfundene Leben beendet oder eine jenseitige Vereinigung mit dem vermissten Menschen zu ermöglichen verspricht.

9.1. SUIZID ALS DRUCKMITTEL

Manchmal spielt der Selbstmord oder die Drohung damit die Rolle des Druckmittels gegen den Freund, den Ehepartner oder die Eltern. Nach dem Motto: „Wenn ich dir noch etwas wert bin, tue, was ich dir sage, sonst bist du an meinem Tod schuld." Dabei hofft der Drohende natürlich, dass sich seine

Umwelt aus Angst nach ihm richtet. Funktioniert das nicht, **will er seine Angehörigen zumindest mit einem lebenslangen Schuldgefühl strafen**, weil sie seinen Tod nicht verhindert haben. Gelegentlich spielen auch **politische Aktivisten** dieses Spiel der Erpressung durch die Drohung mit dem eigenen Tod. Beispielsweise in der Form eines Hungerstreiks, der dem Erpressten allerdings noch etwas mehr Zeit lassen soll, auf die gestellten Forderungen einzugehen, als bei der Ankündigung, sich erschießen zu wollen. Außerdem kann man den Hungerstreik auch noch beenden, wenn man sich überlegt, doch lieber am Leben zu bleiben. Die Publicity der Medien hat man dann meist schon genossen.

9.2. SELBSTMORD - EIN MODETREND?

In einer gewissen Weise ist Selbstmord ansteckend. Sicher nicht über Bakterien und Viren, aber über das Gehirn. Darauf deuten beispielsweise gehäufte Suizide in Familien, deren Freundes- und Bekanntenkreis. Manchmal begehen die Bewohner einer bestimmten Straße auffällig häufig Selbstmord. In erster Linie handelt es sich hier um die **Vorbildfunktion eines Selbstmordes** als Weg, mit eigenen, unlösbar scheinenden Lebenskrisen fertig zu werden. Bei dem antiken Historiker Plutarch finden wir ein frühes Beispiel einer solchen Reihe von Suiziden: „In der kleinasiatischen Stadt **Milet** war eine **Selbstmordepidemie** unter jungen Frauen ausgebrochen. Dem Rate eines weisen Mannes folgend, erließen die Behörden ein Dekret, wonach die nackten Körper dieser Frauen auf dem Marktplatz auszustellen waren. Aufgrund dieser Entscheidung hörte die Epidemie praktisch über Nacht auf."[139]

139 Paul Watzlawick: Berufskrankheiten systemisch- konstruktivistischer Therapeuten, in: Schweitzer, J. et al. Hrsg.: Systemische Praxis und Postmoderne, Suhrkamp, Frankfurt 1994, S. 91-92

1774 veröffentlichte J.W. von **Goethe** seine ***Leiden des jungen Werther***, in dem der Held seinen Liebeskummer im Selbstmord erstickt. Vor allem unter den Jugendlichen brach ein regelrechtes *Werther-Fieber* aus, das Werther zu einer Kultfigur werden ließ. Zahlreiche Jugendliche, die sich in einer ähnlichen Situation fühlten, ahmten die Tat nach, indem sie in der typischen, blaugelben *Wertherkleidung* Suizid begingen. Es kam sogar zu einem Prozess gegen Goethe, dem Verführung zum Selbstmord vorgeworfen wurde. In einigen Regionen (z. B. Leipzig, Kopenhagen, Mailand) wurde das Buch daraufhin verboten.

Auch dem **Suizid** des Sängers der Grunge-Band *Nirvana* **Kurt Cobains** folgten zahlreiche Fans. In der Wiener U-Bahn kam es zu einer regelrechten Selbstmordserie, die erst abriss, nachdem sich Zeitungen und Radiosender darauf einigten, nicht mehr über die Suizide zu berichten. Durch die Ausstrahlung der sechsteiligen **Fernsehserie** ***Tod eines Schülers*** kam es zu einer Welle ähnlicher Selbstmorde. Wie der jugendliche Hauptdarsteller der fiktiven Geschichte brachten sich in den folgenden drei Monaten fast doppelt so viele Teenies um, indem sie sich vor einen Zug warfen.

Der Suizidforscher Armin Schmidtke interpretiert diese *Selbsttötungs-Epidemien* folgendermaßen: „Je positiver etwas dargestellt wird, um so eher gibt es die entsprechenden Effekte bei der Zielgruppe, die im Modell dargestellt ist." Wenn ein Mensch in einer Ausnahmesituation sieht, wie ein anderer ein ähnliches Problem vermeintlich löst, nämlich durch **Suizid**, liegt die Reaktion nahe, diesem **Vorbild** zu folgen. Aufgrund der eindeutigen Beziehung zwischen positiver oder auch nur hervorgehobener Berichterstattung und Suizidhäufigkeit einigte sich die deutsche Presse darauf, nicht mehr mit detaillierten Bild und ausführlichen Textbeiträgen über Selbsttötungen zu berichten.[140]

140 Vgl. Michael Zick: Die letzte Tat, in: Bild der Wissenschaft 7/2007, S.89

10. ES GEHT AUCH ANDERS

Selbstmord muss nicht der letzte Gedanken bleiben. Kay Redfield Jamison, Professorin für Psychiatrie an der renommierten Johns Hopkins University, meint, dass gerade die gesellschaftliche **Tabuisierung des Selbstmords** zahlreiche Todesopfer fordere, weil den Menschen, die sich vor einer solchen Entscheidung sehen, nicht wirklich geholfen wird. Wissenschaftliche Studien haben ergeben, dass diese **psychologische Hilfe** entscheidend dafür ist, weitere Selbsttötungsversuche zu verhindern. „Je eher der spätere Behandler den Kontakt mit einem Suizidalen aufnimmt, um so besser ist der Therapieerfolg“, sagt Professor Armin Schmidtke von der Psychiatrischen Klinik Würzburg. Professionelle Hilfe führt dazu, dass vier von fünf Suizidenten nicht durch die eigene Hand sterben. **Achtzig Prozent der Menschen erlernen alternative Verhaltensmuster**, so dass sie erst gar nicht mehr in diese Sackgasse gelangen. Die Rückfallquote ist besonders niedrig bei den Menschen, die einen Selbsttötungsversuch schwer verletzt überlebt haben. Studien haben ergeben, dass **diese Menschen ihr Leben anders bewerten** und die körperlichen Schäden eher als Herausforderung dafür sehen, das Leben in Zukunft besser zu meistern. Diese Beobachtung sollte natürlich nicht dazu verführen, einen Selbstmordversuch zu unternehmen, um eine andere Lebensperspektive kennen zu lernen. Konkrete, leicht zugängliche Informationen für den richtigen Umgang mit suizidgefährdeten Menschen geben das *Nationale Suizid- Präventionsprogramm in Deutschland* und die *Deutsche Gesellschaft für Suizidprävention.*[141]

---

141 Der österreichische Psychologe Erwin Ringel untersuchte Methoden, Suizide zu verhindern, und gründete 1948 das erste Selbsttötungsverhütungszentrum. Die Deutsche Gesellschaft für Suizidprävention (DGS) bietet Hintergrundinformationen zum gesamten Themenfeld Suizid: Prävention, Forschung, Praxishinweise, Literatur, Hilfeeinrichtungen usw. (www.suizidprophylaxe.de). Im Dezember 2002 gründete die Deutsche Gesellschaft für Suizidprävention eine Initiativgruppe für ein

Abgesehen von der **professionellen Hilfe** ausgebildeter Notfallseelsorger, Mediziner und Psychologen, die gerade in akuten Situationen eine wichtige Hilfe sein können, sollte das Problem des Selbstmords / Selbstmordversuchs auch im privaten Umfeld (Gemeinde, Familie, Freundschaft) angegangen werden.
Für den **Suizidgefährdeten** muss es vor allem darum gehen, eigene Selbstmordgedanken zu bewältigen, mögliche Risikofaktoren zu minimieren und sich geistlichen Freunden gegenüber anzuvertrauen.
Für den **Begleiter eines Suizidgefährdeten** geht es zuerst darum, einer aktuellen Bedrohung von Leib und Leben zu begegnen. Wichtig ist dabei vor allem das **Gebet** mit und für den Betroffenen, sowie die Bitte um Weisheit für die richtige Vorgehensweise. Ist der Selbstmordgefährdete nicht oder nur noch teilweise ansprechbar, sollte bald ärztliche Hilfe in Anspruch genommen werden. In weniger bedrohlichen Situationen hilft es dem Betroffenen, wenn sich jemand Zeit und Aufmerksamkeit nimmt, um die eigenen Gedanken und Probleme anzuhören, **zu verstehen und mitzuleiden**. In einer nächsten Phase sollte versucht werden, die häufig einer suizidalen Depression zugrunde liegenden **Probleme zu durchdenken** und, wenn möglich, zu lösen oder zumindest zu relativieren. Scheinen die Schwierigkeiten menschlich unüberwindbar (z.B. unheilbare Krankheit), sollte jedenfalls eine realistische Linderung der Umstände sowie **geistlicher Trost und Hilfe** angeboten werden. Da Selbstmordgedanken nie nur auf reale Probleme bezogen sind, sondern entweder psychische oder geistliche Mitursachen haben, ist es entscheidend, den geistlichen Kampf nicht zu vernachlässigen. Kann dem Suizidgefährdeten aus einer momentanen Krise heraus geholfen werden, ist es wichtig, ihn **nicht sich selbst zu überlassen**, sondern ihn weiter zu begleiten und ihm zu

---

Nationales Suizidpräventionsprogramm für Deutschland (www.suizidpraevention-deutschland.de).

helfen, neue Probleme und Anfechtungen zu bewältigen, sowie ein stabiles Lebensumfeld zu schaffen. Die bloße Beteuerung des Betroffenen, dass es ihm besser gehe, sollte nicht überbewertet werden.

Wichtig ist es, dem Suizidgefährdeten **keine falschen Hoffnungen** auf eine universale und sofortige göttliche Intervention zu geben. Bleibt die versprochene Hilfe aus, tritt eine umso tiefere Enttäuschung ein. Andererseits sollte umso deutlicher ermutigt werden, die nicht bewältigten persönlichen **Probleme Gott vorzutragen**, der verheißen hat, zuzuhören und mitzutragen, sei es durch Lösung der entsprechenden Schwierigkeiten oder durch Hilfe beim Durchleben derselben. Oft genügt es auch einfach Zeit zu nehmen, zuzuhören und menschliche Nähe zu geben, die dem Gegenüber vermittelt, dass er auch in dieser scheinbar aussichtslosen Situation nicht allein gelassen ist. Sobald die unmittelbare Krise durchstanden ist, sollten Hilfen angeboten werden, zukünftige Lebenskrisen besser zu bewältigen (z.B. Freundschaften pflegen, andere medizinische Therapien, Sinnerfüllung im Glauben finden) und das Alltagsleben zu strukturieren (z.B. Bewegung, Licht, feste Termine, Beratungsangebote nutzen).

Einem durch **Drohung mit Selbsttötung** aufgebautem Druck sollte nicht nachgegeben werden, da andernfalls diese, offensichtlich erfolgreiche Verhaltensweise verfestigt wird. Auch sollte der Gesprächspartner nicht provoziert oder herausgefordert werden, die Tat zu begehen, da sich dadurch die schon vorhandene Perspektivlosigkeit noch verstärkt und ein Selbstmordversuch wahrscheinlicher wird. Auch hier hilft es Zeit zu investieren, Ansätze für Problemlösung aufzuzeigen, die positiven Seiten des Lebens und des **Handelns Gottes hervorzuheben**, miteinander zu beten, um Sorgen Gott abzugeben oder einfach nur zuzuhören. Manchem Suizidwilligen hilft es auch, wenn mit ihm über den konkreten **Ablauf der geplanten Selbsttötung gesprochen** wird. Wird er sich der unschönen Aspekte des Selbstmordes (z.B. Schmer-

zen, Krämpfe, Auffindung) und der zwischenmenschlichen Folgen (z.B. Schock, Schuldzuweisung, Enttäuschung) bewusst, kann ihn das von einem solchen Vorhaben abhalten. Gelegentlich genügt es auch einfach die unmittelbare Krisenzeit gemeinsam zu durchleben, in der das emotionale und intellektuelle Chaos im Kopf des Betroffenen eine spontane Selbsttötung wahrscheinlich macht. Ist diese überwunden, bleiben zwar die auslösenden Probleme, der Betroffene öffnet sich zumeist aber für alternative Lösungsvorschläge.
Angehörige von Suizidopfern benötigen ebenfalls viel Aufmerksamkeit, geistliche und praktische Unterstützung (durch jeden Selbstmord werden im Durchschnitt etwa sieben andere Menschen massiv in Mitleidenschaft gezogen). Oftmals müssen neben dem schweren Verlust eines Angehörigen auch die eigenen **Schuldgefühle** („Hätte ich etwas merken oder unternehmen können?") bewältigt werden. Von Betroffenen vermutete Schuld sollte gemeinsam vor Gott gebracht und um Vergebung gebeten werden. **Spekulative Schuldvorwürfe** sollten möglichst unterbleiben. Ebenso sollten Christen sich davor hüten, Trauernde nach einigen Wochen zu ermahnen, den Tod zu vergessen oder zum Alltag überzugehen. Zumeist bleiben bei den Angehörigen **lebenslange Verletzungen** zurück, die nicht wirklich verdrängt werden können, mit denen bestenfalls zu leben gelernt werden kann. Unmittelbar nach dem Verlust eines Partners, Kindes oder Freundes stehen auch die Betroffenen unter einem erhöhten Suizidrisiko und benötigen in besonderer Weise Zuneigung und Anteilnahme.

Sicher kann niemand einen anderen Menschen dauerhaft vom Selbstmord abbringen, wenn der es wirklich will. Doch weil selbstmordgefährdete Menschen häufig die Wirklichkeit nur verzerrt wahrnehmen, können Fragen und **geistliche Gedankenanregungen** neben handfester Problemlösung dem Betreffenden eine Hilfe sein: - Dein Leben hat auch noch andere positive Aspekte. - Durch den Selbstmord veränderst du deine Situation nicht wirklich. - Selbstmord ist unumkehrbar, es gibt kein Zurück mehr. - Du bist nicht allein, es gibt noch andere Menschen, die dich mögen und dir jetzt helfen können. - Nimm dir erst Zeit für eine genaue Lebensanalyse, ehe du dich umbringst. - Ein eingeschränktes Leben ist besser als kein Leben. - Ich kann dir helfen, die aussichtslos scheinende Situation zu bewältigen. - Dein Wert vor Gott hängt weder von deinen Leistungen noch von deiner allgemeinen Anerkennung ab. - Gottes Macht und Möglichkeiten überschreiten bei weitem deine Vorstellungskraft.- **Gott hat noch ein Ziel mit dir hier auf der Erde.** - Jesus hat schlimm gelitten, er kann sich in dich hinein versetzen, er will dir nahe sein und dir helfen, deinen Schmerz zu ertragen.

LITERATUR:

- **Bähr, Andreas** Hrsg.: Sterben von eigener Hand. Selbsttötung als kulturelle Praxis, Böhlau, Köln 2005
- **Baumann, Ursula:** Vom Recht auf den eigenen Tod. Die Geschichte des Suizids vom 18. bis zum 20. Jahrhundert, Böhlau, Weimar 2001
- **Baraclough, B.M.:** The Bible Suicides. Acta Psychiatr. Scand. 86 / 1992, S. 64-69
- **Biener, K.:** Selbstmorde bei Kindern und Jugendlichen, Zürich 1990
- **Bronisch, Thomas:** Der Suizid. Ursachen Warnsignale Prävention, C.H. Beck, München 1995
- **Dickhaupt, H.:** Selbstmord bei Kindern und Jugendlichen, Weinheim 1995
- **Diekstra, Rene:** Pflaster für die Seele. Wie man mit Alltagsdepressionen fertig wird, Kabel, Hamburg 1991
- **Eser, A.** Hrsg.: Suizid und Euthanasie als human- und sozialwissenschaftliches Problem, Stuttgart 1976
- **Haenel, T.:** Suizidhandlungen. Neue Aspekte der Suizidologie, Berlin 1989
- **Haltenhof, Michael Eink** und Horst: Umgang mit suizidgefährdeten Menschen, Psychiatrie-Verlag, 2006
- **Hömmen, C.:** Mal sehen, ob ihr mich vermisst, Reinbek bei Hamburg 1994
- **Jäckel, K.:** Furcht vor dem Leben. Wenn Jugendliche den Tod als einzigen Ausweg sehen. Augsburg 1998
- **Lecky, W.:** Sittengeschichte Europas von Augustus bis auf Karl den Großen, Bd.1 und Bd.2, Leipzig 1870/71
- **Lewinski, Manfred von**: Ausharren oder gehen? – Für und wider die Freiheit zum Tode, Olzog, München 2008
- **Lungershausen, E.** / J. Vliegen: Der Selbstmord als ein Problem der Philosophie und Theologie. Versuch einer geschichtlichen Darstellung, Confin Psychiat 12 / 1969
- **Minois, Georges:** Geschichte des Selbstmords, Düsseldorf – Zürich 1996
- **Otzelberger, Manfred**: Suizid. Das Trauma der Hinterbliebenen. Erfahrungen und Auswege, dtv, München 2002
- **Orbach, I.:** Kinder, die nicht mehr leben wollen, Göttingen 1997

- **Paul, Chris:** Warum hast du uns das angetan?, Gütersloher Verlagshaus, Gütersloh 2006
- **Petermann, Frank:** Selbstbestimmungsrecht als Ausgangspunkt, 2004
- **Pohlmeier, Hermann:** Selbstmord und Selbstmordverhütung, Urban & Schwarzenberg, Göttingen 1978
- **Pohlmeier, Hermann:** Wie frei ist der Freitod? Einschränkung frei verantwortlichen Handelns durch Krankheit? (Berliner medizinethische Schriften; 7). Humanitas-Verlag, Dortmund 1996
- **Quinnett, Paul G.:** Warum mit dem Leben Schluß machen?, Herder, Freiburg 1990
- **Quinnett, Paul G.:** Es gibt etwas Besseres als den Tod. Suizidgefährdung - Rat und Hilfe, Herder, Freiburg 2000
- **Redfield Jamison, Kay:** Wenn es dunkel wird. Zum Verständnis des Selbstmordes, Bvt Berliner Taschenbuch Verlag, Berlin 2002
- **Ringel, Erwin:** Der Selbstmord. Abschluss einer krankhaften Entwicklung, Wien/Düsseldorf 1953
- **Ringel, Erwin** Hrsg.: Selbstmordverhütung. 5. Aufl. Klotz Verlag, Eschborn 1997
- **Schadewaldt, H.:** Historische Betrachtungen zum Alterssuizid, in: Aktuelle Gerontologie 7 / 1977
- **Signori, Gabriela** Hrsg.: Trauer, Verzweiflung und Anfechtung. Selbstmord und Selbstmordversuche in mittelalterlichen und frühneuzeitlichen Gesellschaften, Forum Psychohistorie 2. Tübingen 1994
- **Stewart, Maureen:** Alles hinter sich lassen?, Ravensburg 2000
- **Stone, Geo:** Suicide and Attempted Suicide. Methods and Consequences, Carroll & Graf, New York 2001
- **Wolfslast, Gabriele** / Kurt W. Schmidt: Suizid und Suizidversuch. Ethische und rechtliche Herausforderung im klinischen Alltag, C.H. Beck, München 2005

ORGANTRANSPLANTATION UND TODESDEFINITION

Jahrtausendelang wurde ein Mensch frühestens dann für tot erachtet, wenn er kalt und steif, eben leblos war. Einen Menschen, dem das Blut noch warm durch die Adern rinnt, für tot zu erklären, blieb unserem fortschrittlichen Zeitalter vorbehalten. Dennoch entschloss man sich zur Abkehr von dem damals gültigen, an dem völligen Zusammenbruch der Lebensfunktionen orientierten Todesverständnis, mit der Folge, dass Patienten mit irreversibel geschädigtem Gehirn schon vor Abbruch der lebensverlängernden Maßnahmen für tot erklärt wurden. Bei entsprechender medizinischer Betreuung funktioniert der Stoffwechsel der hirntoten Leichen weiterhin, ihr Haar wächst, sie können unwillkürliche Bewegungen machen (*Lazarus Syndrom*), hirntote Männer haben Erektionen, hirntote Frauen können Babys austragen.

Verunsicherung und gelegentlich Menschenverachtung drücken die Äußerungen zu hirntoten Patienten aus: *Hirntote* werden als Verstorbene, Leichname und Leichen bezeichnet. Diese *Leichen* werden aber auch **als *Ganzkörper-Lagerstätten, Neosterbliche, belebte Materie, biologische Masse* oder *menschliches Gemüse* (*human vegetable*) charakterisiert** und sollen ein *Restmensch* bzw. *Menschenrest* oder ein *Recyclingobjekt* darstellen. Manche Pflegekräfte nennen *Hirntote* sowohl *Nicht-zu-Ende-Gestorbene* als auch *tote Patienten.* Der *beatmete Leichnam* einer Schwangeren wurde als *natürlicher Brutkasten* bezeichnet. Die Organe eines *Hirntoten* wurden mit einem *Stück Holz* verglichen und die Organspende wird in der englischen Fachsprache als *Cadaveric organ donation*, also *Kadaverspende* tituliert. Bei der Explantation wird das *menschliche Gemüse* folgerichtig nicht entnommen, sondern im englischen Medizinerjargon heißt diese Methode to *harvest, - ernten* also.[142]

Eigentlich muss jedoch zwischen dem Tod einzelner Organe und dem Tod des Menschen unterschieden werden, da das Sterben ein längerer Prozess ist, in dem erst empfindliche Organe und Zellen wie das Gehirn sterben und in Zerfall übergehen. Andere Körperzellen, beispielsweise Hautzellen, bleiben noch viele Stunden länger lebendig. Will man das Menschsein nicht an einem einzelnen Organ festmachen, kann man konsequenter Weise erst bei dem Tod der letzten Körperzelle vom Tod des Menschen sprechen. Sicher ist der Todesprozess ab einem bestimmten Stadium (z.B. Hirntod) nicht mehr aufzuhalten (irreversibel), tot ist ein sterbender Mensch deshalb aber noch nicht.
Der unumkehrbare Sterbeprozess des Menschen beginnt nicht erst mit seinem Hirntod oder mit dem Ausbruch einer lebensbedrohenden Krankheit, sondern mit seiner Geburt, wie der dänische Philosoph Sören Kierkegaard feststellt („*Die Krankheit zum Tode*"). Tatsächlich kann ab diesem Zeitpunkt der Tod nicht mehr verhindert, höchstens zeitweilig hinausgezögert werden.
Den Tod des ganzen Menschen am Nachlassen der feststellbaren Aktivitäten des Gehirns festzumachen, wurde zu einer dringenden medizinischen Forderung, um Organtransplantationen zu ermöglichen. **Spenderorgane (z.B. Herz, Leber) können nur transplantiert werden, wenn sie noch leben,** d.h. wenn sie aus einem noch durchbluteten Körper entnommen wurden, der nicht bereits in Verwesung übergegangen ist. Für den Christen stellt sich damit die Frage, **ob diese lebenswichtigen Organe damit nicht einem noch lebenden**

142 Vgl. Kimbrell, A.: Ersatzteillager Mensch. Die Vermarktung des Körpers. Campus 1994, S. 45 / Materialien für den Dienst in der Evangelischen Kirche von Westfalen. Transplantation: Spenden und Empfangen. Landeskirchenamt (Hrsg.) Heft 10 (1995), Fußnote 8 + 9, S. 101 / Greinert, R. u. Wuttke, G. Organspende. 1. Aufl. Nov. 1993, S. 47

Menschen entnommen werden, dessen Leben eigentlich erst durch diese Organentnahme beendet wird. Auch wenn das Leben des betreffenden Menschen aller Wahrscheinlichkeit nach nur noch wenige Minuten betragen hätte, handelt es sich dann aus biblischer Sicht um Mord. (Dieser Konflikt ergibt sich natürlich nur bei der Transplantation lebenswichtiger Organe. Die Übertragung von Hornhaut, Blut, Knochenmark oder einer Niere kann auch am lebenden Patienten vollzogen werden, ohne ihn durch die Organentnahme zu töten. Solche Formen der Transplantation sind ethisch unproblematischer.)
Im Folgenden soll der Frage nachgegangen werden, was die Bibel über Sterben und Tod lehrt. Damit soll Christen die Möglichkeit gegeben werden, die medizinische Todesdefinition (*Hirntod*) und die darauf aufbauende Organtransplantation aus der Sicht biblischer Ethik besser beurteilen zu können.

1. PROBLEME BEI DER SUCHE NACH INFORMATIONEN ÜBER DEN TOD IN BIBLISCHEN TEXTEN

A. UNTERSCHIEDLICHE INTERESSENLAGE

Moderne Medizin und biblische Berichte beschäftigen sich beide mit dem Phänomen des Todes, allerdings mit einem unterschiedlichen Erkenntnisinteresse. **Beschränkt sich die Medizin auf den materiellen Körper und konzentriert** sich darauf, den Vorgang des Sterbens naturwissenschaftlich möglichst exakt zu beschreiben, um gegebenenfalls den Tod hinauszuschieben oder zumindest das Sterben zu erleichtern, **geht es der Theologie auch um die immateriellen Aspekte des Lebens**. Die Bibel berichtet von der existentiellen Bedrohung des Menschen durch den Tod, von geistlichen Hintergründen medizinisch beschreibbaren Geschehens und vom ewigen Leben, das sich über den irdischen Tod hinaus ausdehnt. In der Bibel finden wir keine naturwissenschaftliche Abhandlung über den Sterbeprozess des menschlichen Körpers oder über Kriterien der Todesfeststellung. Sind Christen daran interessiert zu erfahren, welche Kennzeichen des eingetretenen körperlichen Todes Gott kennt, muss das aus den dogmatischen Aussagen bezüglich Leben und Tod sowie aus den in der Bibel berichteten Todesfällen extrahiert werden. In der Medizin vollkommen unbekannt sind die **Aspekte des *geistlichen Todes***, des *ewigen Todes* oder der Tatsache, dass Menschen schon *tot* sein können, während ihre Körper noch voll funktionsfähig sind.

B. NEUE PROBLEMLAGE DER MODERNEN MEDIZIN

Durch den medizinischen Fortschritt der vergangenen Jahrzehnte gewinnen immer mehr Ärzte den Eindruck, sie könnten über Leben und Tod eines Menschen entscheiden, obwohl Christen natürlich wissen, dass Gott über das menschliche Leben wacht und sowohl den Anfang wie auch das Ende einer jeden Person bestimmt (Mt 6,25-34). **Tatsächlich eröffnen neue, in biblischen Zeiten unbekannte Behandlungsmethoden auch neue Entscheidungsmöglichkeiten, die ethisch verantwortlich wahrgenommen werden sollen.** Bis vor 50 Jahren war ein Herz- und Kreislaufstillstand gleichbedeutend mit dem unabwendbaren Tod, heute können Ärzte durch Wiederbelebungsversuche und Herz-Kreislaufmaschine eine vorläufige Lebensverlängerung erreichen. Schien der Tod eines schwer herzkranken Patienten früher gewiss, hoffen Mediziner heute durch eine Organtransplantation auf zusätzliche Lebenszeit. **Die konkreten, heute möglichen Behandlungsmethoden werden so in der Bibel nicht besprochen**. Entscheidungshilfen müssen deshalb aus biblischen Prinzipien bezüglich Mensch und Krankheit, Leben und Tod, Sinn des Lebens und Souveränität Gottes abgeleitet werden.

C. WORTVIELFALT FÜR TOD UND STERBEN IN DER BIBEL

In den biblischen Texten des Alten und Neuen Testaments finden sich zahlreiche unterschiedliche Worte, die den Prozess des Sterbens und den Zustand des Todes beschreiben. **Alle diese hebräischen und griechischen Begriffe lassen sich nie ganz gleichwertig in die deutsche Sprache übersetzen**, sodass Wortstudien erst zeigen müssen, welchen Sachverhalt die Bibel konkret mit welchem Wort verbindet.

D. UMSCHREIBUNGEN FÜR DAS ENDE DES LEBENS

Manche Informationen über das, was die Bibel über Sterben und Tod zu sagen hat, können auch aus Beschreibungen gewonnen werden, in denen die entsprechenden Begriffe nicht einmal vorkommen. Beispielsweise beschäftigen sich Bibelabschnitte a. mit dem Umgang von Leichen, b. von Gott vollzogene Strafen an den Feinden Israels, c. sie enthalten **Aussagen über den Wert des menschlichen Körpers oder d. Angaben über den Verlauf einzelner Erkrankungen**, die zum biblischen Verständnis des Sterbeprozesses beitragen können.

E. DER TOD IST EIN ZUSTAND, DER IM LEBEN BEGINNT

Nach der Bibel wird ein Mensch *geistlich tot* geboren. Das heißt, er ist prinzipiell von Gott getrennt, sodass sein Geist nicht funktionsfähig ist. **Solche Menschen leben körper-**

lich, sind aber hinsichtlich dessen, was sie als Gott ähnliche Menschen wertvoll macht, tot. Sterben diese Menschen leiblich, sind sie doppelt tot und werden, nach einer vorübergehenden Auferweckung zum Gericht Gottes, ewig in der Gottferne sterben.

F. DAS LEBEN IST EIN ZUSTAND, DER IM TOD FORTDAUERN KANN

Wendet sich ein von Geburt an geistlich toter Menschen an Gott, sodass dieser seinen Geist lebendig macht, tritt ein neuer Bereich der menschlichen Wirklichkeit in Erscheinung. **Der von Gott belebte Geist verlässt den Menschen bei dessen körperlichem Ableben und existiert als geistliche Persönlichkeit, losgelöst von den materiellen Naturgesetzen weiter.** In absehbarer Zeit wird dieser Geist mit einem neuen, von Gott geschaffenen Leib vereint, der nicht den negativen Beschränkungen des irdischen Körpers unterworfen ist, da er ohne die Auswirkungen der Sünde auch nichts mehr mit Mutationen, Alterungsprozessen, Krankheit und Tod zu tun hat.

2. STERBEN UND TOD IN DER BIBEL

2.1. DER SPRACHLICHE BEFUND

Im **Alten Testament** werden vor allem **folgende 12 Begriffe** im Zusammenhang mit Tod und Sterben benutzt:[143] ***shahat*** - töten, morden / ***sheol*** - Höhle, Hölle, Totenreich / ***sel*** - Schatten, Schattenreich / ***salmawet*** - Finsternis, Reich der Finsternis / ***yashen*** - schlafen, entschlafen / ***mut*** - tot, töten /

---

143 Vgl. Die entsprechenden Artikel in: Theological Wordbook of the Old Testament, R. Laird Harris / Gleason L.Archer / Bruce K.Waltke Ed., 2Vol., Moody Press, Chicago 1980

mawet - Tod, sterben / **mamot** - Tod / **te muta** - Tod, sterben / ***gawa*** - tot sein, seinen Geist aufgeben / ***harag*** - zerstören, ermorden / ***radam*** - entschlafen, bewusstlos sein.

Im **Neuen Testament** werden vor allem **folgende 17 Begriffe** im Zusammenhang mit Tod und Sterben benutzt:[144] ***phoneuo*** - töten / ***thanatos*** - Tod / ***apothnesko*** - sterben / ***thanatoo*** - töten / ***thnesko*** - sterben / ***thnetos*** - sterblich / ***hades*** - Totenreich, Schattenreich / **nekroo** - töten, absterben lassen / **nekrosis** - abgestorbensein / ***nekros*** - tot / ***anaireo*** - beseitigen, töten / ***apokteino*** - töten, morden / ***hypnos*** - Schlaf, Ruhe / ***pascho*** - erleben, den Tod erleiden / ***thapto*** - begraben, beerdigen / ***katheudo*** - schlafen, tot sein / ***koimaomai*** - schlafen, entschlafen.

2.1.1. Tod als Schlaf

Der Schlaf (***hypnos***) lässt Menschen die Last des Tages vergessen. Das Leben spielt sich im wachen, dem mit der Welt auseinandersetzenden Leben ab. Dementsprechend erscheint der **Schlaf als unnütz**, hinderlich, wertmindernd. Der Schlaf ist ein **Übergangsstadium zum Tod**.

Der Begriff *hypnos* findet sich 80 Mal in der **Septuaginta** (LXX).[145] Er wird auch für den **Todeszustand** benutzt und als *ewiger Schlaf* (Jer 28,39), *nicht wieder aufwecken* (Hi 14,12) und *in den Tod hineinschlafen* (Ps 12,4) übersetzt. Fünfmal benutzen die Autoren des **Neuen Testaments** *hypnos,* fast ausschließlich in der Bedeutung von ***liegen***.

Das 150mal vorkommende hebräische ***schakab*** wird in der Septuaginta (LXX) mit ***koimaomai*** übersetzt und in der Bedeutung von ***hinlegen**, sich lagern, liegen* benutzt. Die Formulierung *er legte sich zu seinen Vätern* kommt 36mal in der Chronik und 2. Könige vor. Immer wieder wird *koimaomai*

---

144 Vgl. Die entsprechenden Artikel in: Exegetisches Wörterbuch zum Neuen Testament, H.Balz / G.Schneider Hrsg., 3Bde, Kohlhammer, Stuttgart 1992, 2.Aufl.

145 Die Septuaginta ist die griechische Übersetzung des Alten Testaments, die zur Zeit des Neuen Testaments unter Christen und Juden im Römischen Reich am weitesten verbreitet war.

auch in der Bedeutung von ***sterben*** gebraucht (Hes 32,19ff; Hi 14,12; Jes 43,17; 50,11).
Das Wort *koimaomai* kommt 18mal im **Neuen Testament** vor und bedeutet fast immer ***physisches Sterben***. Beispielsweise bezeichnet Jesus Lazarus als *koimaomai*. Die Jünger verstehen das als schlafend, dabei ist Lazarus tot. Für Jesus aber ist *thanatos* (Tod) nicht mehr als *hypnos* (Schlaf).

2.1.2. Sterben und Absterben

Nekros ist vom Wort für ***Not* und *Unglück*** abgeleitet. *Nekros* wird für den Tod von **Menschen und Tieren** gebraucht und als Bezeichnung des nicht mehr von der *psyche* (Seele) erfüllten physischen Körper. Manchmal wird damit auch der **Vorgang des Absterbens und des Erstorbenseins** z.B. eines Körperteils bezeichnet.
In der **Stoa** ist *nekros* alles, was **nicht von** der Seele und der **Vernunft bestimmt** wird. Der **Leib** des Menschen, mit dem sich die Seele herumschleppen muss. Alles, was den **Maßstäben** des **wahren Denkens** nicht entspricht, gilt als *nekros* (abgestorben).
In der **LXX** (Septuaginta) findet sich *nekros* 60mal in der Bedeutung von *verstorben* bzw. *tot* (für hebräisch ***met*** = Gestorbener, Toter), einen Menschen im Zustand des Todes. Der Begriff wird für Personen benutzt, die **schon der Totenwelt zugerechnet** werden (1Mo 23,3f; 2Kön 19,35) und im Zusammenhang mit Totenbeschwörungen (5Mo 18,11). Tote werden begraben. Es gilt als Strafe, wenn Tote liegen bleiben und **von Tieren gefressen** werden (Jer 7,33; 19,7; 5Mo 28,26). 4Mo 19,16 macht die besondere Nuance von *nekros* deutlich: hier wird zwischen **dem gerade Erschlagenen**, bei dem der Eintritt des Todes hervorgehoben wird (*tethnäkos*), von dem toten Skelett (*nekros*) unterschieden. ***Met*** wird im Hebräischen auch auf ***näphäsch*** (Seele) angewandt und bezeichnet den Menschen, der mit seiner ganzen Existenz stirbt.

Wer mit Toten direkt oder mittelbar in Berührung kommt, ist *unrein*, das heißt, von Jahwe getrennt (4Mo 19). Es wird scharf **getrennt** zwischen der **Welt der Lebenden und der Welt der Toten**. Tote **erkennen und sehen nichts** (Pred 9,5; Jes 26,14; Ps 87,5), für sie besteht **keine Hoffnung** (Ps 142,3; Weish 13,10), an ihnen handelt Gott nicht mehr (Ps 87,10), sie **loben Gott nicht** (Ps 113,25), darum ist ein lebendiger Hund besser als ein toter Löwe (Pred 9,4). Auch **Götzenbilder** werden als **tot** beschrieben (Jes 18,15; 41,24; 1Kor 8,4). Israel soll sich scharf von den Bräuchen des Totenkultes und der Totenorakel seiner Umwelt unterscheiden. Den Glaubenden vermag auch der Tod nicht von Jahwe zu trennen (Jes 26,19; Hes 37,9).

Im Neuen Testament kommt *nekros* 130mal vor und bezeichnet unter anderem den Tod Jesu, aber auch übertragen die Unfruchtbarkeit Saras (Röm 4,19) oder das Absterben der sündigen Leidenschaften (Kol 3,5).
An 75 Stellen wird *nekros* zusammen mit ***erwecken, lebendig machen*** und *Auferstehung* genannt (Röm 4,17; Kol 2,13), was darauf hindeutet, dass der Tod des Menschen vornehmlich unter der Voraussetzung der verändernden Auferstehung Jesu verstanden wird.
Gott ist im Gegensatz zu alttestamentlichen Aussagen auch ein Gott der Toten. Diese sind **nicht unwiderruflich tot**, auch Jesus ist nicht mehr bei den Toten zu finden (Lk 24,5). Jesus ist **Herr über Leben und Tod** (Röm 14,9; 1Petr 4,5). Das drückt sich besonders in den **Totenauferweckungen** Jesu aus (Mt 9,23ff; Lk 7,11ff; Joh 11; 12,1.9).

2.2. DAS WESEN DES TODES

Im Alten Testament erscheint der Tod als **selbstständiges Wesen** (Jer 9,21), das die Toten im Totenreich weidet (Ps 49,15). Der Prozess des Sterbens wird wie in der altorientali-

schen **Umwelt** (z.B. Ugarit) als **Austreten des Geistes oder der Seele aus dem Körper** angesehen (Ps 104,29; 146,4; 1Kön 17,21; Hi 34,14f; Pred 12,7). Der Tod tritt durch das **Vergießen des Blutes** ein (1Mo 9,4).
Jahwe ist ewig (5Mo 32,40; Hab 1,12; Dan 12,7) die Menschen allerdings **müssen sterben** (1Mo 3,19, 22; Pred 3,19), es sei denn, sie werden **entrückt** (1Mo 5,24; 2Kön 2,11).
Der individuelle Tod wird als **Folge der Sünde** beschrieben (1Mo 2,17; Ps 9,18; 90,7; Spr 22,23). Im Gegensatz zum Gerechten (4Mo 23,10) ist der plötzliche und **vorzeitige Tod** eine Folge sündigen Lebens (1Mo 38,7; Hi 15,32; 22,16; Ps 55,24; Spr 10, 27; Jer 17,11; 28,16)
Der **personifizierte Tod** residiert in einer Stadt des **Todesreiches,** die als **Erde** (2Mo 15,21; 4Mo 16,30; 1Sam 28,13; Ps 106,17; Jes 26,19; Jon. 2,7) bezeichnet wird. Das Totenreich liegt **in den Tiefen der Erde** (Ps 63,10; 71,20; 95,4), welches sich dem Himmel entgegengesetzt (Jes 44,23; Am 9,2), *im Wasser unter der Erde* (Hi 26,5; 38,16; Ps 18,5; Jon 2,3f) befindet. Am häufigsten wird das Totenreich als **Hölle** (*scheol*) bezeichnet. Außerdem finden sich folgende Umschreibungen: **Stadt mit Toren** (Jes 38,10), **Haus** (Hi 17,13; 30,23; Spr 7,27; Pred 12,5), **Finsternis** (Hi 38,17), Grab (Ps 88,12), **Verderben** (Hi 26,6), Zisterne (Ps 30,4; Jes 14,15) und **Grube** (Ps 16,10). In Hes 32, 17-32 wird das Totenreich außerdem in verschiedene Bereiche aufgeteilt und strukturiert.
Der Mensch wird nach seinem Tod wieder **zu Staub** (1Mo 3,19; Ps 90,3). Die Toten **leben im Totenreich** weiter, jedoch in einer herabgeminderten Existenz (Jes 14,10) und werden nach einem Stamm kanaanitischer Riesen (5Mo 2,20f) *Rephaim* genannt (Jes 14,9).
In manchen Bibelstellen klingt ein Bezug zwischen der Art des Begräbnisses und dem **Zustand im Totenreich** an. So trägt Samuel auch als Totengeist seinen Prophetenmantel (1Sam 28,14), das graue Haar erscheint auch dort (1Kön

2,9), die **Helden** steigen **mit ihren Waffen** in den *Scheol* (Hes 32,17ff) und die Toten wollen **bei ihren Verwandten begraben** werden (2Sam 19,38; 1Mo 47,30), um auch im Totenreich **bei den Vätern zu sein** (Ri 2,10). Diese Vorstellung ist allerdings nicht zwingend. Jakob hofft im Totenreich mit seinem Sohn Joseph vereint zu werden, auch wenn dieser nicht ordentlich begraben wurde (1Mo 37,35; 42,38; 44,29). Der Tod und das Totenreich sind an sich **zeitlich unbegrenzt** (Hi 14,12). Gott aber kündigt an, den Tod für immer zu verschlingen (Jes 25,8), die **Toten auferstehen** zu lassen (Dan 12,2) und das Totenreich dazu zu bringen, die Toten herauszugeben (Jes 26,19).
Die Sterblichkeit des Menschen wird im Neuen Testament wie selbstverständlich vorausgesetzt. Der Mensch lebt im Schatten des Todes (Mt 4,16; vgl. Jes 9,1). Gott ist der **Ursprung des Lebens**, nur ihm allein kommt Unsterblichkeit zu (1Tim 6,16). Die Menschen leben ihr Leben lang in **Todesfurcht** (Hebr 2,15).

2.3. DER TOD UND DIE SEELE

Das hebräische Wort ***näfäsch*** (**Seele**) meint ursprünglich den ***Schlund***, die *Kehle* (Jes 5,14). Es wird aber auch für den ***Hauch*** des Atemvorgangs gebraucht (Hi 41,13), der den Menschen lebendig macht. Seele wird die **Kraft von Gott** bezeichnet, die aus einem **Körper** ein **lebendiges Wesen** macht. Weiterhin findet der Ausdruck Gebrauch für die Bezeichnung belebter Wesen als **Ganzheit**, sowohl für Menschen als auch für Tiere (1Mo 1,20; 2,7.19; 9,10; 3Mo 17,11). Die Seele des Menschen steht für die **ganze Person** (1Mo 42,21; 46,15; 4Mo 5,6; Hes 13,18; Jes 42,1). *Meine Seele* kann auch einfach ***ich*** meinen. Teilweise wird sogar ein **toter Mensch** als *Seele* bezeichnet (3Mo 19,28; 21,11; 22,4; 4Mo 6,6; 9,6). In den Begriff *Seele* ist immer auch der **Leib eingeschlossen** (Ps 19,8; 23,3; 97,10; 121,7). Dadurch werden auch Formulierungen verständlich, in denen die ***Seele dürstet, hungert,*** von Gott gesättigt wird (Ps 107,9; Spr 10,3; 25,25), sich sättigt (Spr 27,7; Jer 31,25), fastet (Ps 69,11), sich ekelt (4Mo 21,5) oder sich mit verdorbener Speise verunreinigt (Hes 4,14). In allen diesen Versen werden Leib und Seele als ganzheitliche **Einheit** angesprochen (z.B. Ps 73,26; 84,3 und Off 18,13).

Weil die ***Seele*** das **durch Gottes Odem gegebene Leben** ist (Jes 57,16; Jer 38,16), also auf das Eingreifen des Schöpfers zurückzuführen ist und damit „**keine selbständige, von Gott losgelöste Existenz**, auch unabhängig von einem Menschen, hat, kann sie nur gesund und heil sein, wo sie in ungebrochener **Gemeinschaft mit Gott** steht, vor ihm lebt (1Mo 32,31; Ps 19,8; 94,19), wo sich Gott ihrer annimmt (Jes 38,17). Ohne ihn verkümmert sie, **leidet Hunger und Durst nach ihm** (Ps 42,3; 63,2), verlangt nach ihm (Ps 84,3), verliert ihren Frieden (Klagl 3,17). Mit Gott aber ist sie fröhlich (Jes 61,10) und wird getröstet (Ps 77,3)."[146]

Das Alte Testament sieht als Element des **Lebens** den **Atem oder *Odem*** (1Mo 2,7; Ps 104,30; Hes 37,8-10), der manchmal gleichbedeutend mit *Geist* gebraucht wird. Auch das Blut wird als Träger des Lebens bezeichnet (1Mo 9,4; 3Mo 17,11; 5Mo 12,23.2). Das Neue Testament nimmt den Gedanken des **Menschen als einer lebendige Seele** auf (Apg 17,25; 1Kor 15,45). Das natürliche, vergängliche und begrenzte Leben (*zoä*) ist Geschenk des Schöpfers, das er **dem Menschen anvertraut** hat, das er ihm immer wieder neu schenken kann (Mk 5,23), über das er als souveräner Herr verfügt (Lk 12,20; 2Kor 1,9; vgl. Ps 90,3).[147]

146 Fritz Rienecker / Gerhard Maier; Lexikon zur Bibel, Art. Seele, Wuppertal 1994, Sp. 1462

147 Vgl. Fritz Rienecker / Gerhard Maier; Lexikon zur Bibel, Art. Leben, Wuppertal 1994, Sp. 968f

2.4. TOD IN DER UMWELT DES NEUEN TESTAMENTS

Die Griechen verbanden mit dem Tod das Ende der Lebendigkeit, den Abschluss der Lebenszeit, die Vernichtung des Daseins. Nur noch die Schattenseele lebe im Totenreich weiter. Der Tod wird als Dämon oder Unterweltsungeheuer personifiziert. Weil der Mensch sterben muss, soll er das Leben auskosten (Paulus bezieht sich darauf in 1Kor 15,32).
In römischen Speisesälen der Kaiserzeit ist ein **Skelett** abgebildet mit der Unterschrift: „*Erkenne dich selbst*". Wer im Alter die Freuden des Lebens nicht mehr genießen kann, soll am besten gleich sterben. Ideal ist der **sanfte Tod** nach langem Leben. Der Tod **erlöst** von der **Nichtigkeit des Lebens**. Das Leben wird über den individuellen Tod hinaus in den **Kindern** und durch rühmende **Inschriften** an Grabsteinen fortgeführt. Der Tod soll nicht als Schicksal erfahren, sondern als **rühmliche Tat** vollzogen werden, in der Schlacht oder in großen Leistungen für die Polis.
Der **Tod ist nach Plato ohne Schrecken,** denn den Tod durchschaue der Mensch, die Ungerechtigkeiten des Lebens nicht. Es sei besser in der Schlacht zu sterben, als durch Ungerechtigkeit gerettet zu werden. Wie die orphische und pythagoreische Mystik ging auch Plato von der Unsterblichkeit der Seele aus. Mit dem Tod **löse sich die Seele vom Leib**, das Unsterbliche vom Sterblichen. Das Leben des Philosophen gilt der Vernunfterkenntnis, der Tod **erlöst ihn von dem vernunftlosen Leib**, das sei ein erstrebenswertes Ziel.
Die Stoiker forderten, man müsse den Tod als unabänderlich bejahen und sich als Sterbenden erkennen: „*Nur wer sich an den Tod und die Furcht vor ihm verliert, ist eigentlich tot*". Stets brauche man die **Bereitschaft zum gelassenen Sterben** nach einem tugendvollen Leben. „*Wo man aufhört, ist einerlei. Höre auf, wo du willst. Nur gut muss der Schluss*

sein." Stoischen Vorstellungen entsprechend taucht die Einzelseele nach dem Tod in die **göttliche Allseele** ein.
Die Mysterienreligionen verfolgten das Ziel, den sterblichen Menschen durch Weihen und Riten zu vergotten, sodass dieser nach seinem irdischen Tod am herrlichen Leben der Götter teilhaben kann.
Für die **Gnostiker** wurde das ganze Universum wie auch das Leben des einzelnen Sterblichen von einem kosmischen Dualismus bestimmt. Der Kosmos und mit ihm der Leib gilt als teuflisch. Die Seele kommt aus einer körperlosen Lichtwelt. **Der wahre Tod ist das Leben im Leib**. Die Befreiung vom Leib ist die Überwindung des Todes.
Im **Neuplatonismus** glaubte man an die **Seelenwanderung** und eine damit verbundene fortschreitende Läuterung der Seelen.
Die jüdische Partei der **Pharisäer** glaubte an eine Auferstehung der Toten, die Sadduzäer lehnten sie ab.

2.5. STERBEN UND TOD IM NEUEN TESTAMENT

Jeder **Mensch** ist **sterblich** (Mt 22,24; Joh 6,49; 8,52f), doch **Gott bestimmt den Zeitpunkt** des Todes (1Mo 6,3). Der **Tod ist endgültig** und unwiderruflich. Der Tod folgt im Neuen Testament notwendig dem irdischen Leben und ist bis zur Auferstehung und Gericht entweder eine vorläufige oder eine **dauernde Trennung vom ewigen Leben**. Die **Ursache** für den Tod sieht das Neue Testament in der **Sünde** des Menschen: *„Denn der Lohn der Sünde ist der Tod, die Gnadengabe Gottes aber ewiges Leben in Christus Jesus, unserem Herrn."* (Röm 6,23) Der **Teufel steht hinter der Macht des Todes** (Hebr 2,14). Letztendlich ist es allerdings Gott, der richtet und sterben lässt (Mt 10,28; vgl. Off 2,23). Auch die **nichtmenschliche Natur** ist durch die menschliche Sünde mit vom Tod betroffen und wartet darauf, mit den

Kindern Gottes von diesem Fluch befreit zu werden (Röm 8,19-22). Das Sterben in der Natur ist demnach nicht nur ein natürlich-innerweltliches Geschehen. Der Tod tritt im Neuen Testament als **historische Realität** auf. In **personifizierter Weise** knechtet er der Menschen (Hebr 2,14; Offb 20,14). Nach dem Neuen Testament ist es unmöglich, den Tod durch vernünftiges Denken oder ausschweifendes Leben zu entkräften. Dadurch zeigt sich nur noch mehr die Sündhaftigkeit, die durch eigene Taten den Tod zu überwinden hofft.
Allein **Jesus Christus** hat Gewalt über den Tod, er **ruft Menschen aus dem Tod heraus** und verlängert so ihr irdisches Leben (Mt 9,24; Lk 7,12; Joh. 11,44). Auch Petrus und Paulus rufen Menschen in der Kraft Jesu ins Leben zurück (Apg 9,40, 20,10). Obwohl Jesus den **Tod schon besiegt** hat, übt er seine Macht noch bis zur Wiederkunft Jesu aus (Röm 8,10; Hebr 9,27).
Der **Tod als von Gott vollzogene Strafe** ist die Folge von Frechheit (Mt 5,22; 15,4; Mk 7,10), Verstockung (Mt 11,23; Lk 10,15; Joh 8,21), Verirrung (Mt 7,13.19; 18,6-9) und allgemein eine generelle Folge von Unglauben und menschlicher Schuld.

Die **gegenwärtige Herrschaft des Todes** zeigt sich in einem alles relativierenden Todesschatten (Mt 4,16; Lk 1,79) und einer durch Tod und Gericht gekennzeichneten Existenz, aus der nur die Glaubenden zum ewigen Leben gelangen können (Joh 5,24).
Seit Adam **beherrschen der Tod und die Vergänglichkeit die Welt** (Röm 5,12.17), bis Jesus als zweiter Adam den Tod und seine Herrschaft vernichtet (1Kor 15,26.55).
In der Gemeinde Jesu erscheinen **Tod und Teufel als Urheber** und Folge von Abfall (Jak 5,20; 1Petr 5,8; 1Joh 3,7f.13f) und **Verfolgung** (Hebr 2,14; Offb 20,14). Das **Totenreich** ist ein **Ort der Verwahrung**, Bestrafung und Vernichtung der

Toten (Mt 10,28f). Auf den irdischen Tod folgt das Gericht und der **zweite, ewige Tod** (Offb 2,11; 20,6.14; 21,8).
Im Neuen Testament wird der Tod auch als gottes- und **lebensfeindliche Macht** oder als Person beschrieben (Mt 16,18; 23,15; Jak 3,6; Offb 6,8). Jesus, der einzig Sündlose, hob durch seinen Tod die ursprüngliche Verbindung von Tod und Sünde, bzw. deren Herrschaft über die Glaubenden auf (Mt 16,21; 26,28; Joh 1,29; Röm 8,3; Hebr 2,14; 1Petr 3,18; Offb 1,5). Er **löste die Todesmacht auf** (Apg 2,24; 1Kor 15,4). Die **Gläubigen** sind in diese **Gottestat mit eingeschlossen** und feiern Jesu Sieg über Sünde, Vergänglichkeit und Tod in **Taufe** und **Abendmahl**. Sie können sich gewiss sein, nach dem leiblichen Tod zum ewigen Leben aufzuerstehen (Mt 16,24-27; Joh 11,25; Röm 6,8; Offb 20,4). Am Jüngsten Tag werden alle noch lebenden Christen Jesus begegnen, ohne zu sterben (Mt 16,28; 1Thess 4,17).
Wie Jesus das **Leben erhalten** hat, sollen auch die Christen ihr Leben und das Leben anderer schützen, wie es das Gleichnis vom barmherzigen Samariter vor Augen führt (Lk 10,25-37; vgl. Mk 12,29-31).

3. BIBLISCHE AUSSAGEN ÜBER DAS TOTENREICH

3.1. EINTRITT DES TODES

Tod bezeichnet sowohl den am Abschluss des Menschenlebens eingetretenen Zustand als auch die **personenhaft** beschriebene **Macht**, welche diesen Zustand herbeiführt. Zumeist ist mit *Tod* der **Augenblick** gemeint, in dem das Sterben des Menschen seinem irdischen Leben ein Ende gesetzt hat. In dem „**alle Organtätigkeit und alles Bewusstsein aufhört**, der Atem stillsteht, der Leib erkaltet und zu verwesen beginnt (vgl. 2Kön 4,31ff; Joh 11,39). Er kann **eintreten**

durch Krankheit (2Kön 20,1; Jer 6,4; Lk 7,2; Joh 1,4), durch Altersschwäche (vgl. 1Mo 5,8) oder auch durch Gewaltanwendung im Kampf oder Strafvollzug, also durch Blutvergießen (vgl. 1Mo 9,6). Weil er den **Verlust allen physischen Lebens** bedeutet, ist er bitter (1Sam 5,32) und schmerzhaft (Apg 2,24). Gleichwohl kann er für den Bedrängten und Armen (Hiob 3; 6,8-13) und für den Lebensüberdrüssigen (Jona 4,8) als Erlösung herbeigesehnt werden."[148] Im Leiden der letzten Phase der Menschheitsgeschichte werden die **Menschen den Tod suchen** (Offb 9,6), ohne ihn zu finden.

Die Israeliten glaubten nicht, dass der *Tod* eine vollständige Auslöschung bedeute. Im Gegensatz zu vielen griechischen Philosophen gingen sie aber auch nicht von einer absoluten Trennung von Leib und Seele aus. **Ein lebender Mensch ist eine lebendige Seele (*näfäsch*)**; der Tote eine tote *näfäsch*. *Tod* bedeutet Verlust der Lebendigkeit und Kraft, aber solange der Körper oder wenigstens die **Gebeine erhalten** blieben, dauert auch die **Existenz der Seele** an. In ihrem geschwächten Zustand kam sie ins Totenreich (*scheol*), die unterirdische Wohnstadt der Verstorbenen (1Mo 44,29; Hi 10,21ff; Jes 14,9ff). Dort führte sie ein schattenhaftes, bedeutungsloses Dasein. Doch nahm man an, dass die **Seele spüre, was ihrem toten Leibe geschah**. Darum durfte der **Leichnam nicht achtlos behandelt** werden, sondern musste ein ehrenvolles Begräbnis erhalten. Vor diesem Hintergrund wird auch verständlich, warum die Juden selbst die Gebeine ihrer Toten in *Ossuarien* gesammelt und aufbewahrt haben und warum ein Jude **nicht über Gräber der Toten laufen** darf.[149]

---

148 Fritz Rienecker / Gerhard Maier; Lexikon zur Bibel, Art. Tod, Wuppertal 1994, Sp. 1600

149 Vgl. G.Cornfeld / G.J. Botterweck Hrsg.; dtv Lexikon Die Bibel und ihre Welt, Art. Begräbnis, München 1972 , S. 276

3.2. TOD - ATEM UND SEELE VERLASSEN DEN MENSCHEN

Der Tod tritt ein, wenn Gott seinen *Odem* (Atem oder Lebenskraft) vom Menschen abzieht. Die hebräische Sprache verweist auf einen engen Bezug zwischen dem Atem des Menschen und seinem durch Gott erhaltenen Leben. „*Da bildete Gott, der Herr, den Menschen, aus Staub vom Erdboden und hauchte in seine Nase Atem des Lebens; so wurde der Mensch eine lebende Seele.*" (1Mo 2, 7)
Gott hat dem Menschen keine Seele gegeben, sondern der **Mensch wurde eine lebendige Seele**, nachdem Gott seinen Odem in dessen Nase hineinblies. Diesen Odem verliert der Mensch in seiner Todesstunde: „*Und nach diesen Geschichten wurde der Sohn seiner Hauswirtin krank, und seine Krankheit wurde so schwer, dass kein Odem mehr in ihm blieb.*" (1Kön 17, 17; vgl. Ps 104, 29)
Dabei kann der *Odem* nicht nur als die unsterbliche Seele des Menschen interpretiert werden, denn der Odem scheint eher eine *Lebenskraft* bzw. der reale Atem zu sein: „*Verbirgst du [Gott] dein Angesicht, so erschrecken sie; nimmst du weg ihren Odem, so vergehen sie und werden wieder Staub. Du sendest aus deinen Odem, so werden sie geschaffen, und du machst neu die Gestalt der Erde.*" (Ps 104,29-30; vgl. Hiob 4, 9; 37,10)

Gott hat den Menschen geschaffen. Er gab ihm einen Leib aus Materie (Staub oder Erde) (hebr. *adama* - Erde; *aphar* - Staub) und er gab ihm seinen *Odem* (Hauch oder Geist - hebr. *ruach* - Hauch). Der Mensch bekommt das Leben durch Gottes Odem. Und nimmt Gott dem Menschen den Odem bei dessen Tod, dann wird sein Leib wieder zu Staub. Was bleibt, ist die Person bzw. alles, was die Person ausmacht, die Seele. *Tod* heißt, dass der Mensch ohne Gott lebt. Gott nimmt den Lebenshauch wieder und der Körper zerfällt zu Staub. Einige Bibelstellen zeigen, dass der Tod dann eintritt, wenn Gott den Odem weg nimmt: *„Du (Gott) verbirgst dein Angesicht: Sie erschrecken. Du nimmst ihren Lebensatem weg:* ***Sie vergehen und werden wieder zu Staub.*** *Du sendest deinen Lebenshauch aus: Sie werden geschaffen; ...*" (Ps 104,29). Der Atem Gottes (*ruach*) ist es, der den Menschen in Existenz ruft und hält (Ps 146,4; Hiob 34,14).

Wenn Gott seinen *Odem* wegnimmt, dann existieren die Menschen immer noch als Personen. Sie sind dann aber **keine lebenden Seelen mehr, sondern tote Seelen**. Die Bibel spricht tatsächlich von toten Seelen (zumeist mit *Leiche* übersetzt: 3Mo 19,28; 3Mo 21,1; 3Mo 22,4; 4Mo 6,6.11). Von Rahel wird im Alten Testament erzählt: *„Und es geschah, als ihre Seele ausging - denn sie musste sterben - ..."* (1Mo 35,18).

Im Alten Testament wird ein Ort genannt, an dem die Seelen der Verstorbenen (*rephaim*), also die Personen selbst, sich befinden: das Totenreich (*scheol*).

3.3. ZWISCHENZUSTAND IM TOTENREICH

In der Bibel wird der Tod oft mit einem Schlaf verglichen (z.B. Apg 7,60). Wie die Texte oben zeigen, werden alle Entschlafenen, die das ewige Leben ererben, auferweckt. Dieses soll am Jüngsten (= letzten) Tag geschehen. *„Denn dies ist der Wille meines Vaters, dass jeder, der den Sohn sieht und an ihn glaubt, ewiges Leben habe; und ich werde ihn* ***auferwecken am letzten Tage****.*" (Joh 6,40; vgl. Joh 6,44; 2Kor 4,14)

Auch vier Tage nach dem Tod des Lazarus rechneten seine Angehörigen noch nicht damit, dass er bei Gott im Himmel wäre. *„Jesus spricht zu ihr: Dein Bruder wird auferstehen. Marta spricht zu ihm: Ich weiß wohl, dass er auferstehen wird - bei der Auferstehung am Jüngsten Tage.*" (Joh 11,23-24; vgl. 2Tim 4,8) Der *Jüngste Tag*, an dem die Gläubigen

das ewige Leben empfangen werden, kann also **nicht der Todestag** sein.
Bis dahin befindet sich der Mensch in einem Zwischenzustand, im Totenreich. In diesem Totenreich lebt man aber nicht. Dort gibt es keine Beziehungen untereinander und keine Regungen. Die Toten im *Scheol* bezeichnet man deshalb auch gerne als ***rephaim***, als *Schwache*, als *Kraftlose*.
Scheol ist aber im Alten Testament ganz allgemein der Aufenthaltsort aller Verstorbenen, und zwar der Ungerechten und der Gerechten. Die Bibel spricht auch vom ***Grab*** oder der ***Grube.***
Das ist gemeint, wenn es in Jes 14,11 heißt: „*In den Scheol hinabgestürzt ist deine Pracht und der Klang deiner Harfen. Maden sind unter dir zum Lager ausgebreitet, und Würmer sind deine Decke.*"

Im ersten Teil des Verses ist von ***Scheol*** die Rede, im zweiten Teil von der ***Grube***, das ist das Grab, in dem der Leib wieder zu Staub zerfällt. Die Verwesung findet im Grab und nicht im Scheol statt. Sie betrifft nur den Leib und nicht die Seele. Es gibt noch einen dritten Ausdruck in der Bibel: ***Abaddon,*** von Luther mit *Abgrund* übersetzt. Das ist der Ort, an dem die Dämonen wohnen.
Über den ***Scheol*** und dem **Zustand des Menschen** an diesem Ort gibt es im Alten Testament zahlreiche Aussagen:

Im Totenreich fehlen Leben, Licht und Ordnung.

> *„Sind meine Tage nicht [nur noch] wenige? Er lasse [doch] ab, wende sich von mir, dass ich ein wenig fröhlich werde, ehe ich hingehe - und nicht wiederkomme - in das Land der Finsternis und des Todesschattens, in das Land,* ***schwarz wie die Dunkelheit****, [das Land] der Finsternis - [da ist]* ***keine Ordnung*** *-, und [selbst] das Hellwerden ist [dort] wie Dunkelheit!*" (Hiob 10,20)

Der Scheol liegt innerhalb des Herrschaftsbereichs Gottes
„Stiege ich zum Himmel hinauf, so bist du da. Bettete ich mich in dem Scheol, siehe, du bist da." (Psalm 139,8)

Schon im Alten Testament schimmert aber auch die **Hoffnung** durch, dass der Scheol nicht das Ende sein muss, dass Gott einen Weg findet, seine Geschöpfe aus dem Scheol zu befreien: *„Denn meine Seele wirst du dem Scheol nicht lassen, wirst nicht zugeben, dass dein Frommer die Grube sehe."* (Ps 16,10; vgl. Ps 49,15; Spr 23,14)

Die Toten sehen nicht, was auf der Welt passiert.
„Ich sprach: Nun muss ich zu des Totenreiches Pforten fahren in der Mitte meines Lebens, da ich doch gedachte, noch länger zu leben. Ich sprach: Nun werde ich den Herrn nicht mehr schauen im Lande der Lebendigen, nun werde ich die Menschen nicht mehr sehen mit denen, die auf der Welt sind." (Jes 38,10.11; vgl. 2Kö 22,20)

Die Toten gedenken Gott nicht und loben ihn nicht mehr, sie sind still.
„Denn im Tode gedenkt man deiner [Gottes] nicht; wer wird dir bei den Toten danken?" (Ps 6,6)
„Die Toten werden dich, Herr, nicht loben, keiner, der hinunterfährt in die Stille." (Ps 115,17; vgl. Jes 38,18.19)

Die Toten hören auf zu planen und zu denken.
„Denn die Lebenden wissen, dass sie sterben werden, die Toten aber wissen nichts; sie haben auch keinen Lohn mehr, denn ihr Andenken ist vergessen. Alles, was dir vor die Hände kommt, es zu tun mit deiner Kraft, das tu; denn bei den Toten, zu denen du fährst, gibt es weder Tun noch Denken, weder Erkenntnis noch Weisheit." (Pred 9,5.6.10; vgl. Ps 146,4)

Gott wendet sich den Toten nicht zu.

„*Wirst du an den Toten Wunder tun, oder werden die Verstorbenen aufstehen und dir danken? Wird man im Grabe erzählen deine Güte und deine Treue bei den Toten? Werden denn deine Wunder in der Finsternis erkannt oder deine Gerechtigkeit im Lande des Vergessens?*" (Ps 88,11-13)

Tote Menschen sind nicht etwa teilweise tot, so dass sie zwar körperlich tot, aber geistlich lebendig sind. Ihr Zustand kann mit einem tiefen, traumlosen Schlaf verglichen werden. **Sie fühlen nichts, sie planen nichts, sie beten nicht, sie wissen nicht, was auf der Erde passiert, sie denken nicht: sie sind sich selbst und ihrer Umwelt völlig unbewusst.** Demnach ist es für okkulte Jenseitsbeschwörer unmöglich, einen echten Kontakt mit Verstorbenen aufzubauen. Nach biblischem Weltbild handelt es sich hier höchstwahrscheinlich um Halluzinationen oder um dämonische Offenbarungen. Von Bewusstsein und gewisser Aktivität (denken, reden) berichtet allerdings Jesu Beispiel vom reichen Mann und armen Lazarus (Lk 16,19-31).

Wichtig ist jedoch, dass der *Scheol* Jahwe gegenüber nie eine eigene Mächtigkeit hat. **Gottes Macht umfasst auch das Totenreich.** So heißt es im Psalm 139,8: *„Stiege ich zum Himmel empor, so bist zu zugegen; wollte ich mich in der Unterwelt lagern, so bist du auch dort."*

Von daher drücken einige Psalmen die Überzeugung aus, dass Jahwes Allmacht und Liebe auch den Tod überwinden wird. Der von Gott verhängte **Tod des Menschen setzt ihrer Überzeugung nach keine letzte und absolute Trennungslinie.**

Sie hoffen darauf, dass Jahwe sie aus dem Tod herausreißt, wie etwa bei der Entrückung des Henoch (1Mo 5,24) oder des Elia (2Kön 2,3-5). Sie würden dann aus der Macht der Scheol entrückt, hinein in die Herrlichkeit Gottes: *„Gott wird* *mich loskaufen aus der Gewalt der Scheol, ja, er wird mich entrücken."* (Ps 49,16; vgl. Ps 73,22-24)

3.4. TOD - WIE EIN LANGER SCHLAF

Die Bibel vergleicht den Tod mit einem Schlaf. Der Mensch existiert weiter, nimmt seine Umgebung jedoch nur unzusammenhängend wahr, hat kein Zeitgefühl und kann selbst nicht aktiv werden. **Der menschliche Körper (gr. *soma*) ist aus Erde entstanden** (1Mo 2,7; Hiob 10,9) **und kehrt beim Eintritt des Todes zur Erde zurück** (1Mo 3,19; Pred 12,9; Ps 104,29; Ps 146,4; Hiob 10,9; Apg 2,29; Joh 11,39). Der **Geist** ***(gr. pneuma***; die Kraft des Lebens und Denkens) des Menschen kehrt ebenfalls zurück, *der Geist kehrt zurück zu Gott* (Pred 12,7, Luk 23,46), wo er in einem Zustand des Schlafens verharrt, Tote werden deswegen auch mit *Schlafenden* verglichen (1Kor 11,30; 15,20, 51-52; Mat 9,18, 24; Apg 13,36; 2Sam 7,12; 1Kön 2,10; 11,43; Ps 13,3). *„Und* ***viele, die unter der Erde schlafen liegen****, werden aufwachen, die einen zum ewigen Leben, die andern zu ewiger Schmach und Schande."* (Dan 12,2) *„Wir wollen euch aber, liebe Brüder, nicht im Ungewissen lassen über die, die entschlafen sind, damit ihr nicht traurig seid wie die andern, die keine Hoffnung haben."* (1Thess 4,13; vgl. Joh 11,11-14)

3.5. DER TOD - STÖRUNG ODER ERFÜLLUNG

Der Tod ist nach dem Alten Testament ein radikaler Schnitt. Von daher **erhält der Tod auch seinen bedrohlichen Charakter**. Er ist etwas, was den Menschen radikal in seinem Wesen trifft, eine Bedrohung. Und das besonders dann, wenn er zur Unzeit eintritt. Das Sterben zur Unzeit ist mit das Schrecklichste, was dem Menschen widerfahren kann, besonders wenn er früh oder unpassend auftritt wie bei König Hiskia: *„Ich sagte: In der Mitte meiner Tage soll ich hinge-*

hen zu den Pforten des Scheols. Ich bin beraubt des Restes meiner Jahre. Ich sagte: Ich werde Jahwe nicht sehen, Jahwe im Land der Lebendigen, auch nicht Menschen mehr erblicken bei den Bewohnern des Totenreiches." (Jes 38,10)
Wenn der Tod zur rechten Zeit eintritt, kann sich der Mensch des Alten Testamentes mit ihm abfinden. Nach einer erfüllten Existenz *im Land der Lebendigen* kann man sich lebenssatt hinsetzen und sterben (Jer 11,19; Hes 26,20). Von Abraham wird beispielsweise ausdrücklich gesagt: „*Abraham starb* ***in gesegnetem Alter, betagt und lebenssatt*** *und ward zu seinem Geschlecht versammelt.*" (1Mo 25,8; vgl. 1Mo 35,29; 2Sam 19,32-38).

4. DER TOD IN JÜDISCH-RABBINISCHER UMWELT[150]

4.1. DER UNENDLICHE WERT DES LEBENS

Das System der jüdischen Medizinethik enthält grundlegende Prinzipien, wie den unantastbaren Wert menschlichen Lebens, die Heiligkeit menschlichen Lebens, des Arztes Verpflichtung, den Kranken zu heilen und des Patienten Verpflichtung, nach Heilung zu suchen.
Neben den Mose geoffenbarten Geboten gründet sich die jüdische Ethik auf den Talmud, eine mündliche Überlieferung der Gebote, die ab dem 2. Jahrhundert n.Chr. aufgeschrieben und dann von jüdischen Gelehrten kommentiert wurde. **Der Talmud spielt in der jüdischen Tradition eine äußerst wichtige Rolle**. Er stellt eine Art Enzyklopädie

150 Vgl. Yves Nordmann: Hirntod aus jüdischer Perspektive, in: Hirntod - Kulturgeschichte der Todesfeststellung, Hrsg. Thomas Schlich / Claudia Wiesemann, 1998 / Yves Nordmann: Zwischen Leben und Tod - Aspekte der jüdischen Medizinethik, Verlag Peter Lang, Bern 1999 / Yves Nordmann: Das Leben ist eine Leihgabe von unantastbarem Wert, erschienen in NZZ, 15.9.01

des gesammelten jüdischen Wissens dar. Auf den Talmud folgte die rabbinische Epoche. Sie begann Ende des 5. Jh. in Babylonien mit der Ära der *Saboraeer* (= die logischen Denker). Ihre Geschichte dauerte bis Mitte des 7. Jh. an. Im jüdischen Glauben besitzt menschliches Leben Heiligkeit sowie absoluten, unantastbaren Wert. Dieser zentrale ethische Grundsatz gilt bis zum letzten Moment des Lebens auf dieser Welt, **dem Eintritt des Todes. Bis zu diesem Zeitpunkt besitzt jeder Mensch den gleichen, unendlichen Wert.** Der exakten Bestimmung des Todeszeitpunktes wurde im Judentum in vergangenen Jahrhunderten keine große Bedeutung beigemessen. Dies hat sich in den letzten Jahrzehnten vor allem im Hinblick auf Organtransplantationen oder im Zusammenhang mit Überlegungen zur Sterbehilfe drastisch verändert.

4.2. TOD - WENN DIE KENNZEICHEN DES LEBENS FEHLEN

Die Diskussion um eine Definition des Todes aus jüdischer Sicht beginnt mit einer Textstelle im babylonischen Talmud. Das Traktat *Joma* zählt diejenigen Umstände auf, unter denen es erlaubt ist, die Gesetze für den Sabbattag beiseite zu schieben (d.h. Arbeiten zu verrichten, die an diesem Tag eigentlich verboten wären), um einen Verschütteten, der noch am Leben sein könnte, zu bergen : *„[...]schon die Möglichkeit einer Gefahr für menschliches Leben lässt [die Gesetze für] den Sabbat zurücktreten. Wenn Trümmer [eines Gebäudes] über jemandem zusammengestürzt sind, und es ist zweifelhaft, ob er noch dort ist oder nicht, oder wenn es zweifelhaft ist, ob er lebt oder ob er tot ist[...], so lichte man den Schutthaufen um seinetwillen [sogar am Sabbat]. Wenn man ihn lebendig findet, so erweitere man ihm die Öffnung, ist er aber tot, so lässt man ihn [bis nach dem Ende des Sabbats] liegen."* Später wird konkretisiert: *„[...]Wie weit muss man suchen* *[um festzustellen, ob er tot oder lebendig ist]? Bis zur Nase. Einige sagen: Bis zum Herzen [bis zur Brustgegend]. Rav Papa sagt: Uneinigkeit herrscht lediglich in dem Fall, wenn derjenige, der den Verschütteten findet, von den Füßen aufwärts untersucht. Aber wenn er begonnen hat, das Opfer vom Kopf abwärts zu untersuchen, so* ***sind sich alle einig, dass unmittelbar nachdem das Opfer atmungslos gefunden wurde, dieses dort, wo man es gefunden hat, liegen gelassen werden muss [bis nach dem Ende des Sabbats][...]. Leben manifestiert sich in erster Linie durch die Nase, wie in der Tora geschrieben steht: ‚Alles, was in der Nase den Odem des Lebenshauches hatte' [...].''*** Als *tot* angesehen und damit von weiterer Hilfeleistung ausgeschlossen wird ein Mensch demnach erst, wenn keinerlei Lebenszeichen mehr zu entdecken sind. Genannt werden hierbei die sichtbaren Merkmale, allen voran Atmung und Herzschlag. Das Hauptproblem, den Tod in einem religiösen Sinn definieren zu wollen, besteht allerdings darin, dass der eigentliche Vorgang der Trennung von Seele und Körper der Sinneswahrnehmungen nicht direkt zugänglich ist. Lebendigsein im religiösen Sinn kann nur als Anwesenheit der Seele im Körper verstanden werden. In den talmudischen Quellen werden verschiedene Indikatoren beschrieben, die diese seelische Präsenz im Körper anzeigen - die Lebenszeichen. **Damit der Tod sicher festgestellt werden kann, müsste eigentlich die Abwesenheit sämtlicher Lebenszeichen nachgewiesen werden.** Soll der Tod aber mit Hilfe lediglich eines Indikators festgestellt werden, müsste dieser eine erste Ursache des Lebendigseins darstellen, bei deren Abwesenheit alle übrigen Lebensaktivitäten unmöglich würden. Das Fehlen dieses einzigen Indikators müsste ein absolut sicheres und unwiderrufliches Zeichen darstellen, soll der Tod nicht zu früh diagnostiziert werden. Rav **Mosche Feinstein**, eine der größten rabbinischen Autoritäten des 20. Jahrhunderts, schreibt dazu: *„[...]es ist si-*

cher und elementar, dass die Nase nicht das Organ ist, das dem Menschen Leben gibt[...]. Eher sind das Gehirn und das Herz diejenigen [Organe], die dem Menschen Leben geben[...]. Einen Indikator des Lebens [aber] haben wir lediglich durch die Nase, auch wenn [durch sie] die Atmung nicht bewirkt wird. Der Grund hierfür ist, dass wir [Leben] im Herzen [...] nicht exakt erkennen können, und gewiss können wir [Leben] im Gehirn nicht feststellen. Der Satz: ‚Alles, was in der Nase den Odem des Lebenshauches hatte' bezieht sich nicht auf den [...] Lebensgeist, da dieser sicherlich nicht in der Nase ist; viel eher ist der Lebensgeist, den wir erfassen können, in der Nase [wahrnehmbar], auch dann, wenn er nicht [mehr] in den großen Gliedern, den Gliedern der Bewegung, gesehen wird und ist sogar dann noch [in der Nase wahrnehmbar], nachdem er nicht mehr länger durch das Schlagen des Herzens wahrgenommen werden kann[...]."[151] Diese Ausführungen von Rav Feinstein stützen die Auffassung, wonach das Schlagen des Herzens als primäre Kraft im menschlichen Organismus gilt. **Eigentlich müsste also der fehlende Herzschlag als der grundlegende Indikator zur Feststellung des Todes aus *halachischer* Sicht angesehen werden.** Aus Gründen der Sicherheit wird aber der Indikator Nase (Atmung) hervorgehoben, da das Fehlen des Herzschlages nicht in jedem Fall mit Sicherheit nachweisbar ist und eventuell noch vorhandenes Leben in der Nase einfacher festgestellt werden kann. Trotzdem wird das Vorhandensein des Herzschlages als absolutes Kriterium dafür dargestellt, dass im Organismus noch Leben vorhanden ist. Praktisch alle rabbinischen Autoritäten sind zu dem Schluss gekommen, dass mehrere Bedingungen erfüllt sein müssen, ehe mit Sicherheit der Tod eines Menschen festgestellt werden kann. Keine dieser Bedingungen für sich alleine

---

151 Zitiert nach: Yves Nordmann: Hirntod aus jüdischer Perspektive, in: Hirntod - Kulturgeschichte der Todesfeststellung, Hrsg. Thomas Schlich / Claudia Wiesemann, 1998

genügt. Vielmehr ist es unumgänglich, dass alle gleichzeitig vorhanden sind. So ist die Position von Rav **Moses Sofer** (*Chatam Sofer*, 18. Jh.) für die Definition des Todes aus *halachischer* Sicht maßgebend: ***„Wenn eine Person wie ein Stein daliegt [d.h keine Bewegungen zeigt] und kein Herzschlag oder Puls mehr vorhanden ist und ihre Atmung hört auf, so bleiben uns nur die Worte unserer heiligen Tora [um daraus zu folgern], dass sie tot ist."*** Der Tod eines Menschen ist demnach dann eingetreten, wenn folgende drei klinische Zeichen vorliegen: 1. Er ist bewegungslos. 2. Er zeigt keinen Puls. 3. Er atmet nicht mehr. Zusätzlich sollte man nach Meinungen von Maimonides (Moses ben Maimon, 12. Jh.) und Rema (Rav **Mosche Isserles**, 16. Jh.) **eine gewisse Zeit (bis zu einer halben Stunde) nach dem Aufhören der Atmungstätigkeit verstreichen lassen, ehe man einen Menschen als definitiv verstorben betrachten kann.** Dadurch sollte gesichert werden, niemanden zu früh für Tot zu erklären und gegebenenfalls zu früh von medizinischer Hilfeleistungen abzusehen oder schon mit der Bestattung zu beginnen. Aus jüdischer Sicht ist das Hirntodkonzept recht problematisch. Bei einem Hirntoten schlägt bekanntlich das Herz, der Patient hat noch einen messbaren Puls. Nach der traditionellen jüdischen Definition des Todes kann ein Hirntoter somit nicht für tot erklärt werden. Aus diesem Grund erachtet eine ganze Anzahl großer zeitgenössischer Autoritäten wie Rav Schlomo Salmen Auerbach, Rav Joseph Elijashiv oder Rav Elieser Jehuda Waldenberg **die Hirntodkonzeption als aus Sicht des jüdischen Gesetzes nicht vertretbar.**

4.3. HIRNTOTE SIND STERBENDE

Die meisten zeitgenössische rabbinische Autoritäten vertreten die Position, wonach ein hirntoter Patient, der an einer Beatmungsmaschine angeschlossen ist, am Leben ist, solange sein Herz noch schlägt. Rav Schlomo Salmen **Auerbach** beispielsweise schreibt in eindeutiger Weise: *„**Der Hirntod, wie er heute von Ärzten festgestellt wird, ist nicht dem Tod einer Person gleichzusetzen. Eine Person in diesem Zustand ist an der Grenze zwischen Sterben und Tod.** Deshalb ist es nicht erlaubt, auf irgendwelche Art den Tod dieser Person zu beschleunigen. Es ist verboten, Organe zu Transplantationszwecken zu entnehmen, solange das Herz schlägt, weil man Angst haben muss, damit den Tod des Sterbenden zu beschleunigen. Dies ist sogar dann verboten, wenn es zu Gunsten einer kranken Person geschehen würde, die vor uns liegt und sicherlich sterben wird.“*[152] Der jüdische Medizinethiker Rav **Waldenberg** verwirft das Hirntodkonzept ebenfalls mit eindrücklichen Worten: *„Es gibt diejenigen, die irren, indem sie glauben, dass die Untersuchung der Nase einen Indikator für das Aufhören der Hirntätigkeit darstellt und auf Grund dieser Basis wünschen, [die Tatsache] aufzustellen, dass das Leben vom Gehirn abhängt [...]. In Wahrheit ist dies ein absoluter Irrtum. Es widerspricht dem, was unsere Weisen, Ihr Andenken sei gelobt, für uns angeordnet haben.“*[153] Sollte sich die Einsicht durchsetzen, dass es sich bei einem hirntoten Menschen tatsächlich um einen Sterbenden und nicht um einen Toten handelt, dann wäre zumindest **aus jüdischer Sicht die Sache in Bezug auf Organexplantationen bei Hirntoten klar. Ein Leben (und sei es auch dasjenige eines Sterbenden) für ein anderes Leben zu opfern, ist aus jüdischer Sichtweise mit Sicherheit nicht gestattet.** Nach alttestamentlicher Auffassung ist der Mensch Ebenbild Gottes und damit unendlich wertvoll. Da auch der Bruchteil

152 Zitiert nach: Yves Nordmann: Hirntod aus jüdischer Perspektive, in: Hirntod - Kulturgeschichte der Todesfeststellung, Hrsg. Thomas Schlich / Claudia Wiesemann, 1998

153 Zitiert nach: Yves Nordmann: Hirntod aus jüdischer Perspektive, in: Hirntod - Kulturgeschichte der Todesfeststellung, Hrsg. Thomas Schlich / Claudia Wiesemann, 1998

einer Unendlichkeit eine Unendlichkeit ist, besitzt jeder Moment des menschlichen Lebens den gleichen, unendlichen Wert. Würde eine Person, die noch wenige Tage oder Stunden zu leben hat, weniger Wert besitzen als ein Mensch, der aller Voraussicht noch in 70 Jahren leben wird, so würde der unendliche Wert menschlichen Lebens seinen absoluten Charakter verlieren und relativ werden. **So gilt auch, dass selbst die letzten Minuten des Sterbeprozesses, ehe der Ganztod unwiderruflich einsetzt, wertvolles, schützenswertes Menschenleben ist.** [154]Bereits in frühen jüdischen Quellen wird der Umgang mit dem Sterbenden eindeutig beschrieben. So heißt es im Talmudtraktat *Semachot* (1:1-4): ***„Jemand, der am Sterben ist, wird in jeder Beziehung wie ein Lebender betrachtet ... Derjenige, der ihn, den Sterbenden, berührt und bewegt, der vergießt Blut*** *... Dies kann mit einer schwachen Flamme verglichen werden; sobald eine Person sie berührt, erlöscht sie. So auch hier: Wer die Augen eines Sterbenden schließt, wird so angesehen, als ob er ihm seine Seele genommen hätte ..."* Aus dieser Quelle geht deutlich hervor, wie streng die Gesetze im Bezug auf Sterbende aus jüdischer Sicht gefasst sind: Dem obersten Prinzip des unendlichen Wertes menschlichen Lebens folgend, ist es verboten, den Tod eines Sterbenden zu beschleunigen.

Gemäß jüdischem Denken besitzt der Mensch kein absolutes Recht, über seinen Körper zu verfügen. Gott hat jedem Menschen seinen Körper und seine Seele für eine bestimmte Zeit zur Verfügung gestellt und jeder Mensch ist verantwortlich dafür, diese Leihgabe zu bewahren. **Aus jüdischer Sicht ist es deshalb grundsätzlich nicht erlaubt, frei über seinen Körper zu verfügen, sich willentlich Verletzungen zuzufügen oder Selbstmord zu begehen.** Dieses Konzept der Leihgabe des menschlichen Lebens steht ganz im Gegensatz zum derzeitigen Trend der säkularen Ethik, bei welcher der

---

154 Vgl. Leibovitz/Shashar: Gespräche über Gott und die Welt. Frankfurt a. M./ Leipzig 1994

Autonomie des Patienten immer höherer Stellenwert eingeräumt wird, beispielsweise im Zusammenhang mit Sterbehilfe oder Organtransplantation (Organspender-Ausweis).

WERTUNG DES SELBSTMORDES IN DER BIBEL

In Diskussionen wird häufig die **Freiwilligkeit des Spenders** herausgestellt, seine Organe im Falle des Hirntodes zur Verfügung zu stellen. Wenn der Mensch aber im Zustand des Hirntodes mit funktionierender Atmung und funktionierendem Blutkreislauf allerdings noch leben sollte, wie die Bibel annimmt, **handelte es sich bei der gewünschten Entnahme lebenswichtiger Organe wie Herz und Leber um Selbstmord** bzw. Tötung auf Verlangen. Dieser Ansicht folgen auch säkulare Juristen: „Aus dem Tod des Gehirns folge nicht zwingend die Gleichsetzung mit dem Tod generell, meint Wolfram Höfling, Mitglied der Expertengruppe ‚*Wissenschaftler für ein verfassungsgemäßes Transplantationsgesetz*'. Der Gießener Professor für Staatsrecht: **‚Niemand kann wissen, ob in dem beatmeten Organismus der Sterbeprozess wirklich abgeschlossen ist. Nach Verfassungsgrundsätzen muss daher im Zweifel für das Leben entschieden werden**.' Transplantationsmediziner jedoch betonen, die Entnahme von Organen aus Hirntoten, die rechtlich als noch nicht gestorben gelten, käme, selbst bei vorausgehender Einwilligung des Spenders, verbotener aktiver Euthanasie, künstlicher Lebensverkürzung gleich."[155]

Neben den bekannteren Beschreibungen von Saul (1Sam 31,1-6; 2Sam 1,1-15) und Judas (Mt 27,3-10; Apg 1,18f), finden sich in der Bibel noch unterschiedlich motivierte Selbstmorde wie der von Simson nach seiner Gefangennahme und Blendung (Ri 16,30), der von Ahithophel (2Sam 17,23), von Abimelech (Ri 9,50-56) und von Zimri (1Kön 16,18f). Später ist dann davon die Rede, dass Paulus den Selbstmord ei-

155 Streit um den letzten Atemzug, in: Stern 19.6.95

nes verzweifelten römischen Gefängnisdirektors in Philippi verhindert (Apg 16,25-29).

Auch wenn sich in der Bibel im Gegensatz zu Talmud und Koran kein ausdrückliches Verbot des Selbstmordes findet, gingen fast alle Theologen der Vergangenheit davon aus, dass die **Ächtung des Mordes** den Selbstmord selbstverständlich einschließt. Entsprechend biblischer Aussagen ist das Leben der Verfügungsgewalt des Menschen entzogen und darf deshalb nicht ohne Gottes jeweiligen Auftrag genommen werden (4Mo 35,19ff; 5Mo 5,17). Der Selbstmord ist nicht nur problematisch, weil er ein Mord ist, der für Christen absolut tabu sein sollte (2Mo 20,13; 4Mo 35,30-33). Selbstmord ist auch eine absolut endgültige Entscheidung, man kann es sich nachher nicht mehr anders überlegen, die Entscheidung rückgängig machen oder vor Gott bereuen. **Zur Rechtfertigung eines Selbstmordes kann auch der unmittelbar bevorstehende Tod oder die unheilbare Krankheit nicht dienen.**

Kein Mensch sollte seinen Wert so gering einschätzen, dass er es leichtfertig beendet oder beenden lässt. Dabei ist vor Gott jedes Leben, auch ein Leben im Leid, unbezahlbar (1Sam 16,7; Ps 8,5-7; Röm 5,7-9). Er hat dem menschlichen Leben einen Sinn gegeben und hat für jeden einen spezifischen Plan bereit: *„Denn ich allein weiß, was ich mit euch vorhabe: Ich, der Herr, werde euch Frieden schenken und euch aus dem Leid befreien. Ich gebe euch wieder Zukunft und Hoffnung."* (Jer 29,11)

Schnell kommt im Leiden oder am voraussichtlichen Ende des Lebens der Gedanke: *„Es lohnt sich nicht mehr. Was vor mir liegt, ist nicht mehr lebenswert. Ich steige aus."* **Eine Kernfrage bei der Bewertung von Selbstmord aber lautet: „*Wer hat über mein Leben zu bestimmen?*"** Für einen modernen Zeitgenossen ist die Antwort klar: *„Ich natürlich, wer sonst."* Abgesehen davon, dass es sich dabei um eine Illusion handelt, da jeder Mensch durch Werbung, Zeitgeist,

Umwelt und Freunde in seinen Entscheidungen beeinflusst wird, kann ein Christ dieser Sichtweise nicht zustimmen. **Schließlich ist es in der Bibel Gott, der Leben gibt und der es nimmt.** Niemand sollte versuchen, Gottes Position einzunehmen oder Entscheidungen zu übernehmen, die, biblisch gesehen, nur Gott zustehen. Das gilt sowohl für den sterbenden Mensch selbst als auch für die Angehörigen oder Mediziner.

Gott lehnt Selbstmord ab, wie auch immer dieser begründet werden mag

1. Tötungsverbot: Es ist gemäß der Bibel verboten, einem Menschen das Leben zu nehmen, außer wenn es sich um einen potenziellen Mörder handelt und nur durch dessen Tötung der eigene Tod oder der eines anderen Unschuldigen verhindert werden kann (Notwehr). Das Töten eines Menschen, der nicht eine unmittelbare Lebensgefahr für andere darstellt, gilt als Mord, ob es sich dabei nun um ein Neugeborenes, einen gesunden Erwachsenen oder einen Sterbenden handelt. Unter das Tötungsverbot fällt auch das Verbot der Selbsttötung. Der Suizid ist selbst mit der Absicht problematisch, einem anderen Menschen durch diese Tat das Leben zu retten (Organspende).

2. Leben als Leihgabe: Der Mensch besitzt kein absolutes Anrecht auf seinen Körper. Gott hat jedem Menschen einen Körper und eine Seele für eine bestimmte Zeit zur Verfügung gestellt und jeder Mensch ist verantwortlich, für diese Leihgabe Sorge zu tragen. Aus christlicher Sicht ist er aber nicht legitimiert, mit seinem Körper nach Belieben zu verfahren. Mutwillige Schädigung des Körpers wird in der Bibel verboten (z.B. Verstümmelung).

3. Unendlicher Wert menschlichen Lebens: Menschliches Leben besitzt aus christlicher Sicht einen unantastbaren, unendlichen Wert, unabhängig davon, ob es sich dabei um ein Leben handelt, das nur noch einige Sekunden oder möglicherweise noch viele Jahre andauern wird.

WERTUNG DER NAHTODES-ERLEBNISSE IM LICHT DER BIBEL

Nahtodes-Erlebnisse legen den Schluss nahe, dass medizinisch Tote dennoch für einen längeren Zeitraum lebendig sein könnten. **Menschen, die klinisch tot waren und dann wiederbelebt wurden, berichten häufig von ihrem Sterbeprozess und ihrer Ankunft im *Jenseits*.** Zuerst löst sich, ihrer Wahrnehmung nach, die Seele vom Körper, die Patienten schauen von oben auf ihr Krankenbett herunter und entschwinden durch eine lange dunkle Röhre in den *Himmel.* Zumeist werden diese emotionalen Erlebnisse mit Licht, Wärme und Liebe in Verbindung gebracht. In vollkommener Harmonie begegnen die *Verstorbenen* Angehörigen und Freunden. Obwohl sie viel lieber in dieser heilen Welt verbleiben wollen, werden sie zurück in ihren Körper gezwungen. Häufig sehnen sie sich im Anschluss an ihre Wiederbelebung nach diesem **Zustand des Friedens** zurück und verlieren alle Angst vor dem Tod.[156]

Im Gegensatz diesen Berichten lehrt die Bibel, dass es unmöglich ist, den leiblichen Tod rückgängig zu machen, aus dem Totenreich zurück zu den Lebenden zu gelangen (Lk 16,20-31; Hebr 9,27). Nur in Ausnahmefällen hat Gott selbst diese Regel durchbrochen und bereits tote Menschen wieder zum Leben erweckt (Mt 9,23ff; Lk 7,11ff; Joh 11; 12,1.9), ohne dass allerdings konkrete Erinnerungen dieser Menschen an den Zustand ihres Todes oder ihren Sterbeprozess überliefert sind. Fast scheint es so, als habe Gott ihre Erinnerung ausgelöscht.

Wenn **der körperliche Tod unumkehrbar ist, wie die Bibel nahelegt,** sollte im Einklang mit zahlreichen Medizinern davon ausgegangen werden, dass **wiederbelebte Menschen**

---

156 Vgl. Elisabeth Kübler Ross: Über den Tod und das Leben danach, Verlag Die Silberschnur, Neuwied 1994 / R.A. Moody: Leben nach dem Tod. Die Erforschung einer unerklärlichen Erfahrung, Rowohlt, Reinbek bei Hamburg 1993

nicht schon wirklich tot waren, sondern dem Tod lediglich sehr nahe gekommen sind. Auch die Feststellung des klinischen Todes ist keineswegs eine sichere Angelegenheit, da diese allein von der Genauigkeit der benutzten Geräte und der Wahrnehmung des bedienenden Personals abhängig ist. Zurecht sprechen deshalb heute die meisten Ärzte nicht mehr von Sterbeerlebnissen, sondern, im Einklang mit der Bibel, von Nahtodes-Erlebnissen. Die Betroffenen waren dem Tod in dem mehrere Stunden dauernden Prozess des Sterbens (von der aussetzenden Atmung bis zum Absterben der Hautzellen) sehr nahe gekommen.

Bei den Nahtodes-Erfahrungen handelt es sich vermutlich eher um innere Erlebnisse zwischen dem Aussetzen des Bewusstseins beim Herzstillstand und der Wiederbelebung, **nicht aber um wirklich nachtodliche Erlebnisse einer vom Leib getrennten Seele.**[157] Mediziner bieten dafür verschiedene Erklärungen an:

- Wohl nicht ganz ernsthaft wollen einige Neurologen die **Lichtphänomene der Nahtodes-Erfahrungen** auf das Licht des Arztes zurückführen, mit dem nach dem Aussetzen der Atmung die Reaktion der Pupille kontrolliert wird.
- **Elektrische Reizungen des Schläfenlappens** können im Gehirn spontane Erinnerungen, Musik, religiöse Visionen oder außerkörperliche Erfahrungen auslösen, wie bei Nahtodes-Erfahrungen.[158]
- Unter starkem psychischem Druck, wie beim Sterbeprozess oder dem Einfluss psychoaktiver Drogen, ergeben sich **neurochemische Umstellungen im Mittelhirn**. Die dadurch veränderte *Serotonin*ausschüttung verändert die

157 Vgl. Hubert Knoblauch: Berichte aus dem Jenseits - Mythos und Realität der Nahtod-Erfahrung. Herder/Spektrum: Freiburg i. Br. 1999

158 Vgl. Brian Innes: Jenseits. Der Tod und das Leben danach, Gondrom, Bindlach 1999

Gemütslage des betreffenden Menschen ähnlich wie LSD und kann zu unmittelbaren Halluzinationen führen.

- Bei emotionalen Stresszuständen, wie nach einem Unfall, bei schwerer Krankheit oder im **Sterbeprozess, steigt der Spiegel des hormonähnlichen *Serotonin*** deutlich an und bewirkt einen verstärkten Neuroneneinsatz im Schläfenlappen. Das führt zu einem Kontrollverlust, in dessen Folge außerkörperliche Erfahrungen und Halluzinationen auftreten können.[159]
- In Stresssituationen (z.B. schweren Verletzungen) oder starken körperlichen Anstrengungen (z.B. Marathonlauf) **schüttet der menschliche Körper *Endorphine*, opiatähnliche Eiweißstoffe, aus.** Dadurch werden Schmerzen unterdrückt und ein gewisses High-Gefühl ausgelöst. Im Gehirn kann so auch der Eindruck positiver Sinneswahrnehmungen (Halluzinationen) erzeugt werden, die Ähnlichkeiten mit Nahtodes-Erfahrungen haben.
- ***Anoxie* wird der Zustand genannt, in dem das Gehirn nur noch unzureichend mit Sauerstoff versorgt wird.** Dadurch geraten die Hirnsignale außer Kontrolle, was auch die visuelle Wahrnehmung beeinflusst. Im Zentrum des Gesichtsfeldes befinden sich mehr Zellen als an der Peripherie der Augennetzhaut. Wenn die im Zentrum befindlichen Zellen Reizsignale aussenden, entsteht ein Tunneleffekt, ähnlich dem in Nahtodes-Erlebnissen beschriebenen: starke Helligkeit im Zentrum, die nach außen zu immer schwächer wird. Die verringerte Sauerstoffzufuhr beeinträchtigt auch die Zellen im äußeren Gesichtsfeld, sodass das weiße *Licht am Ende des Tunnels* immer näher zu kommen scheint. Die in Nahtodes-Erfahrungen wahrgenommenen Bilder spiegeln demnach nicht das wieder, was real gesehen wird, sondern sind auf Nervensignale des mangelhaft durchbluteten Gehirns zurückzuführen.

159 Vgl. Robert Kastenbaum: Is There Life after Death?, Prion, London 1995

- Dr. Susan Blackmore von der Universität von Westengland schreibt zu den Begleiterscheinungen einer *Anoxie*: „**Wenn das Gehirn aussetzt, bildet es auch weiterhin modellhafte Vorstellungen von der Welt**, aber diese stammen aus der Erinnerung und aus der Fantasie, nicht aus Sinneseindrücken. Wenn es sich z.B. um Träume handelt, wäre die Vogelperspektive nichts Ungewöhnliches."[160]
- Manche Mediziner wie der Psychiater Russel Noyes interpretieren die Außerkörpererfahrungen der Nahtodes-Erlebnisse als *Depersonalisierungen* oder *sensorische Deprivationen*. Demnach **flieht das durch die Todesangst in Panik geratene Gehirn in eine Art Schizophrenie.** Um der Wahrnehmung der schmerzhaften Realität und dem eigenen Absterben zu entgehen, konstruiert das Gehirn eine angenehme *Alternativwelt*. Manche Biologen halten das für ein in der Natur vorgesehenes *Notfallprogramm*, das es dem Individuum erleichtern soll zu sterben.[161]
- Gegen die Annahme, bei Nahtodes-Erfahrungen handele es sich um die zuverlässige Beschreibung eines realen Geschehens im Jenseits, spricht die Beobachtung, dass die Betroffenen am Ende des Tunnels fast immer das zu sehen bekamen, was sie kannten und erwarteten: ihre Verwandten, die Götter oder Heiligen, die ihnen aus ihrem Kulturkreis bekannt waren (Maria, Jesus, Krishna, Buddha). **Nahtodes-Erfahrungen haben häufig eine kulturelle Komponente - der Mensch sieht, was er zu sehen hofft.** Dabei ist es unwahrscheinlich, dass sich ein reales Jenseits nach den Wunschvorstellungen der Sterbenden orientiert.[162]

---

160 Vgl. Susan Blackmore in: Faktor X Nr.1/1997, S. 8f.

161 Vgl. Felix R.Paturi: Phänomene des Übersinnlichen, VS Verlagshaus, Stuttgart 1992, S. 47f

162 Vgl. Peter Fiebag / Elmar Gruber / Rainer Holbe: Mystica. Die großen Rätsel der Menschheit, Augsburg 2005, S. 969, 971 / Leben nach dem Tod, Karl Müller Verlag, Erlangen 1996, S.46f

- Die Erfahrungen während der Nahtodes-Erlebnisse **ähneln denen spiritistisch-okkulter Praktiken,** in denen der Mensch aus seinem Körper heraustreten soll, weite Strecken im Geist zurücklegt, Kontakt mit der jenseitigen Welt oder dem Totenreich herstellen will und hier eine Bewusstseinserweiterung erlebt. Über ähnliche Phänomene wird auch in den eindeutig okkult zuzuordnenden **Erfahrungen von Schamanen und in hinduistischen Erleuchtungserlebnissen** berichtet.[163]

Zumeist werden **ausschließlich** die **positiven Jenseitserinnerungen** in den Publikationen über Nahtodes-Erlebnisse genannt. Diese Erfahrungen könnten auch okkulte Phänomene darstellen, durch die **der Menschen in eine trügerische Ruhe gegenüber seiner ultimativen Begegnung mit Gott und dem letzten Gericht gebracht wird**. Tatsächlich verlieren viele der Betroffenen ihre Angst vor dem Tod, erwarten, in einer glücklichen jenseitigen Welt mit allen Verwandten zusammenleben zu können, und prägen in dieser Hinsicht auch ihre Umgebung. Auch reale irdische Probleme werden nicht mehr so ernst genommen, da vorgeblich doch alles in einer ewigen Harmonie endet. Insofern können falsch interpretierte Nahtodes-Erlebnisse zu einer problematischen Welt- und Verantwortungsflucht beitragen.
Allerdings gibt es vereinzelt **auch negative Nahtodes-Erlebnisse**: „Ich blickte von oben auf den Operationstisch hinunter. Da wurde ich plötzlich seitwärts geschleudert und fand mich an einem dunklen, fürchterlich heißen Ort wieder. Die Luft war entsetzlich stickig und ich hatte schreckliche Angst,

---

163 Vgl. E.Mattiesen: Das persönliche Überleben des Todes, 3Bde, Berlin 1987 / U.Timm, Thanatologie, Parapsychologie und das Survival- Problem, in: Zeitschrift für Parapsychologie und Grenzgebiete der Psychologie 22 / 1980, S. 249-258 / John Bowker Hrsg. Das Oxford Lexikon der Weltreligionen, Patmos Verlag, Düsseldorf 1999, S. 891f

da ich mich von Dämonen beobachtet fühlte. Seit diesem Erlebnis habe ich Angst vor dem Sterben."[164]
Unabhängig davon, wie die Nahtodes-Erlebnisse im Detail interpretiert werden, wer mit der biblischen Feststellung übereinstimmt, dass der Mensch aus eigener Kraft nicht aus dem Tod zurückkehren kann, muss zu der Schlussfolgerung kommen, dass Menschen, die als medizinisch tot angesehen wurden, nach biblischer Definition noch lebten. Ähnlich verhält sich die Situation bei den hirntoten Transplantationskandidaten, deren Totsein lediglich anhand momentaner medizinischer Methoden und Möglichkeiten behauptet wird.

7. THEOLOGISCHE BEDENKEN GEGEN HIRNTODKRITERIUM UND ORGANTRANSPLANTATION

7.1. MEDIZINISCHE KRITIK AN DER HIRNTODKONZEPTION[165]

„Mit dem Organtod des Gehirns sind die für jedes personale menschliche Leben unabdingbaren Voraussetzungen, ebenso aber auch alle für das eigenständige körperliche Leben erforderlichen Steuerungsvorgänge des Gehirns endgültig erloschen. Die Feststellung des Hirntodes bedeutet damit die Feststellung des Todes des Menschen." Mit diesen Worten bekräftigte die Bundesärztekammer ihre Richtlinien über *Kriterien des Hirntodes*.

---

164 Vgl. Carol Zaleski: Nah-Todeserlebnisse und Jenseitsvisionen vom Mittelalter bis zur Gegenwart, Insel Verlag, Frankfurt 1998 / Felix R.Paturi: Phänomene des Übersinnlichen, VS Verlagshaus, Stuttgart 1992, S. 46

165 M. Knoche (MdB): Stellungnahmen aus der Anhörung des Deutschen Bundestages am 28. Juni 1995 zum Thema Hirntod, http://www.dober.de/ethik-organspende/hitodkritik.html

Doch spätestens seit der Expertenanhörung des Deutschen Bundestages zur Bewertung des Hirntods am 28. Juni 1995 muss die Gleichsetzung des Hirntods mit dem Tod des Menschen als äußerst fraglich betrachtet werden. Das Konzept vom Hirntod ist nicht auf einen Konsens innerhalb und zwischen natur- und geisteswissenschaftlichen Disziplinen gegründet. Eine Vielzahl von Experten hat darauf hingewiesen, dass der Hirntod zwar mit dem Tod des Menschen eng verknüpft ist, aber nicht mit dem Tod gleichgesetzt werden darf.

Die kritischen Stellungnahmen der angehörten Mediziner lassen sich folgendermaßen zusammenfassen:
- Der **Verlust aller Hirnfunktionen kann prinzipiell nicht nachgewiesen werden**, weil die gesamten Hirnfunktionen weder bekannt noch messbar sind.
- Es ist nicht völlig sicher, dass zum Zeitpunkt der Feststellung des sogenannten Hirntods in allen Fällen der Ausfall des ganzen Gehirns eingetreten ist.
- Die Frage, ob ein für hirntot erklärter Mensch noch elementare Empfindungen haben kann, lässt sich naturwissenschaftlich nicht klären. Die Grenzen des wissenschaftlich Beschreibbaren dürfen aber nicht mit den Grenzen der Wirklichkeit gleichgesetzt werden. Gegner des *Hirntod- Kriteriums* gehen davon, dass das menschliche Empfindungsvermögen mit dem Hirntod nicht erloschen sei, sondern **auch untergeordnete Strukturen zu differenzierten Wahrnehmungen von Schmerz- und Berührungsreizen befähigt** seien.
- Auch nach dem sogenannten *Hirntod* gibt es **Wechselbeziehungen zwischen Organismus und Umwelt.**
- Es kann nicht ausgeschlossen werden, dass **auch Teile des Rückenmarks mit der Integration des autonomen Selbst zu tun haben**, denn es integriert die Sensibilität und Motorik fast des gesamten Körpers.

- Die **Reduktion menschlichen Lebens auf Leistungen des menschlichen Gehirns ist unzulässig.**
Der Zusammenbruch des Hirns darf höchstens als ein Übergangsstadium im Sterbeprozess betrachtet werden. Es wird künstlich festgelegt, um eine Organentnahme zu ermöglichen.
Aus all dem folgt: Hirntote sind unumkehrbar Sterbende, somit aber lebende Menschen. Der Hirntod ist nicht gleichbedeutend mit dem Tod des Menschen.
- Klaus Dörner: „Es ist naturwissenschaftlich nicht zulässig, vom Bewusstseinsverlust ... zu reden, **weil Bewusstsein etwas ist, was im strengen Sinne nicht beobachtet werden kann** und deswegen auch nicht allein von Naturwissenschaftlern bewertet werden kann."
- Andreas Zieger: „Es ist nicht wissenschaftlich erwiesen, dass ein als hirntot definierter, sterbender Mensch keine archaischen Empfindungen mehr hat. Das Erlöschen der Schmerzreaktion reicht dazu nicht aus, wie man aus der Narkoseforschung weiß. Das mit dem Hirntodkonzept verbundene **Leib-Seele-Problem ist ungelöst**."
- Gerhard Roth: „Das **Gehirn darf nicht als Obersteuerorgan und als ganzmachendes Organ mystifiziert werden**, das sage ich ganz ausdrücklich als Hirnforscher. Ebenso darf die Tatsache, dass der Hirntod den Gesamttod unweigerlich nach sich zieht, nicht als Besonderheit des Gehirns bewertet werden. Das Versagen der Nieren führt genauso unweigerlich zum Tod eines Menschen wie der Ausfall des Hirnstamms, sofern man nicht ihre Funktion ersetzt hat."
- Linus Geisler: „Solange ein **hirntoter Mensch auf einer Intensivstation äußerlich nicht zu unterscheiden ist von bewusstlosen, lebenden Patienten**, solange er von seiner Umgebung, von den Pflegekräften, insbesondere aber von seinen Angehörigen als lebend erfahren und wahrgenommen wird, ist er Person in einem sozialen Kontext."

Auch von anderer Seite her wurde Kritik an der Zuverlässigkeit und Stringenz des Hirntodkriteriums laut.
- Nach dem Neurologen Alan Shewmon hat das **Gehirn zwar neurologisch einen Sonderstatus, darüber hinaus ist es jedoch ein Organ wie jedes andere** innerhalb des menschlichen Organismus und verdiene deshalb keine außergewöhnliche Hervorhebung bei der Todesfeststellung. Die integrative Einheit eines komplexen Organismus spricht gegen eine hierarchische Sonderstellung des Gehirns. Alle Teile übernehmen ihre unbedingt notwendigen Aufgaben für den Gesamtorganismus. Nach Shewmon gibt es keine von oben herab erfolgende Koordination, die einer passiven Vielfalt von untergeordneten Teilen von einem besonderen Teil befohlen werde. Daher besteht **kein ausreichender Grund mehr für die Gleichsetzung des Hirntodes mit dem Tod** des menschlichen Organismus als ganzen.[166] Shewmon führt unter anderem den Fall von T.K. an, bei dem im Alter von 4 Jahren der Hirntod festgestellt wurde. Seine Mutter bestand darauf, das hirntote Kind dennoch künstlich zu beatmen und zu ernähren. Seither ist T.K. gewachsen, hat die Geschlechtsreifung durchgemacht und Infektionen überwunden.- Bei der Hirntodkonzeption entfällt das Argument des irreversiblen Funktionsverlustes des physischen Organismus für den Tod. Damit orientiert man sich vor allem an dem endgültigen Bewusstseinsverlust. Dadurch fehlt es aber an einem tauglichen Kriterium, z. B. *Anenzephale* (Säuglinge, denen ausgedehnte Teile des Gehirns fehlen) von Leichen zu unterscheiden. **Denn dem *Anenzephalen* fehlt sein Bewusstsein ebenso endgültig wie dem Hirntoten.** Der einzige wesentliche Unterschied zwischen dem *Anenzephalen* und dem Hirntoten

---

166 Vgl. Alan Shewmon, Recovery from „Brain Death“: A Neurologist's Apologia, in: The Linacre Quarterly (February 1997) 30-96. / Alan Shewmon, The Brain and Somatic Integration: Insights into the Standard Biological Rationale for Equating “Brain Death” with Death, in: Journal of Medicine and Philosophy 26 (2001) 457-478; Calixto Machado / D. Alan Shewmon (eds.), Brain death and disorders of consciousness, New York 2004.

besteht dann darin, dass der erstere noch nie über ein funktionierendes Gehirn verfügte, während der letztere zwar ein funktionierendes Gehirn hatte, dieses aber durch den Hirntod verlor. Ähnliches trifft natürlich auch auf den Embryo in seiner frühesten Entwicklungsform zu. Dieser verfügt bei einem noch nicht entwickelten Gehirn über kein erkennbares Bewusstsein, trotzdem ist er nicht als Leiche zu betrachten.[167] - Robert Spaemann konstatiert: „Das Ende von Atmung und Herzschlag, die Trübung der Augen, die Totenstarre usw. sind die Kriterien, anhand derer Menschen seit ewigen Zeiten erkennen und begreifen konnten, dass ein Mitmensch tot ist." Aber die Harvard-Kriterien für den **Hirntod „haben diese Übereinstimmung von Medizinwissenschaft und der normalen zwischenmenschlichen Wahrnehmung grundlegend verändert.**" Spaemann stellt fest: „Wenn man die bestehenden Todeszeichen, wie sie vom gesunden Menschenverstand gesehen werden, denen der Wissenschaft gegenüberstellt, wird klar, dass die Wissenschaft nicht länger das normale Verständnis von Leben und Tod zur Voraussetzung hat. Tatsächlich setzt sie die normale menschliche Wahrnehmung außer Kraft, indem sie Menschen für tot erklärt, die noch als lebend wahrgenommen werden."[168]

7.2. MENSCHENWÜRDE UND LEBENSWERT STERBENDER MENSCHEN[169]

Der sich in Freiheit selbst verwirklichende Mensch wird in der griechischen Klassik, im Idealismus und im Sozialdarwinismus der Nationalsozialisten als Ideal angeführt. Nach Kant zeichnet sich der Mensch eigentlich durch Freiheit,

---

167 Vgl. Fuat Oduncu: Hirntod und Organtransplantation. Medizinische, juristische und ethische Fragen, Göttingen 1998

168 Robert Spaemann, in: Der Hirntod ist nicht der Tod!, http://www.initiative-kao.de/der_hirntod_ist_nicht_der_tod.htm, Februar 2005

169 Vgl. Ulrich Eibach; Sterbehilfe. Tötung aus Verlangen, Wuppertal 1988, S. 55-82

Vernunft und sittliche Autonomie aus. Hört der Mensch aber auf, **Mensch zu sein, wenn** er in seiner **Hirnleistung durch Krankheit oder Unfall eingeschränkt** wird? Wenn die Würde des Menschen und seine Persönlichkeit in seiner autonomen Selbstbegründung liegen, müsste man dieser These zustimmen.

Jesus hat sich gerade nicht den vollkommenen, intelligenten Menschen, sondern den Ausgestoßenen, Schwachen und Kranken zugewandt. Er selbst, das biblische Ideal des Menschen, war von Entbehrungen und Leiden geprägt, die das ganz außergewöhnliche seines Lebens ausmachen (Jes 53; 52,14). **Was in der Welt töricht, armselig und schwach ist, wurde von Gott erwählt** (Mt 5,3; Lk 14,21; 1Kor 1,25-27). Der letzte **Sinn von Krankheit** besteht **in ihrer Überwindung** (Röm 8,19ff; Offb 21,1ff), die Christen mit dem Beginn des Reiches Gottes erwarten. Keinesfalls darf aber von der Sinnlosigkeit des Leidens auf die Sinnlosigkeit und damit die Wertlosigkeit des Lebens geschlossen werden. Das Leben des Menschen darf **nicht nach seiner Krankheit** oder der ihm noch verbleibenden Lebenszeit beurteilt werden. Sie sollte sich stattdessen an **der dem Menschen von Gott verliehenen Würde** (*Gottebenbildlichkeit*) orientieren. Jeder vorfindliche Mensch, krank oder gesund, ist nach biblischen Aussagen ein von Gott getrennter Sünder. Der hinter diesem wirklichen Menschen stehende wahre (von Gott ursprünglich gedachte) Mensch aber wurde von Gott **zur ewigen Gemeinschaft mit ihm bestimmt**.

Durch die Schöpfung aus dem Willen Gottes ist jedem Menschen eine **besondere Würde** zugeeignet worden. Die *Gottebenbildlichkeit* beruht demnach vor allem auf der Teilhabe des Menschen an Gottes Leben, sie kann nicht aus irgendeiner Qualität oder aus einem Handeln des Menschen abgeleitet werden. Sie kann nicht dadurch begründet werden, dass der Mensch über dem Tier steht, sondern nur dadurch, dass der Mensch unter Gott steht. Person wird der Mensch allein

durch das Handeln Gottes, **ohne sein eigenes Zutun**. Weil die Würde des Menschen aus dem Handeln Gottes kommt, ist sie unverletzlich und unverlierbar, nicht aber empirisch, anhand messbarer Daten nachweisbar. Wer als Mensch geboren wird, bleibt Mensch. Sein Personsein wird **weder durch Krankheit noch durch den Sterbeprozess geschmälert**.
Die **Person des Menschen prägt sich durch dessen Handlungen zu einer Persönlichkeit** aus, die durch Krankheit zerrüttet oder gar verloren gehen kann. Das hat aber keine Auswirkungen auf dessen *Würde* als Mensch. Diese *Würde* ist unabhängig von der Realisation von Persönlichkeitswerten und fordert eine **menschenwürdige Behandlung**, auf die um so mehr geachtet werden muss, je hilfsbedürftiger ein Mensch ist. Das gilt für ein Baby ebenso wie für einen Behinderten oder Sterbenden.
„Der Begriff **Person ist auf das biologische Individuum *Mensch* zu beziehen**, das durch den **Organismus als Ganzheit konstituiert** ist, so dass die Person weiterhin mit ihrem Leib, dem Ausdrucksfeld der Person, identisch ist. Der Tod des irdischen Lebens der Person tritt ein mit dem endgültigen Zerfall der Ganzheit des Leibes (Organismus) ..."[170]

7.3. DER MENSCH - MEHR ALS SEIN GEHIRN[171]

Menschliches Leben kann **nicht mit Gehirnfunktionen gleichgesetzt werden**, da sein Leib nicht nur ein untermenschliches Anhängsel ist. In neuplatonistischen und cartesischen Vorstellungen wird das **Gehirn als Sitz der Seele** betrachtet und der Körper als eine komplizierte Maschine angesehen, die der Seele dient. Dabei wird davon ausgegangen, dass die Seele nur mit bestimmten psychisch-geistigen Fähigkeiten identifiziert werden kann. Diese Auffassung über-

170 Ulrich Eibach; Sterbehilfe. Tötung aus Verlangen, Wuppertal 1988, S. 61f
171 Vgl. Ulrich Eibach; Sterbehilfe. Tötung aus Verlangen, Wuppertal 1988, S. 162-170

sieht allerdings, dass selbst das Gehirn ein **von allen Seiten benachrichtigtes und beeinflusstes System** ist. Individuum ist letztendlich nicht ein Teil des Körpers, sondern die ganze körperlich-seelische Einheit, der lebendige und beseelte Organismus, der Leib. Der Körper gehört zum spezifischen Sein des Menschen unbedingt dazu, er konstituiert die Person, die sich im Leib verwirklichende Existenz. **Die menschliche Person ist nicht bloße Hirnfunktion.** Die *Seele* ist in erster Linie die Lebendigkeit des Körpers. Ihr Verlust ist gleichbedeutend mit dem Tod.
Ähnlich ist es mit jeder lebendigen Zelle. Sie wird nicht nur von der Erbinformation im Zellkern bestimmt, sondern immer auch von dem sie erfüllenden Zellplasma und den darin enthaltenden *Mitochondrien*. Auch wenn die Zelle ohne Zellkern stirbt, kann sie nicht nur auf die Chromosomen reduziert werden.
Als **Sitz der Seele** müsste demnach der **ganze Körper** angesehen werden. Der lebendige Organismus muss von Anfang an als **leib-seelische Ganzheit** betrachtet werden. Diese Ganzheit differenziert sich langsam zu höheren Integrations- und Lebensfunktionen aus, die im Sterben wieder abgebaut werden. Individuelles Leben ist danach das einigermaßen selbstständige, abgegrenzte und integrierte Leben des Organismus. Für dessen Ende kann der **Hirntod nur insofern herangezogen werden, als mit ihm natürlicherweise der Zerfall der Integration der Teile des Organismus und Individuum irreversibel eingeleitet ist.** Dies scheint im Prozess des Zerfalls der Einheit (sterben) der Punkt zu sein, an dem der entscheidende Einschnitt im Übergang vom Leben zum Tode stattfindet. Zu diesem Zeitpunkt scheinen alle für das eigenständige körperliche Leben erforderlichen Steuerungsvorgänge des Gehirns endgültig erloschen zu sein. **Der Organismus als Lebensträger ist unwiderruflich geschädigt.** Durch die künstliche Aufrechterhaltung des Kreislaufes zwecks der Entnahme möglichst lebensfrischer Organe zu

Transplantationszwecken wird der natürliche Zerfall des Lebensträgers aufgehalten. Die nötigen **medizinischen Untersuchungen** zur Bestimmung des Hirntodes können den **Eintritt des Todes beschleunigen**. Nicht unbedenklich ist es, wenn der Hirntod zum Zweck der Organentnahme diagnostiziert werden muss und dadurch zu einer **Geschäftigkeit** herausfordert, die dem Ereignis des **Todes** eines Menschen eigentlich widerspricht und dessen **Menschenwürde antastet**.

7.4. MISSVERSTÄNDNIS DES LEBENS - NICHT NUR BIOLOGISCH

Nach biblischem Menschenbild ist der Leib des Menschen nur eine Komponente seines Lebens, sodass **bei seinem irdischen Tod nicht von einer Auslöschung seiner Person oder seinem gänzlichen Ende gesprochen werden kann**. Der Mensch besteht aus Körper, Seele und Geist, wobei der Begriff *Seele* in der Bibel manchmal auch für alle Aspekte des Menschen verwendet wird. In den Gedanken Gottes war jeder Mensch schon lange vor seiner Geburt gegenwärtig (Eph 1,4; 2Thess 2,13) und wird dies zumindest bis zum großen Gericht Gottes auch bleiben (Dan 12,2; Joh 5,28f; 1Kor 15,35-49). Insofern kann ein Mensch weder nach dem Ausfall eines lebenswichtigen Organs noch nach dem Zerfall seines ganzen Körpers eigentlich als tot erklärt werden.

Wenn man Körper und Seele getrennt betrachten will und lediglich eine Aussage über den Leib anstrebt, müsste man wohl den Moment der Trennung von Seele und Körper als Zeitpunkt des Todes definieren. Da es aber **keine medizinische Diagnosemöglichkeit für das Vorhandensein der Seele** gibt, sollte im Zweifelsfall davon ausgegangen werden, dass die Seele den Körper erst verlässt, wenn der ganze Leib kein Zeichen von Leben mehr zeigt. Dann **müsste der sterbende Körper in jeder Sterbephase als Mensch**

betrachtet werden, dem alle Rechte des Menschseins zukommen, auch dass der körperlichen Unversehrtheit (gegen Organentnahme).

7.5. MISSVERSTÄNDNIS DES TODES - TRENNUNG VON GOTT

Gegenwärtig lebende Menschen werden im Neuen Testament als tot angesehen, wenn sie ohne Gott leben oder die Beziehung zu ihrem Schöpfer gestört ist (Röm 6,23; 8,6; Eph 2,1-10; 5,14; Kol 2,13). Dann nämlich fällt eine wichtige Komponente aus, die sie als lebendige Menschen auszeichnet. So dürfen auch christliche Mediziner nicht allein auf das Verlöschen der Funktionen des menschlichen Körpers fixiert sein, sondern in der Betreuung des Sterbenden der seelsorgerlichen Begleitung einen hohen Stellenwert einräumen und bei dem **auf eine Transplantation wartenden Menschen nicht nur dessen mögliche Lebensverlängerung, sondern vor allem dessen geistig-seelischen Zustand im Blick behalten.** Außerdem wartet auf alle dermaßen irdisch tot-lebende Menschen ein *zweiter Tod*, der in einem fortwährenden Sterbe- bzw. Todesprozess besteht (Offb 21,8). Die Diskussion um Organtransplantation und Todesdefinition ist fälschlich fixiert auf das irdisch biologische Leben.

7.6. KEINE VERSTÜMMELUNG ODER VERLETZUNG DES KÖRPERS

Die **Verstümmelung** oder der Eingriff in die körperliche Integrität des Menschen wird in der Bibel als Schande abgelehnt (vgl. Tod Jesu 2Mo 12,46; Joh 19,32ff), es sei denn sie ist zum Erhalt des Überlebens notwendig. Das **richtet sich auch gegen eine Verstümmelung des Menschen kurz vor seinem eigentlichen Tod**, beispielsweise durch die Entnahme lebenswichtiger Organe.

Beispiel: 5Mo 23,2: „Einer, dem die Hoden zerstoßen sind oder die Harnröhre abgeschnitten ist, darf nicht in die Versammlung des Herrn kommen.“ (vgl. 3Mo 22,24)
Körperverletzung wurde im alten Israel konsequent geahndet, nach der Schwere seiner Folgen. *„Falls aber ein Schaden entsteht, so sollst du geben Leben um Leben, Auge um Auge, Zahn um Zahn, Hand um Hand, Fuß um Fuß, Brandmal um Brandmal, Wunde um Wunde, Strieme um Strieme.“* (2Mo 21,22-25; vgl. 3Mo 24,19f; 5Mo 19,21) Eine Körperverletzung wird nicht nur deshalb legitim, weil die betroffene Person alt ist oder dem Tod besonders nahe steht. Das Strafmaß orientierte sich allerdings nach der Größe des Schadens. Blieb eine dauerhafte Einschränkung oder starb der Mensch gar infolge eines Übergriffs, fiel die Strafe höher aus. Die Entnahme lebenswichtiger Organe würde dementsprechend als dauerhafte und schwerwiegende Tat gewertet, die entsprechend schwer bestraft werden müsste.

7.7. DER TOTE KÖRPER IST DEM ALTEN TESTAMENT NACH UNREIN

Auch nach ihrem Tod durften menschliche Körper nicht verstümmelt werden. Jesaja erwähnt die Misshandlung einer Leiche als schwere Verunehrung: *„Du aber bist hingeworfen fern von deiner Grabstätte wie ein verabscheuter Schössling, bedeckt mit Erschlagenen, vom Schwert Durchbohrten wie eine zertretene Leiche.“* (Jes 14,19; vgl. 5Mo 28,26; 2Kön 9,10; Ps 79,2) Darüber hinaus ist es im Alten Testament **aufgrund der Unreinheit der Toten undenkbar, Organe eines als tot erklärten Menschen anzufassen geschweige denn sich transplantieren zu lassen**: *„Und jeder, der auf freiem Feld einen mit dem Schwert Erschlagenen oder einen Verstorbenen oder die Knochen eines Menschen oder ein Grab berührt, wird sieben Tage unrein sein.“* (4Mo 19,16; vgl. 3Mo 22,4; 4Mo 5,2; Hes 43,7). Sollte es sich bei dem als hirntot erklärten Menschen tatsächlich um eine Leiche handeln, käme eine Transplantation seiner Organe in einen lebenden Menschen auch aus diesem Blickwinkel nicht in Frage. Sie hätten zur Folge, dass der **transplantierte Mensch beständig in kultischer Unreinheit** leben würde. Auch wenn im Neuen Testament nicht alle Reinheitsregeln übernommen wurden, bleibt das göttliche Prinzip der Sonderstellung eines Leichnams. Darüber hinaus scheint es für den Betroffenen emotional nicht unproblematisch, **mit dem Wissen zu leben, die Organe einer Leiche in sich zu tragen**.

7.8. DER MENSCH IST TOT, WENN DER GANZE KÖRPER GESTORBEN IST

Nach biblischem Zeugnis gehören Körper und Geist als menschliche Seele (*näfäsch*) untrennbar zusammen. Erst **wenn beide tot bzw. getrennt sind,** kann vom Tod des ganzen irdischen Menschen ausgegangen werden.

7.9. ATMUNG UND BLUTKREISLAUF ALS KRITERIEN DES TODES

Atmung und Blutkreislauf sind bestimmende Merkmale des Lebens im Alten Testament (1Mo 2,7; 9,4ff; 3Mo 17,11; 5Mo 12,23; Ps 104,30; Hes 37,8-10).
Als sicheres Zeichen des Todes wird die mangelnde **Körperwärme** (2Kön 4,34f; 13,21), der **fehlende Atem** (1Kön 17,17) oder die einsetzende **Verwesung** genannt; wie es das Beispiel des verstorbenen Lazarus vor Augen führt (Joh 11,39). **Keinerlei Lebenszeichen** werden an den später von Jesu auferweckten Menschen mehr festgestellt (Mt 9,18-26; Lk 7,11-17). Dementsprechend galt der Mensch erst als tot, wenn nichts mehr auf einen Rest an Leben hinwies.

7.10. DER KÖRPER FÜR DIE AUFERSTEHUNG

Normalerweise wurde die Leiche in Israel im Hinblick auf die erwartete Auferstehung unversehrt erhalten. Die **Auferstehung soll leiblich** stattfinden, deshalb sollte der menschliche Leichnam unverletzt aufbewahrt werden (Hes 37; Joh 5,28f; Röm 4,17; 1Kor 15,52ff; Phil 3,21; 1Thess 5,23).
Weil der menschliche Körper als Gabe Gottes angesehen wurde, sollte dieser auch mit Anstand und Vorsicht behandelt werden (z.B. 1Mo 50,2.5.25f; Jos 24,29-33; 1Kön 13,24ff; Joh 19,39f). Die **Verletzung oder Zerstückelung einer Leiche galt entweder als schwere Strafe oder als frevelhaftes Vergehen** gegen Gott und den Verstorbenen (Ri 19,29f; 1Sam 17,46f; Joh 19,33-36). Für die Israeliten des Alten Testaments gehörte auch die Öffnung einer Leiche oder die Entnahme ihrer Organe zu diesen abgelehnten Verhaltensweisen. Wobei die Leiche selbst nicht verehrt und kein Kontakt zu dem Verstorbenen aufgenommen werden sollte (3Mo 19,31; 5Mo 18,10f; 26,14).
Ein toter Mensch ist eine tote Seele (*näfäsch*). *Tod* bedeutet Verlust der Vitalität und Kraft, aber solange der Leib oder wenigstens die **Gebeine erhalten** blieben, dauert auch die **Existenz der Seele**. In ihrem geschwächten Zustand kam sie ins Totenreich. Dort führte sie ein **schattenhaftes, bedeutungsloses Dasein**. Doch nahm man an, dass **die Seele spüre, was ihrem toten Leibe geschah**. Darum musste der Leichnam sorgsam behandelt und ehrenvoll bestattet werden.[172]

Abschließend kann festgehalten werden: **Entweder wird der Hirntote noch als lebendig angesehen**, weil viele Merkmale des Lebens noch vorhanden sind. Dann käme die Entnahme lebenswichtiger Organe einer Tötung des Patienten gleich. **Oder man betrachtet den Hirntoten als wirklich tot**, dann

172 Vgl. G.Cornfeld / G.J. Botterweck Hrsg.; dtv Lexikon Die Bibel und ihre Welt, Art. Begräbnis, München 1972, S. 276

sollte man den Körper, die frühere Hülle der Seele, erhalten und sorgsam behandeln. Keinesfalls sollte dann der Körper zerstückelt werden und keinesfalls sollten Organe eines Toten auf einen Lebenden übertragen werden.

LITERATUR

- **Althaus, Paul**; Art. Tod IV Dogmatisch; in: RGG^3, K.Galling Hrsg., Bd 6, Tübingen 1962, Sp. 914-921
- **Bastian, Till** Hrsg.; Denken- Schreiben- Töten. Zur neuen Euthanasie Diskussion, Hirzel, Stuttgart 1990
- **Berttholet, A. / C.M.Edsman**; Art. Tod und Totenreich, religionsgeschichtlich, in: RGG^3, K.Galling Hrsg. Bd 6, Tübingen 1962, Sp. 908-911
- **Binder, Harald,** Leben und Tod – naturwissenschaftliches Erkennen und biblisches Zeugnis, in: Das Fundament 7/99
- **Bultmann, Rudolf**; Art. *thanatos*; in: Biblisches Wörterbuch zum Neuen Testament, Gerhard Kittel Hrsg., Bd.3, Stuttgart 1938, S. 7-25
- **Coenen, Lothar**; Art. *Tod /katheudo / vekros*, in: Theologisches Begriffslexikon zum Neuen Testament, L.Coenen Hrsg.,Bd.2, Wuppertal 1971, S. 1230-1235
- **Cornfeld, G. / G.J. Botterweck** Hrsg.; dtv Lexikon Die Bibel und ihre Welt, Art. Begräbnis, München 1972, S. 276
- **Eibach, Ulrich**; Sterbehilfe. Tötung auf Verlangen?, Wuppertal 1988
- **Fritzsche, Hans-Georg**; Lehrbuch der Dogmatik, Teil IV, S.444-523
- **Hiemetzberger, Martina**: Zwischen Leben und Tod Pflegende als Grenzgänger: Eine Studie zur Pflege hirntoter Menschen, Facultas Universitätsverlag, Wien 2006
- **Hoff, Johannes / J. in der Schmitten**: Kritik der Hirntodkonzeption, 1996
- **Holznienkemper, Thomas**: Organspende und Transplantation und ihre Rezension in der Ethik der abrahamitischen Religionen, Lit Verlag, Münster 2005
- **Innes, Brian**: Jenseits. Der Tod und das Leben danach, Gondrom, Bindlach 1999
- **Kastenbaum, Robert**: Is There Life after Death?, Prion, London 1995
- **Knoblauch, Hubert**: Berichte aus dem Jenseits - Mythos und Realität der Nahtod-Erfahrung. Herder/Spektrum: Freiburg i. Br. 1999

- **Kübler-Ross, Elisabeth**: Über den Tod und das Leben danach, Verlag Die Silberschnur, Neuwied 1994

- **Mattiesen, Emil:** Das persönliche Überleben des Todes, 3Bde, Berlin 1987

- **Meyer, Gabriele**: Der andere Tod. Die Kontroverse um den Hirntod Mabuse-Verlag, Frankfurt 2002

- **Moody, R.A.**: Leben nach dem Tod. Die Erforschung einer unerklärlichen Erfahrung, Rowohlt, Reinbek bei Hamburg 1993

- **Neysters, Peter/ K.H. Schmitt**; Denn sie werden getröstet werden, München 1993

- **Nordmann, Yves:** Hirntod aus jüdischer Perspektive, in: Hirntod - Kulturgeschichte der Todesfeststellung, Hrsg. Thomas Schlich / Claudia Wiesemann, 1998

- **Nordmann, Yves:** Zwischen Leben und Tod - Aspekte der jüdischen Medizinethik, Verlag Peter Lang, Bern 1999

- **Nordmann, Yves:** Das Leben ist eine Leihgabe von unantastbarem Wert, erschienen in NZZ, 15.9.01

- **Oduncu, Fuat**: Hirntod und Organtransplantation. Medizinische, juristische und ethische Fragen, Göttingen 1998

- **Paturi, Felix R.**: Phänomene des Übersinnlichen, VS Verlagshaus, Stuttgart 1992

- **Rebell, W.**; Art. Tod; in: Das große Bibellexikon, H. Burkhard u.a. Hrsg., Bd.3, S.1578f, Wuppertal 1989

- **Reike, Bo**: Art. Tod III im NT, in: RGG[3], K.Galling Hrsg. Bd 6, Sp. 913-914, Tübingen 1962

- Rienecker, Fritz / Gerhard Maier; Lexikon zur Bibel, Art. Auferstehung (Sp. 154-160); Begräbnis (Sp. 217); Leben (Sp. 968-270); Leichnam (Sp. 977f); Seele (Sp. 1460-1464); Tod (Sp. 1600-1602), Wuppertal 1994

- **Rotondo, Roberto**: Kritik am Hirntodkonzept, in: Meyer, Friesacher, Lange: Handbuch der Intensivpflege. Pflegerische Praxis und medizinische Grundlagen, Ecomed, 5. Erg.Lfg. 6/98, Kapitel VIII-2.8.3, S. 1-16

- **Schlich, Thomas / Claudia Wiesemann:** Hirntod, Suhrkamp Verlag , Frankfurt 2001

- **Schlund, Robert**; Der manipulierte Tod und das menschliche Sterben; Freiburg 1987

- **Schmid, H.**; Art. *Tod* II Im AT, in: RGG[3], K.Galling Hrsg. Bd 6, Tübingen 1962, Sp. 912-913

- **Schmidt-Rost, R.**; Sterben, Tod, Trauer; EZW- Texte Nr.127, Stuttgart 1995
- **Schmithals, Walter**; Art. Tod /*apokteino* / *thanatos*, in: Theologisches Begriffslexikon zum Neuen Testament, L.Coenen Hrsg., Bd.2, Wuppertal 1971, S. 1221-1230
- **Tavalaro, Julia / Richard Tayson**: Bis auf den Grund des Ozeans. Sechs Jahre galt ich als hirntot. Aber ich bekam alles mit, Herder, Freiburg 15. Aufl. 2009
- **Zaleski, Carol:** Nah-Todeserlebnisse und Jenseitsvisionen vom Mittelalter bis zur Gegenwart, Insel Verlag, Frankfurt 199

Folgende Artikel zu hebräischen Begriffen aus: **Theological Wordbook of the Old Testament**, R. Laird Harris / Gleason L.Archer / Bruce K.Waltke Ed., 2Vol., Moody Press, Chicago 1980

- Victor P.Hamilton, art. ***shahat*** - kill, slaughter, vol.2, p.915ff
- R. Laird Harris, art. ***sheol*** - grave, hell, pit, vol.2, p.892f
- John E.Hartley, art. ***sel*** - shadow / ***salmawet*** - deep darkness, vol.2, p.767
- John E.Hartley, art. ***yashen*** - sleep, be asleep, vol.1, p.414
- Elmer B.Smick, art. ***mut*** - die, kill / ***mawet*** - death, dying / mamot - death / te muta - death, vol.1, p.496f
- Harold G.Stigers, art. ***gawa*** - be dead, die, give up the ghost, vol.1, p.155
- Harold G.Stigers, art. ***harag*** - destroy, kill, murder, vol.1, p.222f
- Willim White, art. ***radam*** - be asleep, be unconscious, vol.2, p.833f

Folgende Artikel zu griechischen Begriffen aus: **Exegetisches Wörterbuch zum Neuen Testament**, H.Balz / G.Schneider Hrsg., 3Bde, Kohlhammer, 2.Aufl., Stuttgart 1992

- H. Balz: Art. ***phoneuo*** - töten, Bd.3, Sp. 1042f
- W. Bieder: Art. ***thanatos*** - Tod / ***apothnesko*** - sterben, Bd.2, Sp. 319-329
- W. Bieder: Art. ***thanatoo*** - töten, Bd.2, Sp. 329
- W. Bieder: Art. ***thnesko*** - sterben / ***thnetos*** - sterblich, Bd.2, Sp. 379f
- O. Böcher: Art. ***hades*** - Totenreich, Bd.1, Sp. 72f

- R. Dabelstein: Art. ***nekroo*** - töten / ***nekrosis*** - Abgestorbensein, Bd 2, Sp. 1135f
- R. Dabelstein: Art. ***nekros*** - tot, Bd2, Sp. 1128-1134
- H. Frankemölle: Art. ***anaireo*** - beseitigen, töten, Bd.1, Sp. 195
- H. Frankemölle: Art. ***apokteino*** - töten, Bd.1, Sp. 322f
- Art. **hypnos** - Schlaf, Bd.3, Sp. 958
- J. Kremer: Art. ***pascho*** - erleben, den Tod erleiden, Bd.3, Sp. 120-124
- G. Schneider: Art. ***thapto*** - begraben, Bd.2, Sp. 329-331
- M. Völkel: Art. ***katheudo*** - schlafen, tot sein, Bd.2, Sp. 544f
- M. Völkel: Art. ***koimaomai*** - schlafen, entschlafen, Bd.2, Sp. 745f

HOMOSEXUALITÄT

1. HOMOSEXUALITÄT IN DER GEGENWART

Obwohl in der Minderheit, sind **Schwule zu Leitfiguren und Trendsettern** in Mode, Lifestyle, Kunst und Kultur geworden. Schwulsein ist schick. Viele Heterosexuelle sind stolz darauf, „Schwule im Bekanntenkreis zu haben. Der Potsdamer Modeschöpfer Wolfgang Joop spricht gar von einer schleichenden Homosexualisierung der Gesellschaft. ... Schöne schwule Welt. Vorbei die Zeiten, in denen Homosexuelle in Westeuropa verfolgt wurden, wie etwa der irische Schriftsteller Oscar Wilde, den 1895 seine Freundschaft mit Lord Alfred Douglas ins Zuchthaus brachte. ... Passé für viele auch die Pein, homosexuelle Neigungen zu unterdrücken und zu verschweigen, wie der Schriftsteller und Familienvater Thomas Mann es tat oder in den fünfziger und sechziger Jahren der Hollywoodstar Rock Hudson."[173] Zwischenzeitlich gibt es wohl keine Serie, keinen Kinofilm, kein Fernsehspiel ohne einen **obligaten Schwulen**.

Es ist seit langem ein Anliegen der Schwulen- und Lesbenbewegung, Homosexualität als relativ weit verbreitete (10% der Bevölkerung nach der allgemein bekannten Behauptung von Kinsey) und **normale Variante menschlicher sexueller Orientierung** darzustellen. Geht man von dieser Annahme aus, bestünde der einzige Unterschied zwischen Heterosexualität und Homosexualität im Geschlecht der Partner.

173 Angela Gatterburg / Anja Haegele Exoten: witzig und wohlhabend, DER SPIEGEL 13/2001 www.spiegel.de, 26.3.2001

Damit haben sie verhältnismäßig großen Erfolg. So erklärten schon 1998 **zwei Drittel der Deutschen, sie befürworteten gleiche Rechte für Schwule** und Lesben, und mehr als drei Viertel der Befragten betonten in einer Forsa-Erhebung, sie hätten nichts dagegen, wenn ihre Ärzte, Freunde oder Politiker homosexuell seien. Ein homosexuelles Kind zu haben fänden laut Eurogay dennoch mehr als zwei Drittel der Hetero-Männer und etwa die Hälfte der Frauen, die Männer lieben, negativ.[174]

Die stetige Propaganda homosexueller Vereinigungen hat zu einem manipulierten Bewusstseinswandel in der Bevölkerung geführt. Ähnlich konstatiert das der schwule Modeschöpfer Wolfgang Joob: „Früher war die schwule Welt ein Exotikum, heute ist sie in den westlichen Industrieländern Mainstream. **Die Gesellschaft hat sich schleichend homosexualisiert**."[175]

In der korrekten Terminologie wird zwischen **homophil und homosexuell** unterschieden. Homophil wird die innere Anziehung und körperliche Sympathie zu Menschen des eigenen Geschlechts bezeichnet. Homosexualität hingegen ist die geschlechtlich ausgelebte Homophilie. Vielfach bejahen Homosexuelle ihre Gefühle und entwickeln eine neue passende Identität, die sich in parallelen Denk-, Gewohnheits- und Konsumverhalten einer homosexuellen Szene äußert. Aus dem homophilen Gefühl erwächst eine **homosexuelle Lebensform,** die viele Bereiche des Alltags bestimmt und häufig im Gegensatz zur großen Gesellschaft als besser, cooler, exklusiver empfunden wird. In einigen Fällen kann eine solche homosexuelle Lebensform sogar das Gepräge einer Ideologie bekommen, die zeitweilig als *gay* bezeichnet wird. „Die Idee der homosexuellen Identität ist erst ungefähr 100

---

174 Angela Gatterburg / Anja Haegele Exoten: witzig und wohlhabend, DER SPIEGEL 13/2001 www.spiegel.de, 26.3.2001

175 Wolfgang Joob: Lesben sind die letzten Männer, Interviewe, DER SPIEGEL 13/2001, www.spiegel.de, 26.3.2001

Jahre alt. Hier geht es um ein politisches Konzept, das jeder psychologischen Fundierung entbehrt."[176]
So wird die homosexuelle Identität erst aus den Gestaltungsangeboten der Gesellschaft, insbesondere der Schwulenszene konstruiert. In den Sexualwissenschaften besteht weitgehend Konsens darüber, dass sexuelle Lebensstile immer kulturabhängig sind.[177] Sexualität wird wie auch andere Verhaltensweisen von **Modetrends** und gesellschaftlich akzeptierten moralischen Maßstäben bestimmt. Momentan entsteht durch die publikumswirksame Lobbyarbeit der Schwulenverbände eine schleichende *Homosexualisierung der Gesellschaft*. Das erreichen sie durch ihre um mitleidheischenden Selbstinszenierung als gesellschaftliches Opfer, die ständige Wiederholung ihrer Thesen von der Normalität homosexuellen Lebens und der Autonomität sexueller Selbstverwirklichung sowie durch das **öffentliche Outing** homosexueller Prominenter. Es liegt daher nahe, dass in unserer Gesellschaft künftig mehr Menschen, die homosexuelles Begehren bei sich entdecken, sich für eine homosexuelle Identität entscheiden.
Die schwule Identität zeichnet sich heute nicht nur durch eine homosexuelle Orientierung aus, sondern wird durch einen trendsetzenden **genussorientierten Lebensstil** charakterisiert. Konsum, Körperkult und Selbstverwirklichung spielen für Homosexuelle eine deutlich wichtigere Rolle als für die übrige Bevölkerung, so legt es eine Emnid-Untersuchung von 2001 nahe.

---

176 Joseph Nicolosi: Identität und Sexualität: Ursachenforschung und Therapieerfahrung bei homosexuellen Männern, in: Homosexualität und christliche Seelsorge: Dokumentation eines ökumenischen Symposions, Aussaat Verlag, Neukirchen 1995, S. 38f.

177 W. Bartholomäus: Lust aus Liebe, München 1993, S. 26f, 114ff. / G. Herdt: Bisexualität und die Ursachen der Homosexualität: Das Beispiel Sambia. In: Bisexualitäten, Historische und gesellschaftliche Aspekte, Stuttgart, Jena, New York 1994, S. 188ff. / R. Gindorf: Homosexualität in der Geschichte der Sexualforschung. In: Sexualität in unserer Gesellschaft, Berlin, New York 1989, S. 20ff.

1.1. AGGRESSION UND DISKRIMINIERUNG GEGEN EVANGELIKALE KRITIKER

Wer sich um eine theologische Bewertung der Homosexualität oder um psychologisch begründete Therapien für Homosexuelle bemüht, ist in Deutschland einer scharfen Diskriminierung durch die Schwulenverbände ausgesetzt. Dabei spielen Polemik und juristische Drohungen eine weitaus wichtigere Rolle als sachliche Argumente.[178] Aufgrund schwacher eigener Argumente für eine gesetzliche Anerkennung der Homosexualität als äquivalenter Alternative zur Heterosexualität bemühen sich Schwulen-Verbände freie wissenschaftliche Forschungen zu den Ursachen der Homosexualität einzuschränken.[179] Davon weiß auch Charles Socarides, früherer Präsident von NARTH (*National Association for Research and Therapy of Homosexuality*) zu berichten. Seine Studien zur Therapierbarkeit von Homosexualität konnten aufgrund starken politischen Drucks homosexueller Lobbyverbände nicht mehr veröffentlicht werden, schon geplante Vorträge wurden abgesagt.[180]

In den **Niederlanden** erging schon 1998 ein Strafurteil gegen einen christlichen Kritiker der Homosexualität. Die klagende Gruppe Homosexueller gab an, ihr Ziel sei es mit dem Prozess deutlich zu machen, dass ein Jahrhunderte altes Buch nicht über den Entscheidungen der Politik stehen dürfe. Wegen seiner **Kritik an homosexueller Lebensweise** wurde der christlich orientierte niederländische Parlamentsabgeordnete Leen Van Dijke zu einer Geldstrafe von 1300 Gulden verur-

---

178 Ein Beispiel: Gott liebt die Sünder, aber die Sünde nicht, Christlich-konservative Initiative möchte Schwule und Lesben umpolen, Queer-Hamburg, Ausgabe Juli 2000. Der Bericht warnt vor der Organisation Wuestenstrom

179 „Jede Erforschung der Ursachen von Homosexualität stehe, in der Tradition der menschenverachtenden Medizinversuche in den nationalsozialistischen Konzentrationslagern‘ erklärte der Sprecher des [Schwulen-] Verbands Volker Beck.“, DER SPIEGEL 30/1993, S. 170

180 Zitiert in: Homosexualität ist nicht biologisch erklärbar, http://www.pbc.de/themen/Themen.htm, 15.2.2005

teilt. Er hatte in einem Zeitungsinterview zum Thema *Gottes Gebote und Sünde* u.a. geäußert: "Ja, aus welchem Grund sollte jemand, der einen homosexuellen Lebenswandel hat, besser sein als ein Dieb?" Diese kurze Bemerkung brachte ihm eine Anklage wegen *Diskriminierung* ein.[181]
Gegen die sich deutlich gegen Homosexualität aussprechende Partei ***Christliche Mitte*** wurde vom Wiesbadener Verein *Come out* **Strafanzeige wegen Volksverhetzung** gestellt. Unter anderem hatte die *Christliche Mitte* Homosexualität, unterstützt von psychiatrischen Expertisen, als erworbene Sexualneurose bezeichnet, die heilbar sei.[182] Der **Papst** wurde angezeigt, weil er Homosexualität als „objektive Störung der Natur" bezeichnet.[183] Im Rahmen der Diskussionen um die Freistellung der Homo-Ehen in Spanien wurden im Sommer **2005** von militanten Schwulen **Gewalt- und Todesdrohungen** gegen kritische Katholiken veröffentlicht.[184]
Fühlen sie sich angegriffen, sind Homosexuelle schnell dabei, Immunität vor dem echten oder scheinbaren Diskriminierten zu fordern. Wer sich in der Öffentlichkeit kritisch zur Homosexualität äußert, steht schnell neben dem **medialen Konsens**, der unabhängig von harten Fakten die Kritik an Schwulen und Lesben **zum Tabu erklärt** hat.
Erzbischof Dyba kritisiert in einem Gespräch mit dem grünen Bundestagsabgeordneten Volker Beck zurecht die unsachliche Argumentationsweise homosexueller Vereinigungen: „Sie haben ein Problem mit den Tatsachen. Sie sind ein typischer Vertreter dieser **Empörungsterminologie**. Man kann aber einen Brand nicht dadurch löschen, dass man den Feuermelder kaputtschlägt ... Sich verletzt zu füh-

---

181 Vgl. Vermutlich erster Fall von Verurteilung eines Homo-Kritikers in Europa, Christen für die Wahrheit, Heft 5/98

182 Hetze gegen Schwule. „Come out!" stellte Strafanzeige, www.eurogay.de/queernews, 18.9.2000

183 Süddeutsche Zeitung, 13.7.2000

184 Vgl. Todesdrohungen gegen Katholiken auf Homo-Websites, Http://www.kath.net/2005/detail.php?id=10673, 7.6.2005

len ist bei Ihnen Methode. Sie gefallen sich immer in einer **Opferrolle**..."[185]
Inzwischen wurde sogar von schwulen Autoren eindrücklich nachgewiesen, dass die *Lesben- und Schwulenbewegung* ihre Lage gerne dramatisiert. So wird die Zahl der Überfalldelikte an Schwulen falsch dargestellt oder Untersuchungen über Mobbing am Arbeitsplatz werden nach statistisch höchst fragwürdigen Kriterien durchgeführt. Dazu sagt der schwule Journalist Werner Hintzpeter: „Es ist erheblich Skepsis gegenüber dem angebracht, was schwule Interessenvertreter über Schwule sagen. Sie machen sich selbst etwas vor und sie tragen erheblich dazu bei, dass Schwule ihre gesellschaftliche Situation falsch einschätzen. Sie verfälschen das Bild, das die Öffentlichkeit vom Leben der Schwulen hat."[186]

Die polemische und emotionalisierte Weise, mit der Schwulenlobbyisten sich mit ihren Kritikern auseinandersetzen, tritt beispielsweise in **Jens Langs Artikel *„Gebete und Elektroschocks"***[187] deutlich zu Tage. Darin geht es um christliche Therapieeinrichtungen für Homosexuelle, die Probleme mit ihrer sexuellen Identität haben.
Schon die Überschrift *Gebete und Elektroschocks* soll bewusst den falschen Eindruck erwecken, christliche Therapien mit Homosexuellen bedienten sich Elektroschocks. „Berühmt geworden ist die klassische Elektroschocktherapie. Der Patient musste sich erregende Bilder von Menschen des eigenen Geschlechts anschauen. Anschließend bekam er einen Stromstoß. Der findige Psychiater Tanner baute in den siebziger Jahren gar eine Maschine, die die Stromschläge vollautomatisiert austeilte. Eifrige Berufskollegen ersannen weitere Quälmethoden. Einige spritzten Medikamente, die

185 J. Dyba, Schritte in die Degeneration, Interview, DER SPIEGEL 29/2000, www.spiegel.de, 17. Juli 2000
186 W. Hintzpeter, Schöne schwule Welt, Berlin 1997, S. 21
187 Jens Lang: Gebete und Elektroschocks. Die Methoden der Homo- Heiler, in: eurogay.at/6244.html, 2.5.2001

beim Patienten starke Übelkeit auslösten; andere arbeiteten mit Hypnoseverfahren, in welchen sich die schwulen Männer eitrige Wunden oder Erbrochenes auf dem Körper eines schönen Mannes vorstellen mussten."[188] Um Information geht es dem Autor bei diesen **Abschreckungsgeschichten** aus der Psychiatriegeschichte allerdings weniger, denn die von ihm besprochene Therapieeinrichtung distanziert sich bewusst von solchen Praktiken der Vergangenheit. Die unsinnige Elektroschock-Behauptung kann im nachfolgenden Text natürlich auch nicht belegt werden. Christliche Therapien werden darüber hinaus polemisch mit Elektroschockbehandlungen psychiatrischer Experimente der 70er Jahre und Sekten verglichen, weil beide Bezüge beim Leser negative Assoziationen wecken sollen, obwohl keinerlei inhaltlicher Zusammenhang besteht. Natürlich werden Kritiker der Homosexuellenlobby gelegentlich mit dem Nationalsozialismus in einen Topf geworfen, als ob die **Verfolgung unter Hitler** allein jeder Meinung des Verfolgten unangreifbar Richtigkeit garantieren könnte.

In der süffisanten Abrechnung mit christlichen Therapieansätzen zur Homosexualität finden sich allerdings keine inhaltlichen Argumente gegen die genannten therapeutischen Ansätze oder gegen die medizinischen Fakten und wissenschaftlichen Studien, die zum Teil aus dem Lager homosexueller Forscher selbst kommen.

Statt sachlicher Auseinandersetzung ruft dieser vorgeblich aufklärende Artikel, wie auch andere ähnlich lautende Abhandlungen, zur Repression gegen christliche Therapien auf, die sich der Begleitung homosexuell orientierter Menschen widmen. Diese werden einem generellen **Sektenverdacht** ausgesetzt, ihre Kompetenz wird ohne nähere Gründe in Frage gestellt und der Schutz des Staates gegen die scheinbare Diskriminierung wird erwartet.

---

188 Jens Lang: Gebete und Elektroschocks. Die Methoden der Homo- Heiler, in: eurogay.at/6244.html, 2.5.2001

Die kurzzeitige Isolation aus der Szene ist in jeder Suchttherapie gang und gäbe, wird an dieser Stelle aber strikt abgelehnt. Sollte der Leser dabei nicht den Eindruck bekommen, homosexuelle Identität könne nur in der beständigen gruppeninternen Selbstvergewisserung stabil bleiben?
Insbesondere das **religiöse Umfeld** der angegriffenen Therapieeinrichtung ist Jens Lang verdächtig. Einen Zusammenhang von Homosexualität und okkulter Belastung, sexuellem Missbrauch oder psychischen Erkrankungen in der Familie weist er ohne nähere Begründung von sich. Was anderenorts ein Zeichen qualifizierter Arbeit wäre, stößt bei Lang auf Kritik, die Veranstaltungen und Gruppentherapien seien *durchorganisiert*, nicht jeder habe die Freiheit zu machen und sich behandeln zu lassen, wie er es für angemessen halte. Auch die bei *Wüstenstrom* empfohlene „optimalen pastoralen Betreuung und Supervision" beargwöhnt Lang als Einengung statt als engagierte persönliche Begleitung. Um die wissenschaftliche Arbeit christlicher Psychologen zu verunglimpfen, werden ihnen kurzerhand **Probleme im Privatleben unterschoben** und behauptet, sie seien „in Fachkreisen vollkommen unbekannt". Nebenbei wird dann aus einem Interview mit der *New York Times* zitiert, obwohl gerade das die Breitenwirkung dieses Therapieansatzes belegt. Dass diese Ansätze zwischenzeitlich sogar vor der amerikanischen Psychologenvereinigung diskutiert wird, fällt kurzerhand unter den Tisch. Die evangelische Kirche wird gewarnt, die „*gutmütigen Mamas und Papas*" zu unterstützen, „*die einfach den armen Schwulen helfen wollten.*" Und ermutigt die „*unseriöse*" Arbeit unter Kontrolle zu bekommen.

Im Jahr **2007** wurde ein Auftritt Markus Hoffmanns bei einem **Kongress der Universität Graz** nach Protesten homosexueller Interessenverbände abgesagt.

Bei dem evangelikalen Jugendtreff ***Christival*** in Bremen kam es **2008** zu Übergriffen vermummter Jugendlicher, die durch Proteste der Schwulen-Lobby mobilisiert wurden.[189]
Im Vorfeld des *Christivals* organisierten Schwulen- Verbände Proteste, die sich anfänglich insbesondere gegen ein Seminar zur Homosexualität richteten. Auf politischen Druck des Grünen-Abgeordneten Volker Beck intervenierte das Bundesfamilienministerium. Nachdem das Seminar abgesagt worden war, wurden Forderungen nach der Streichung anderer Themen (z.B. zur Abtreibung, zu sexuellem Missbrauch von Jungen) laut. Dem Aufruf der *Christival*-Gegner folgten am Eröffnungsabend fast 1000 Personen. Ungefähr 100 linksextreme Autonome durchbrachen die Absperrungen gewaltsam und warfen Feuerwerkskörper. In der evangelischen Bremer Friedensgemeinde fand als Gegenveranstaltung zum *Christival* eine schwul-lesbische *Walpurgis-Party* statt. Roland Werner, erster Vorsitzender des *Christivals*, rief die rund 16000 Teilnehmer/innen des Eröffnungsabends dazu auf, auf die teilweise gewalttätigen *Christival*- Gegner gewaltfrei und *in der Liebe Jesu* zu reagieren.[190]
Anlässlich der schwulen Großveranstaltung ***Euro-Pride 09*** in Zürich rufen christliche Gruppen zum Gebet auf. „Die Schweiz [werde] massenmedial überflutet mit Bildern von glücklichen Homo-, Bi- und Transsexuellen“, schreibt etwa die *Familienlobby Schweiz*. Die geplanten Vorträge, Gebetstreffen und Protestbriefe wurden von Homosexuellen- Organisationen als *diffamierende Kampagne gegen Homosexualität* bezeichnet. Die *Euro-Pride*-Veranstalter gingen daraufhin mit einer Strafanzeige gegen die *Schweizer Familienlobby* vor.[191]

---

189 Vgl. Umstrittener Kongress in Marburg, In.: http://www.sueddeutsche.de/job-karriere/183/466762/text/2/, 29.4.2009

190 Vgl. Art. Christival, http://de.wikipedia.org/wiki/Christival, 15.8.2009

191 Vgl. Kritik christlicher Gruppen an Euro-Pride, RNA 29.4.2009 / EuroPride: Anzeige gegen Familienlobby, RNA 30.4.2009

Auf dem im Mai **2009** von der ***Akademie für Psychotherapie und Seelsorge*** durchgeführten Kongress zum Thema *„Identität - der rote Faden in meinem Leben“* (Marburg) waren auch Dr. Christl Ruth Vonholdt vom *Deutschen Institut für Jugend und Gesellschaft* und Markus Hoffmann von der Therapieeinrichtung *Wüstenstrom* eingeladen (als zwei von insgesamt 120 Rednern).
Kontinuierlich wurde im Vorfeld von Homosexuellen- Verbänden ein medialer und politischer Druck gegenüber den Veranstaltern, der Universität Marburg und verantwortlichen Lokalpolitikern aufgebaut. Auch andere linksorientierte Gruppen konnten für den Protest mobilisiert werden.
Schon bald war in der Presse von vermeintlichen *Homo-Heilern, Umpolern, Homosexuellen-Feinden, Nazis* und *Fundamentalisten* die Rede. Begriffe, die bewusst von der Schwulen-Lobby lanciert wurden, möglicherweise um jede ernsthafte Diskussion zu verunmöglichen. Die **diffamierenden Bezeichnungen wurden gerne aufgegriffen**, eine ernsthafte Darstellung der verurteilten Positionen aber unterblieb in den Medien weitgehend.[192] Soweit zu erfahren war, ging es im Kern lediglich um die zu diskutierende Annahme, sexuelle Orientierung sei veränderbar. Auch wenn diese These momentan im Bezug auf die Homosexualität nur wenig diskutiert wird, halten zahlreiche Fachleute eine solche sexuelle Veränderung durchaus für möglich. Insbesondere die hessische *Grünen Fraktion* forderte eine Absage der kritisierten Einladungen. Ein Marburger Aktionsbündnis *Kein Raum für Sexismus, Homophobie und religiösen Fundamentalismus* organisierte die Proteste. Aufgrund massiver Drohungen musste der Kongress schließlich von 200 Polizisten geschützt werden. Rund 1000 Demonstranten fanden sich zum Kongressbeginn ein. Die Sprecherin des Marburger All-

192 Vgl. Gesa Coordes: Therapeuten erzürnen Homosexuelle, in: Frankfurter Rundschau, 31.03.2009, http://www.fr-online.de/top_news/1705711_Hessen-Therapeuten-erzuernen-Homosexuelle.html

gemeinen Studierendenausschusses (AStA) forderte: „Das Recht auf freie sexuelle Bestimmung – nach dem Tode Gottes." Auf Plakaten und Transparenten stand: „Glaubst du noch oder denkst du schon?", **„Vögel Deinen Nächsten wie Dich selbst" und „Wir sind hier, um eure religiösen Gefühle zu verletzen".** Daneben ist ein Schwein abgebildet, das am Kreuz hängt. Ein Sprecher forderte öffentlich: „Politischer Islam, evangelikaler Fundamentalismus und esoterische Schwätzer müssen in Theorie und Praxis bekämpft werden." Ein weiterer Redner endete mit den Worten: „Gegen christliche Spinner" – „Freiheit allen Perversen". Einige Demonstranten skandieren: „Eure Kinder werden so wie wir" und „Hätt' Maria abgetrieben, wärt ihr uns erspart geblieben".[193]
In der nachfolgenden Pressemitteilung des Aktionsbündnisses wird zu den Beschimpfungen, Beschmierungen und Beschädigungen an christlichen Einrichtungen in Marburg nicht Stellung genommen.[194]
Eckhard Nickig von *kath.net* kommentiert im Rückblick: „Dass ein christlicher Seelsorge-Kongress mit einem Polizeiaufgebot geschützt werden muss, das man sonst allenfalls vom G-8-Gipfel kennt, ist bestürzend. Dass Kongressteilnehmer gebeten wurden, ihre Kongressschilder und Taschen nicht außerhalb des Tagungshauses zu tragen und die Stadthalle zum Mittagessen durch einen Seitenausgang zu verlassen, sind Zustände, die man bisher nur von konspirativen Christen-Treffen in Diktaturen kannte. … Nach dem Kongress gilt es deshalb, einiges aufzuarbeiten. Dass auch an sich seriöse Parteien wie SPD, FDP, Grüne und Organisationen wie der DGB wahllose Diffamierungen über den Kongress und die Evangelikalen verbreitet haben, muss Folgen haben. Ungeprüft wurde das ganze Vokabular links-

193 Vgl. 1000 Linke demonstrieren gegen Seelsorgekongress, idea, 28.5.2009, in: http://jesusworker.wordpress.com/2009/05/28/marburg-1-000-linke-demonstrierten-gegen-seelsorgekongress/
194 Vgl. Heike Le Ker: Massive Kritik an Auftritt von Homoheilern, in: http://www.spiegel.de/wissenschaft/mensch/0,1518,619571,00.html, 17.4.2009

radikaler Splittergruppen und der Homo-Lobby nachgeplappert. …
Dass eine halbe Stadt mit blasphemischen Schmierereien besudelt wurde (u.a. einem gekreuzigten Schwein und der Aufschrift „Jesus du Opfer"), zeigt, dass das Homo-Thema nur ein **Aufhänger war für einen antichristlichen Kulturkampf.** … Zu fragen ist auch nach der Verantwortung der Medien, die Behauptungen der Kongress-Gegner ungeprüft verbreitet und durch tendenziösen Journalismus eine Eskalation mitverursacht haben. … **Nicht Homosexuelle werden diskriminiert, sondern extreme Homosexuelle tyrannisieren Andersdenkende** bis hin zur Zerstörung von Existenzen."[195]
Wer in den letzten Wochen in Berlin beobachtet hat, mit welch organisierter Militanz manche Homosexuelle gegen eine Eisdiele bzw. eine Gastwirtschaft vorgegangen sind, die sich lediglich das exzessive Ausleben homosexueller Handlungen vor ihren Geschäftsräumen verbeten hatten.

2. SCHWULES LEBEN IN SCHWULER PERSPEKTIVE

Die Freuden der Schwulen[196] ist ein weltweit verbreiteter Ratgeber für Homosexuelle. Seine zahlreichen Artikel bieten auch dem Außenstehenden einen kleinen Einblick in den Alltag der Schwulen. An dieser Stelle sollen einige Aspekte aufgegriffen werden, die Besonderheiten schwuler Sexualität vor Augen führen.
Das zwischenzeitlich in der 3. überarbeiteten Auflage erschienene Buch (326 Seiten) wurde als erster *schwule Sexratgeber*

195 Eckhard Nickig: Der Seelsorgekongress fand statt. Aber unter schlimmen Umständen, in: http://www.kath.net/detail.php?id=23019, 28.5.2009
196 Charles Silverstein und Felice Picano: Die Freuden der Schwulen, Bruno Gmünder Verlag, 3. erw. und überarb. Aufl., Berlin 2003

1977 von einem amerikanischen Großverlag veröffentlicht. In zahlreichen Staaten wurde der Druck und Vertrieb der Veröffentlichung damals untersagt. Das Buch will eine „**unverhohlene Lobeshymne auf den schwulen Sex**" sein. In 141 Artikeln wird von „Abfuhr" über „Sex mit Tieren" bis zu „Zärtlichkeit" ein Überblick über schwule Sexualität gegeben. *Publishers Weekly* bezeichnete den Ratgeber als „einen Meilenstein der Schwulenbewegung".
Die Autoren wollen auch die Probleme innerhalb der schwulen „Gemeinschaft beim Namen nennen, etwa Alkohol, Drogen, Bareback und den Neuanstieg der HIV-Infektionen – überdeutliche Beispiele für selbstzerstörerisches Verhalten von Schwulen."[197]

2.1. HOMOSEXUALITÄT UND TREUE[198]

Nach Silverstein und Picano wird unter Homosexuellen zumeist **zwischen Sex und Beziehung unterschieden**. „Angenommen, du lernst jemand Neuen kennen und der gemeinsame Sex ist wunderbar. … Dann trefft ihr euch regelmäßig, habt geilen, befriedigenden Sex … Euer Verhältnis ist zwar herzlich und liebevoll, aber intuitiv wisst ihr beide, dass daraus nie *etwas Festes* wird. Kein Problem, es gibt einen schönen … Namen für so eine Beziehung, die im schwulen Leben auch ganz geläufig ist: Ihr habt ein **Fickverhältnis**."[199] „Solange ein schwuler Mann nicht fest befreundet ist, schadet es nichts, wenn er so viele … Sexabenteuer hat, wie er will."[200] Doch auch in einer festen Beziehung unter Homosexuellen gibt es andere Sex-Partner. „Kein Wunder, dass **sexuelle Treue das Problem schwuler Beziehungen ist**. Jedes Paar steht vor der Frage, ob man eine sexuelle ausschließliche Partnerschaft führen soll. … Manche Männer

197 Silverstein / Picano: Die Freuden der Schwulen, S. 18
198 Hervorhebungen in den angeführten Zitaten (Fettdruck) durch den Autor
199 Silverstein / Picano: Die Freuden der Schwulen, S. 108
200 Silverstein / Picano: Die Freuden der Schwulen, S. 206

leben miteinander, haben aber häufig einmal Sex außerhalb der Beziehung. Bisweilen sind das nur nächtliche Abenteuer; manchmal gehören dazu regelmäßige Partner.“[201]

Diese Trennung führt viele Homosexuelle zu einer **seelischen Vereinsamung**. „So sagt vielleicht ein einsamer Mann, selbst wenn er von Hunderten anderer Schwuler umgeben ist, dass er zu keinem davon einen Bezug findet. Er wird behaupten, sie alle wollten nur Sex, keine persönliche Nähe und Vertraulichkeit. Dabei ist er es, der Sex verlangt und Angst vor Zuneigung hat. … Eine andere Form von Einsamkeit ist unter Schwulen mit am häufigsten. Sie betrifft jene Männer, die nichts als schnellen, anonymen Sex wollen – und das ganz bewusst. Haben sie sich erst eine Welt des schnellen Sex gebastelt, dann können sie klagen, schneller Sex wäre alles, worauf Schwule je aus sind.“[202]

Bei einem Großteil der von Homosexuellen gesuchten Kontakte **geht es vor allem um Sex**. „Viele Schwule behaupten zwar, sie suchten über das Internet eine Dauerbeziehung, aber in Wirklichkeit kommt doch bei den meisten Internet-Bekanntschaften Sex heraus. … ‚Sofort zur Sache oder vergiss es!‘, heißt die vorherrschende Maxime.“[203]

Im schwulen Alltag finden sich verschiedene Möglichkeiten, Sexkontakte zu knüpfen. Weit verbreitet in der Schwulenszene sind *Sexpartys*. „Man braucht nicht viel Platz, um ein Rudel nackter, geiler Typen zu versammeln. … Vorausgesetzt du hast viele Sexpartner, ist es das Leichteste, ein paar dieser Typen zusammenzutrommeln … Ziel und Zweck sind ein geiles Beisammensein.“[204] Wenigstens zwei Typen von Sexpartys werden hier unterschieden. „*Jack-off-Partys* meint Gruppensex ohne Blasen … Es wird lediglich geküsst, gestreichelt, massiert, gefummelt und gewichst – das allerdings meist gegenseitig. … Die Paarungen sind ziemlich fließend,

201 Silverstein / Picano: Die Freuden der Schwulen, S. 190, vgl. 180
202 Silverstein / Picano: Die Freuden der Schwulen, S. 90
203 Silverstein / Picano: Die Freuden der Schwulen, S. 147
204 Silverstein / Picano: Die Freuden der Schwulen, S. 248

ein reges Bäumchen-wechsel-dich-Spiel gehört sicher zu den größten Reizen einer Jack-off-Party."[205] *Bare-back-Partys* fordern „aktiv zum Blasen und Ficken heraus. Sie bieten eine Erlaubt-ist-was-gefällt-Atmosphäre, die an die wildesten Zeiten der Schwulenszene erinnert. Auf diesen Partys lassen Männer, besonders jüngere Typen, sich freiwillig ohne Kondom ficken – ein idiotisches, selbstzerstörerisches Verhalten - während es den anderen anscheinend egal ist, dass sie durch die Befriedigung ihrer persönlichen Triebe die HIV-Epidemie weiter ausbreiten."[206]

Auch der Besuch einer Schwulenkneipe dient vor allem dem Zweck, neue Sexualpartner kennenzulernen. Zu Bars ist unter anderem zu lesen: „Bist du in einem bestimmten Lokal erst bekannt, dann wird man wahrscheinlich auch über dich tratschen. Du wirst merken, dass du einen Ruf hast und dass selbst deine sexuellen Vorlieben irgendwann Allgemeinwissen sind. … In den Mittelmeerländern haben viele Schwulenbars einen *Darkroom*, ähnlich wie während der sechziger und siebziger Jahre in den USA, wo Männer es an Ort und Stelle treiben können."[207]

Homosexuelle begeben sich aber auch **an ganz neutralen Orten auf die Suche nach Sexualpartnern**. „Aufreißen gehen heißt, nach Sex suchen – und das ist jederzeit und an jedem beliebigen Ort möglich: beim Frühstück in einem Café, beim Schlangestehen im Supermarkt oder bei einem exklusiven Empfang … Aufreißen geht man in der Regel erst abends und an den üblichen schwulen Treffpunkten wie Kneipen und Discos, während Partnersuche in Parks oder öffentlichen Toiletten oft als *Cruising* bezeichnet wird. … Sobald klar ist, dass einer von euch über die geeigneten Räumlichkeiten verfügt und ihr beide Zeit und Lust habt, steht es dir frei zu sagen: Gehen wir! Viele Männer, besonders solche mit

205 Silverstein / Picano: Die Freuden der Schwulen, S. 148f
206 Silverstein / Picano: Die Freuden der Schwulen, S. 48
207 Silverstein / Picano: Die Freuden der Schwulen, S. 50f

sehr eingeschränkten sexuellen Vorlieben, können bei eurer ersten Begegnung auch fragen: Worauf stehst du? Und meinen damit nicht deine Hobbys. ... Das *Autocruising* ist ein Nationalsport mit mehreren Spielarten. In Kleinstädten und ländlichen Gebieten sind Rastplätze in Parks oder auf Autobahnen oft die Haupttreffpunkte für Schwule. Nach dem Aufriss kann man im Wald, im Wagen oder an sonst einer nahe liegenden Stelle Sex miteinander haben. ... Noch vor zwei Jahrzehnten hätte es besonderer Anstrengung bedurft – z.B. an den Strand oder in einen Duschraum gehen -, um das zu sehen, was heute tagtäglich und überall dem Auge der Allgemeinheit entgegenlacht: paarungswillige junge Männerärsche nah und fern, formvollendet verpackt in hautengen Slips oder Badehosen."[208] „Manche Schwule reiben sich gerne in überfüllten Bussen und U-Bahnen an anderen Männern – belästigen dabei mitunter sogar Heteros, indem sie ihnen an den Schwanz greifen und ihn streicheln."[209]

Häufig wechselnde Sexualpartner werden höchstens als medizinisches Problem gesehen, darüber hinaus aber als persönliche Bereicherung, so kann man viele unterschiedliche Typen kennenlernen und ausprobieren.[210] „Jüngere Schwule haben erheblich mehr Sexualpartner und ficken mit größerer Wahrscheinlichkeit ohne Kondom ..."[211]

Gelegentlich kann die Suche nach Sex einen fast krankhaften Zug bekommen, meinen Silverstein und Picano: „Es gibt „derart sexbesessene Männer, dass dieser Trieb ihr ganzes Leben zu vereinnahmen droht ... Die unaufhörliche Suche nach Sex, egal wann, wo oder mit wem ... zerrüttet das Leben dieser Männer."[212] **Dabei kommt es immer wieder zu erzwungenem Sex**. „Die zweite, dunklere Art von sexueller

208 Silverstein / Picano: Die Freuden der Schwulen, S. 30-34
209 Silverstein / Picano: Die Freuden der Schwulen, S. 112
210 Vgl. Silverstein / Picano: Die Freuden der Schwulen, S. 238f
211 Silverstein / Picano: Die Freuden der Schwulen, S. 136
212 Silverstein / Picano: Die Freuden der Schwulen, S. 206

Belästigung kommt von innerhalb der *Gay Community* und ist eines ihrer schmutzigen kleinen Geheimnisse."[213] Wechselnde sexuelle Beziehungen werfen aber auch andere Probleme auf. „Eifersucht ist unter Schwulen ein genauso weit verbreitetes Übel wie unter Heteros. Ja, die Homosexualität bietet so viel mehr Gelegenheit zu schnellen Sexabenteuern, dass sie für den Eifersüchtigen höchstens noch eine schlimmere Tortur ist. ... Ständiger Hickhack (wenn nicht offene Gewalt) sind garantiert ..."[214] „Dreier sind nicht ganz unproblematisch. Es ist nicht ungewöhnlich, dass einer der Beteiligten eifersüchtig wird oder sich ausgeklammert fühlt. ... Wenn erst Liebe und Romantik ins Spiel kommen, wird der simple Dreier zum komplizierten *Dreiecksverhältnis*."[215] „Schwule Partnerschaften enden meist aufgrund persönlicher Konflikte. Psychologisches Problem Nummer eins ist heute die Angst vor Nähe und Vertraulichkeit."[216]

2.3. HOMOSEXUALITÄT UND DROGEN

„**Alkoholismus ist in der Schwulenszene weit verbreitet**. Einiges spricht auch dafür, dass er unter Schwulen häufiger vorkommt als unter Heterosexuellen. ... Es gibt viele Gründe, weshalb (schwule) Männer sich der selbstzerstörerischen Wirkung von übermäßigem Alkoholkonsum oder dem Gebrauch von Rauschmitteln wie Kokain, Amphetaminen und Barbituraten aussetzen. ... Auch der Wunsch nach Gruppenzugehörigkeit ist ein Grund, weshalb manche Schwulen übermäßig Alkohol zu sich nehmen. ... nur wenige Schwule können von sich behaupten, sie hätten ein vollkommen drogenfreies Leben geführt. ... Der Konsum von Alkohol und Drogen ist einer der Hauptgründe, weshalb Schwule mitunter unsafer Sex machen und sich mit HIV infizieren. ... Außer-

213 Silverstein / Picano: Die Freuden der Schwulen, S. 256
214 Silverstein / Picano: Die Freuden der Schwulen, S. 87
215 Silverstein / Picano: Die Freuden der Schwulen, S. 75f
216 Silverstein / Picano: Die Freuden der Schwulen, S. 192

dem können Leute unter dem Einfluss von Alkohol und Entspannungs-Drogen leicht zusammengeschlagen, ausgeraubt oder Opfer eines sexuellen Überfalls werden … Die meisten verheimlichen solche Erlebnisse und auch die **schwule Presse breitet gern den Mantel des Schweigens darüber**."[217]
„Zwei Seuchen grassieren in der Gay Community. Die erste ist offensichtlich: Aids. Die zweite ist der weit verbreitete Gebrauch unterschiedlicher Partydrogen, die Schwulen schon nicht wieder gutzumachende Schäden zugefügt haben. Anders als bei Aids-Aufklärung und -Therapie **schenken die schwulen Medien dem Thema Drogen- und Alkoholabhängigkeit wenig Beachtung** … Drogen können einen auch zu Sexualpraktiken verleiten, die Körperschäden verursachen. Manche Partydrogen betäuben Schmerzen; die Betreffenden merken also oft gar nicht, welch ernste Verletzungen ihrem Arschloch … oder anderen Teilen des Körpers von Partnern zugefügt werden … Manchmal spielen Drogen auch bei Sexnummern eine Rolle, deretwegen man am nächsten Morgen schwerste Schuldgefühle hat."[218] Letztlich heißt es dann aber doch: „Wir wollen keine Gouvernanten sein. Hab deinen Spaß."[219]
Weit verbreitet ist die Einnahme von Ecstasy. „Das Befreiungs- und das anschließende Leergefühl … kann danach zu Depressionen oder Nervositätszuständen führen."[220] Auch langfristig kann sich der Betroffene deprimiert, apathisch, appetitlos und müde fühlen. Bleibende Gehirnschäden können nicht ausgeschlossen werden. „Kokain … ist die zweitbeliebteste Partydroge im schwulen Leben. … In höheren Dosen oder über längere Zeit angewendet, kann die Droge zu Herzrhythmusstörungen, Herz- und Nervenattacken und

---

217 Silverstein / Picano: Die Freuden der Schwulen, S. 28f
218 Silverstein / Picano: Die Freuden der Schwulen, S. 78, vgl. 74
219 Silverstein / Picano: Die Freuden der Schwulen, S. 79
220 Silverstein / Picano: Die Freuden der Schwulen, S. 80

zum Schlaganfall führen. ... Manche Leute ... erleben Verfolgungswahn und Halluzinationen."[221]
Methamphetamin „Crystal-Konsumenten fühlen sich attraktiver und reißen leichter Sexpartner auf. Überdies neigen sie zu ausgefalleneren sexuellen Spielarten ... Nebeneffekte sind Appetit- und Schlaflosigkeit ... Depression ... Leberschäden, Bluthochdruck und in manchen Fällen Psychosen."[222]
Ketamin „ruft ein Gefühl der Losgelöstheit hervor, einer Unabhängigkeit von den Menschen ringsum. Ihr Benutzer ist meist schmerz-unempfindlich und fühlt sich wie unter Betäubungs- oder Beruhigungsmitteln. ... Manchmal treten Halluzinationen und Wahnvorstellungen auf. Der Konsument kann in ein ... K-Loch fallen, einen reglosen Zustand, bei dem der Betroffene ins Leere starrt und stundenlang unansprechbar bleibt. ... Diese Männer [bemerken] erst, wenn sie am nächsten Tag aufwachen, ihre Verletzungen."[223]
Auch noch andere Drogen wie Amylbutrat (Poppers), Gammahydroxbutyrat (GHB), OxyContin, Anabolika, Marihuana werden von zahlreichen Homosexuellen benutzt.
„Anschließende Depressionen sind fast der Normalfall. ... Untersuchungen zeigen, dass die unter zwanzigjährigen Schwulen mehr Alkohol und Partydrogen benutzen als ihre heterosexuellen Altersgenossen. **Dabei erhöht Homosexualität bei Teens sowieso die Gefahr von Gesundheitsproblemen,** Selbstmord, Viktimisierung [Gewaltopfer] und sexueller Risikobereitschaft."[224]

2.4. HOMOSEXUALITÄT UND DEPRESSION

Auffällig viele Homosexuelle fühlen sich schuldig und leiden unter Depressionen. „**Schuldgefühle sind für Schwule ein großes, hartnäckiges Problem** ... Wie der Teufel ...

221 Silverstein / Picano: Die Freuden der Schwulen, S. 80
222 Silverstein / Picano: Die Freuden der Schwulen, S. 81
223 Silverstein / Picano: Die Freuden der Schwulen, S. 81f
224 Silverstein / Picano: Die Freuden der Schwulen, S. 83

schmuggeln sich Schuldgefühle in die geheimsten Winkel unseres Herzens und treten in zahlreichen geschickten Verkleidungen auf. … Manche Schwulen lehnen ihre Homosexualität so sehr ab, dass sie sich nicht nur für das hassen, was sie tun, sondern auch dafür, was sie sind. Oft äußern sich diese Schuldgefühle nicht direkt; sie tarnen sich als chronische Depression. … Schuldgefühle können in der Extremform jemanden so sehr lähmen, dass sie zum Selbstmordversuch führen … Aber die meisten Schwulen leiden an weniger schweren Formen von Schuldgefühl … weil sie *Schlechtes* tun. Das kann vom Betrügen des Freundes bis zu Experimenten mit SM reichen. … Schuldgefühle bekunden sich auch in anderen Seiten des schwulen Lebens – der zwanghaften Suche nach Sex, … dem Wunsch nach schnellem Sex, der tiefere Beziehungen nicht zulässt …“[225]

„**Ein volles Drittel aller Teenager, die sich umbringen, ist schwul.** … Eine weitere selbstmordgefährdete Gruppe sind ältere Schwule. Untersuchungen zeigen …, dass … die zunehmende Vereinsamung im Alter zu Selbstmordgedanken [führt] … Viele Schwule, die ihre Unabhängigkeit für sich hochstilisierten, in ihrem Selbstwertgefühl aber vielleicht doch von Sexerfolgen abhängig waren, neigen mit dem Alter zu schwerer werdenden Depressionen.“[226]

Psychoanalytische Erklärungen genügen Silverstein und Picano nicht, „um die Allgegenwart von Depression unter Schwulen zu erklären. Ein Grund dafür sind zweifellos Auswirkungen der Schwulenfeindlichkeit … Manche Männer übernehmen durch den sogenannten Identifikationsprozess von einem Elternteil … die geringe Selbstachtung und die Unzulänglichkeitsgefühle … Ein schwuler Mann sucht bei Depressionen oft Trost und Erleichterung im Sex. … Manche Schwule fühlen sich nach dem Sex deprimiert, besonders mit einem Fremden …Er schafft sich den Partner schnell

225 Silverstein / Picano: Die Freuden der Schwulen, S. 224
226 Silverstein / Picano: Die Freuden der Schwulen, S. 237

vom Hals und hat dann das dumpfe Gefühl, dass ihm wieder eine Gelegenheit entgangen ist, zu einem anderen Menschen Kontakt … aufzubauen.“[227] Der Leser solcher Zeilen wundert sich, dass Probleme in der Schwulenszene immer wieder allein auf eine mögliche Schwulenfeindschaft zurückgeführt werden.

„Die Autoren dieses Buches glauben, das **Hauptproblem beim Sex sind Schuldgefühle**, eben weil auch viele Psychiater sie uns als Schwulen schon einreden wollen.“[228] Doch solle man sich nicht von Schuldgefühlen oder Psychiatern beeinflussen lassen, was das eigene Sexleben betrifft. Niemand dürfe einem anderen Menschen Vorschriften wegen dessen Sexualpraktiken machen.[229]

Als Nebenwirkungen eines freien Sexuallebens finden sich dann doch Hinweise auf verschiedene **Geschlechtskrankheiten**. „Egal, ob du jung bist und noch deine Schlampenphase durchmachst oder außerhalb einer festen Beziehung fremd gehst, bekommst du für all den Spaß vielleicht die Quittung. Man dürfte schwerlich einen sexuell aktiven schwulen Mann finden, der sich nie *etwas eingefangen* hat.“[230] Dann werden die auch in der Schwulenszene weit verbreiteten Geschlechtskrankheiten in Einzelheiten besprochen: Gonorrhoe, Tripper, Syphilis, Prostataentzündung, Nebenhodenentzündung, Hepatitis, Herpes, Feigwarzen, Filzläuse, Darmparasiten, Krätze.[231]

2.5. HOMOSEXUALITÄT UND SEXUELLE VORLIEBEN

„Vor Aids war das Arschlecken (Rimming) sehr verbreitet … Manche Typen fahren voll darauf ab. Sie schreien und schla-

227 Silverstein / Picano: Die Freuden der Schwulen, S. 72ff
228 Silverstein / Picano: Die Freuden der Schwulen, S. 241
229 Vgl. Silverstein / Picano: Die Freuden der Schwulen, S. 240f
230 Silverstein / Picano: Die Freuden der Schwulen, S. 264
231 Vgl. Silverstein / Picano: Die Freuden der Schwulen, S. 265-273, vgl. 36

gen sich gegenseitig auf den Hintern, um die Erregung noch zu steigern, während sie sich dem Orgasmus nähern."[232]
Zur schwulen Sexualität gehört häufig ein gewisser Grad von Gewalt. „War man mit einem Bisexuellen im Bett, so wird man wahrscheinlich überrascht sein, wie zärtlich so jemand ist. Viele Frauen erziehen ihren Freund oder Ehemann zu romantischer Zärtlichkeit, sodass mancher Schwule … regelrecht schockiert sein mag."[233] „Viele Schwule lieben es, vor oder beim Sex ein bisschen miteinander zu ringen. Für einige ist diese Rauferei sogar praktisch ein Sex-Ersatz …[andere] geraten … nur so richtig in Erregung, wenn ein kleiner Ringkampf entscheidet, wer der *Top* ist – d.h. …: Wer wen fickt."[234] Auch andere homosexuelle Sexspiele sind mit einem gewissen Grad von Gewalt verbunden. „Die meisten Männer, die sich ganz gern ein paar Hiebe auf den Arsch geben lassen, bauen dies in eine übergreifende Sexszene ein. Hinternversohlen ist oft … Bestandteil einer *Vater-Sohn-Nummer*, in der der Junge belohnt oder bestraft wird."[235] „Manche Männer werden nur dann geil, wenn beim Sex eine gewisse Gefahr besteht, dass man … ihnen wehtut."[236]
Gewalttätigkeit unter Homosexuellen ist durchaus keine Seltenheit, insbesondere in Fällen sexueller Abhängigkeit „Zuletzt ist der Misshandelte so weit, dass er unaufhörlich um Leib und Leben bangt, sich aber trotzdem nicht von dem Mann losreißen kann, der ihn in der einen Minute leidenschaftlich küsst, in der anderen brutal bestraft. Was steckt hinter so einer Beziehung? Zweifellos Homophobie, in irgendeiner Form; wahrscheinlich ist es Selbsthass, der auf den Freund übertragen wird."[237] Solche Abhängigkeitsbezie-

232 Silverstein / Picano: Die Freuden der Schwulen, S. 42
233 Silverstein / Picano: Die Freuden der Schwulen, S. 56
234 Silverstein / Picano: Die Freuden der Schwulen, S. 212
235 Silverstein / Picano: Die Freuden der Schwulen, S. 131
236 Silverstein / Picano: Die Freuden der Schwulen, S. 115
237 Silverstein / Picano: Die Freuden der Schwulen, S. 119

hungen werden mit der Lebensgeschichte oder dem sozialen Umfeld der Betreffenden erklärt.

Ein weiteres *kleines, schmutziges Geheimnis* des schwulen Lebens ist die Vergewaltigung einer Neubekanntschaft. Ein Schwuler nötigt den anderen zu sexuellen Aktionen.[238]

Gewalt ist darüber hinaus eine Gefahr bei homosexueller Prostitution „Überleg es dir genau, ehe du einen Stricher nimmst. Ein paar sind verzweifelt, ja sogar psychotisch; jedes Jahr werden Schwule von Strichern ausgeraubt und/oder umgebracht, obwohl die Zahl dieser Morde wahrscheinlich nicht höher liegt als die, die nach dem Sex mit Fremden generell geschehen."[239]

Bondage scheint auch unter Homosexuellen verhältnismäßig weit verbreitet zu sein. „Manche Männer lieben die lustvolle Qual, sich erst fesseln und dann ausgiebig einen blasen zu lassen, während die nur mit Ächzen und Stöhnen reagieren können … oder dass man sie in den Mund oder in den Arsch fickt, während sie sich nur winden können, außerstande, sich dagegen zu wehren. Andere Männer bevorzugen die dominante Rolle. Sie tun nichts lieber, als ihren Partner mit Handschellen oder Fesseln an den Bettpfosten zu binden, so dass sie das Gefühl völliger Dominanz haben."[240]

Unter dem Stichwort *Faustfick* wird auf Gefahren bei der Einführung der Faust in den Darm des Sexpartners aufmerksam gemacht. „Trifft eine Faust den Dickdarm … so kann das tödlich enden. … doch können daraus nicht nur innere Blutungen entstehen, sondern auch eine Bauchfellentzündung. Innere Blutungen sind nun einmal nicht sichtbar. Zu ihren Symptomen gehören Bauchkrämpfe, Schüttelfrost und Fieber."[241]

Der Sexualverkehr über den Enddarm des Partners kostet zuerst einige Überwindung. „Um dich mit Genuss ficken zu

238 Vgl. Silverstein / Picano: Die Freuden der Schwulen, S. 310
239 Silverstein / Picano: Die Freuden der Schwulen, S. 279
240 Silverstein / Picano: Die Freuden der Schwulen, S. 58
241 Silverstein / Picano: Die Freuden der Schwulen, S. 103

lassen, musst du vielleicht ein paar negative Einstellungen zu deinem Arschloch überwinden."[242] „Einige Schwule beziehen in ihren Sex gern Fäkalien ein. ... Leute, die sie anmachen, scheißen aufeinander, essen die Scheiße des anderen oder beschmieren sich gegenseitig damit."[243]

Homosexuelle Pornographie ist weit verbreitet und hoch entwickelt. „Rechtskonservative sagen, Porno sei darauf angelegt, die Keimzelle der Familie zu zerstören. Diese Gruppen haben ihre eigenen politischen Ziele."[244]

Homosexueller Sex wird nicht nur zu Hause ausgelebt. Als *Klappen* werden öffentliche Toiletten bezeichnet, in denen Homosexuelle ihre Sexualpartner suchen, einander bei der Selbstbefriedigung zusehen oder sich gegenseitig Masturbieren.[245] „*Darkrooms* [Hinterzimmer, Kellerraum], gelegentlich auch Dunkelräume bezeichnet, sind unbeleuchtete Räumlichkeiten in schwulen Kneipen, wo Männer Sex miteinander haben."[246]

Homosexuellen wird empfohlen, im Internet verschiedene Rollen einzunehmen, je nachdem, ob man mit der schwulen Szene kommuniziert oder mit der Außenwelt. „Grundsätzlich gibt es im schwulen Leben zwei Arten von persönlichen Websites, den sogenannten Homepages. Eine davon ist die *familienfreundliche*, für Eltern, Verwandte ... Deine andere hingegen kann von *gewagt* bis *bärengeil* reichen – da gibt es keine Beschränkungen. Nacktfotos von dir, mit und ohne Ständer, Bilder, die dich beim Sex zeigen, andere Bilder von nackten Männern – alles ist erlaubt ..."[247] Chatrooms können zu einer Art Gruppensex benutzt werden. „Wenn du auf diese Art von Sex stehst, dann kann es extrem geil sein, sich gegenseitig per Videokamera zu beobachten oder gar zusätz-

242 Silverstein / Picano: Die Freuden der Schwulen, S. 97
243 Silverstein / Picano: Die Freuden der Schwulen, S. 102
244 Silverstein / Picano: Die Freuden der Schwulen, S. 200
245 Silverstein / Picano: Die Freuden der Schwulen, S. 154f
246 Silverstein / Picano: Die Freuden der Schwulen, S. 156
247 Silverstein / Picano: Die Freuden der Schwulen, S. 139

lich, über spezielle Telefonleitungen, geile Gespräche miteinander zu führen, während ihr euch beispielsweise einen runterholt. In aller Regel klickt man sich einfach in einen Chatroom ein und aus. Du grüßt nicht, kein anderer grüßt – das Ganze läuft völlig sang- und klanglos."[248]
„Dein einziges wirkliches Interesse dürfte sein, so viel Spaß wie nur möglich zu geben und zu bekommen …"[249]
Jede Form von Sexualität sei für jeden Menschen akzeptabel. Das gilt auch für Sex mit Tieren. „Die Moralapostel verurteilen den Sex mit Tieren als ekelhaft, unsittlich und überhaupt abscheulich. … Wir sind anderer Meinung als die Moralisten."[250]

2.6. HOMOSEXUALITÄT IM ALTER

„Die meisten suchen sich in fortgeschrittenem Alter ihre Sexualpartner besser aus als früher, wo jedes Loch oder jeder Schwanz reichte."[251] **„Sexpartner zu finden, ist eines der größten Probleme für ältere Schwule.** Wer die fünfzig überschritten hat und aus irgendeinem Grunde Single ist … der findet oft nur schwer Kontakte."[252]
Heute „gestehen viele schwule Lokale und Diskotheken ein, dass sie ohrenbetäubende Musik spielen, nicht zuletzt um die Senioren draußen zu halten. … Die Jüngeren nennen sie *Opas* oder *Grufties* und die wenigen vorhandenen Treffpunkte für schwule Senioren tragen verächtliche Spitznamen wie *Altersheim* oder *Jurassic Park*."[253]

---

248 Silverstein / Picano: Die Freuden der Schwulen, S. 64
249 Silverstein / Picano: Die Freuden der Schwulen, S. 118
250 Silverstein / Picano: Die Freuden der Schwulen, S. 246
251 Silverstein / Picano: Die Freuden der Schwulen, S. 23
252 Silverstein / Picano: Die Freuden der Schwulen, S. 21
253 Silverstein / Picano: Die Freuden der Schwulen, S. 23

2.7. HOMOSEXUALITÄT ALS WELTANSCHAUUNG

Homosexualität wird nicht nur als das sich Hingezogenfühlen zu einem Menschen gleichen Geschlechts verstanden, sondern als eigenständige Lebensform. **Der ganze Alltag und das ganze Denken sollen durch die homosexuelle Gemeinschaft verändert werden.** Erst dann entsteht die eigentliche homosexuelle Identität „*Coming-out* … ist nicht nur das erste Mal, wenn man mit einem anderen Mann Sex hat, sondern darüber hinaus der Gewinn einer festen Haltung im psychologischen wie im sozialen Sinne, und es ist das ebenso standfeste Auftreten, das wir bezüglich der Homosexualität zeigen. … Irgendein kleiner keifender Moralapostel in deinem Kopf droht dir mit dem Finger und schnappt schockiert nach Luft, aber du überhörst seine Vorwürfe und schiebst dich langsam in die Arme deines neuen Freundes. … Dieser kleine Moralapostel in deinem Kopf wird allmählich schwächer. … Was uns am meisten quält, wenn wir anderen über unsere Homosexualität informieren, ist vielleicht die Notwendigkeit, uns unseren eigenen Zweifeln und Ängsten zu stellen. … Das Coming-out ist … ein schrittweiser Prozess, von Phantasien über die erste gleichgeschlechtliche Erfahrung bis zur schwulen Selbsterkenntnis und dann zum Bekenntnis vor anderen. **Dieser letzte Schritt ist die Identifizierung mit der *Gay Community*.**“[254] Diese Beschreibung klingt für den Außenstehenden eher nach einem religiösen oder ideologischen **Bekehrungserlebnis**, nicht wie eine natürliche oder gar notwendige Entwicklung.

Ziel ist das Leben in einer eigenen, homosexuellen Welt, mit Zügen einer Parallelgesellschaft. **Viele Homosexuelle „empfinden Außenseitertum als eine gewisse Auszeichnung**, das Gehören zu einer nicht-bürgerlichen Subkultur als

254 Silverstein / Picano: Die Freuden der Schwulen, S. 65-68

Vorteil, wenn nicht sogar Privileg.“[255] In den USA werden bereits zahlreiche schwule Schulen betrieben (z.B. *Harvey Milk School* oder *Hetrick Martin Institute*), um schwule Identität zu fördern.[256] Schwule Reiseführer (z.B. *Spartacus* oder *Damron Guide*) informieren über „Hotels, Pensionen, Bars, Restaurants, Buchläden und andere Geschäfte ..., die sich speziell an Schwule wenden.“[257] **Das Leben außerhalb kann die schwule Identität gefährden.** „Solange sich jemand von der Gay Community absondert, sind seine Chancen, mit den eigenen Schuldgefühlen fertig zu werden, sehr viel geringer.“[258] „Kein Wunder, dass Schwule ihre eigenen *Familien* gegründet haben und dass sie in zunehmendem Maße mit diesen nicht-biologischen Familien intensiver und voller zusammenleben, als sie es je mit Eltern und Geschwistern getan hätten.“[259]

Homosexualität ist nach Silverstein und Picano eine ureigene und unhinterfragbare Lebenswelt. Alle **Versuche zur Erklärung der Homosexualität werden vehement abgelehnt,** werden als *sexistisch* bezeichnet und als Angriff auf die homosexuelle Identität gewertet. Gelegentlich führt das zur Tabuisierung der Erforschung der Homosexualität. Homosexualität sei weder von Genen noch von Hormonen abhängig. Mögliche biologische oder psychische Mitursachen der Homosexualität werden zurückgewiesen.[260]

Immer wieder kann die eigene Identität auch an einem **fest definierten Feindbild** aufgebaut werden. „Was sind die Wurzeln der *Homophobie* (der Angst und dem Abscheu vor Homosexualität)? Auf der Oberfläche lautet die Haupterklärung natürlich, dass die großen Religionen – Christentum, Judentum und Islam – die Homosexualität seit Jahrhunderten

255 Silverstein / Picano: Die Freuden der Schwulen, S. 18
256 Vgl. Silverstein / Picano: Die Freuden der Schwulen, S. 281
257 Silverstein / Picano: Die Freuden der Schwulen, S. 210
258 Silverstein / Picano: Die Freuden der Schwulen, S. 225
259 Silverstein / Picano: Die Freuden der Schwulen, S. 227
260 Vgl. Silverstein / Picano: Die Freuden der Schwulen, S. 178f

verdammen und es teilweise bis heute tun. … Die Katholische Kirche und protestantische Fundamentalistengruppen waren von jeher aggressiv und selbstgerecht."[261]
Schwule, die ihre sexuelle Identität in Frage stellen, werden als krank betrachtet. „Schwule, die ihre Sexualität extrem eng definieren, die Sex entweder völlig oder in einigen Spielarten vermeiden, sind Produkte des Puritanismus" (Sexfeindlichkeit).[262] Es gäbe Männer, „die aufgrund ihres homosexuellen Selbsthasses unter Lustunfähigkeit leiden."[263] Deshalb wird ermutigt, keine Selbstzweifel aufkommen zu lassen. „Lass nicht zu, dass jemand deine geschlechtliche Orientierung zu ändern versucht. Sie ist genauso natürlich wie dein Bedürfnis, zu essen und zu trinken."[264]
Auch bei der **religiösen Orientierung** sollte die sexuelle Identität maßgebend sein. Viele Schwule kommen „Sonntag im Morgengrauen von einer durchzechten Nacht voller Drogen und Sexeskapaden nach Hause, nur um sich andere Kleider anzuziehen und in die Kirche zu gehen."[265] Besonders empfohlen werden Santeria, Hinduismus und Quäker, weil diese nichts gegen Homosexualität haben.

2.8. HOMOSEXUALITÄT UND ÖFFENTLICHER EINFLUSS

Silverstein und Picano fordern jeden Homosexuellen auf, sich für mehr schwulen Einfluss in der Öffentlichkeit einzusetzen. „Diese Aufgabe lässt sich z.B. durch den Beitritt zu einer Organisation erfüllen, die für die schwule Gleichberechtigung kämpft … Einige Schwule meinen, erst ein solches Engagement sei das wahre Endstadium des *Coming-*

261 Silverstein / Picano: Die Freuden der Schwulen, S. 140
262 Silverstein / Picano: Die Freuden der Schwulen, S. 243
263 Silverstein / Picano: Die Freuden der Schwulen, S. 173
264 Silverstein / Picano: Die Freuden der Schwulen, S. 178
265 Silverstein / Picano: Die Freuden der Schwulen, S. 153

out. Es ist auf jeden Fall eine bereichernde Erfahrung."[266] Homosexuelle werden aufgefordert, ihrer Umwelt ihre sexuelle Identität nahezubringen, um die *schwule Emanzipation* zu fördern. Manche hätten noch keine positive Beziehung zu Homosexuellen. „Diese Unglücksmenschen müssen damit konfrontiert werden, in einer Welt voll offener, selbstbewusster Schwulen zu leben."[267]

Als Gegner werden alle Kritiker der homosexuellen Szene angesehen. „Wer irgendeinen von ihnen [verschiedenen Homosexuellen] ablehnt oder kritisiert, ist homophob, sei er selbst nun schwul oder heterosexuell. … Ein Schwuler, der sich selbst hasst, tut dies, weil er sich als Mann unzulänglich fühlt, und sein Selbsthass wird auf alle anderen Schwulen projiziert."[268] Und jeder, der als homophob bezeichnet wird (d.h. kritisch gegenüber der Bewerbung von Homosexualität), kaschiert damit lediglich seine eigene latente Homosexualität. „Homophob wäre nach dieser Theorie [von Freud] ein Mensch, der mit seiner eigenen latenten (verkappten) Homosexualität nicht zurande kommt und sie weder richtig verdrängt noch richtig anerkannt hat. Statt gegen sich selbst, richtet der Homophobe seinen Hass und seine Wut auf andere Homosexuelle."[269]

Homophobie richtet sich demnach gegen die ganze Gesellschaft. „Unsere Gesellschaft leidet an sexueller Verdrängung: Homophobie ist also nur eine Seite einer Verurteilung von Sex allgemein."[270] Als Bedrohung für den Schwulen wird die Sexfeindlichkeit genannt. „Seine bekanntesten Anhänger sind die Baptisten und die Evangelikalen …" Sie vertreten demnach ein *„reaktionäres, unterdrückerisches Gedankengut"*. Homosexuelle werden aufgefordert, ihre Beziehungen zu Andersdenkenden abzubrechen. „Aus die-

---

266 Silverstein / Picano: Die Freuden der Schwulen, S. 123
267 Silverstein / Picano: Die Freuden der Schwulen, S. 181
268 Silverstein / Picano: Die Freuden der Schwulen, S. 141
269 Silverstein / Picano: Die Freuden der Schwulen, S. 140
270 Silverstein / Picano: Die Freuden der Schwulen, S. 140

ser repressiven, intoleranten Engstirnigkeit auszubrechen, also selbstständig denken zu lernen, ist in der Regel mit dem Verlust vieler Freunde, Verwandten und früherer Kameraden verbunden.“[271] Kritiker werden als Gefahr des Homosexuellen und der Gesellschaft als ganzer interpretiert: „Erst wenn Homophobie als eine Krankheit unserer Gesellschaft erkannt und ausgemerzt wird, kann jeder Homosexuelle ein wirklich sicheres, wirklich gesundes Leben führen.“[272]

Erfolgreich im Kampf gegen ihre Kritiker war die Schwulen-Lobby insbesondere durch erhöhte Militanz, Manipulation der Medien und politische Einflussnahme. „Die Siege kamen zustande, weil homosexuelle Menschen in ihren Forderungen militanter geworden und wirksamer organisiert sind.“[273] Seit den 70er Jahren beteiligten sich verschiedene Schwulenorganisationen vermehrt an militanten und teilweise gewaltbereiten Aktionen, um auf ihr Anliegen aufmerksam zu machen. „Radikale Gruppen existieren bis heute, besonders an den Hochschulen, sind aber ein viel kleinerer … Teil der Schwulenbewegung.“[274]

Nach Silverstein und Picano können Schwule stolz darauf sein, dass sie es verstanden haben, die meisten Medien für ihre Interessen einzuspannen. In den 90er Jahren wurden flächendeckende Aktionen organisiert, **„begleitet von einer Manipulation der Medien**, wie sie keine Gleichberechtigungsbewegung je erlebt hatte.“[275] Überhaupt haben vor allem die Medien zur **Schaffung eines schwulen Idealbildes** beigetragen. „Es gibt eine neue Generation von Medienschaffenden, die für schwule Belange sensibilisiert scheint. … **Hollywood** und das Fernsehen … haben inzwischen die Vorreiterrolle, wenn es darum geht, **Schwule und Lesben**

271 Silverstein / Picano: Die Freuden der Schwulen, S. 242
272 Silverstein / Picano: Die Freuden der Schwulen, S. 142
273 Silverstein / Picano: Die Freuden der Schwulen, S. 123
274 Silverstein / Picano: Die Freuden der Schwulen, S. 232
275 Silverstein / Picano: Die Freuden der Schwulen, S. 233

in einem sympathischen Licht zu präsentieren.“[276] „Weil Schwule in Fernsehserien positiv dargestellt werden, sehen viele heterosexuelle Teens das Thema Homosexualität schon ein bisschen entspannter.“[277]

Schwule Lobbyisten verfügen zwischenzeitlich über einen erheblichen politischen Einfluss. „Ein **Großteil der konkreten Schwulenpolitik spielt sich heute hinter den Kulissen ab**, in Parteizentralen, auf Fluren von Bürgermeisterämtern, in Abgeordnetenbüros, Ministerialsitzungen und Rechtsausschüssen des Parlaments. Dort werden Gesetze entworfen, Regeln umgeschrieben und wichtige Politiker überredet ...“[278]

Homosexuelle werden von Silverstein und Picano aufgefordert, bewusst Vorteile aus der Antidiskriminierungspolitik zu ziehen. „Sieh erst nach, ob deine Stadt ... irgendwelche Verordnungen erlassen hat, dass man dich wegen deiner sexuellen Orientierung nicht diskriminieren darf. ... Wahrscheinlich wird man sich ein Bein ausreißen, um deinen Bedürfnissen entgegenzukommen.“[279]

3. HOMOSEXUALITÄT IST NATÜRLICH[280]

Wer Homosexualität als *widernatürlich* bezeichnet, wird von einem kenntnisreichen Gesprächspartner leicht eines besseren belehrt. So berichten beispielsweise verschiedene Zeitschriften im Sommer 2005 von Homosexualität unter **Libellen**. Im Fachjournal *Proceedings of the Royal Society: Biology Letters* veröffentlichte ein Forscherteam um Hans

276 Silverstein / Picano: Die Freuden der Schwulen, S. 235
277 Silverstein / Picano: Die Freuden der Schwulen, S. 281
278 Silverstein / Picano: Die Freuden der Schwulen, S. 234
279 Silverstein / Picano: Die Freuden der Schwulen, S. 182
280 Vgl. Volker Sommer: Wider die Natur? Homosexualität und Evolution, C.H.Beck, München 1990, S. 110-131

van Gossum von der Universität Antwerpen die Ergebnisse ihrer Studie über das Sexualverhalten der Libellen.[281] Prinzipiell neu sind diese Ergebnisse allerdings nicht. Schon lange war homosexuelles Verhalten unter verschiedensten Tierarten bekannt. Wissenschaftliche Untersuchungen der Verhaltensforschung förderten zutage, dass die **Homosexualität keine speziell menschliche Erfindung** ist.[282] Obwohl bei den überwiegend triebgesteuerten Tieren natürlich keine willentliche Entscheidung vorausgesetzt werden kann und damit auch kein ethisches Handeln.

Wanzen der Art *Xylocaris maculipennis* praktizieren eine Art **homosexueller Vergewaltigung**. Sie injizieren ihr Sperma in den Samenleiter ihrer Konkurrenten. Wenn diese sich dann mit einem Weibchen paaren, übertragen sie das Erbgut ihres Vergewaltigers.

Bei fünf Arten von **Seemöwen** wurden lesbische Verbindungen beobachtet. Bis zu 14% der Paare bestehen aus zwei Weibchen. Nachdem sie sich von einem Möwenmännchen befruchten ließen, brüten sie gemeinsam und ziehen zusammen ihre Jungen auf. Da beide Weibchen ihre Eier einbringen, verfügen sie über ein doppelt so großes Gelege wie ihre heterosexuellen Artgenossen.

Ganter der **Graugänse** schließen sich zu Paaren zusammen, wenn passende Weibchen fehlen. Gelegentlich stehlen solche Paare die fehlenden Eier, um sie auszubrüten und den Nachwuchs großzuziehen, wie ein homosexuelles Flamingopaar im Rotterdamer Zoo zeigt.

In gemischt geschlechtlichen **Meerschweinchengruppen** verhalten sich etwa zehn Prozent der Männchen homosexuell. Der Verhaltensforscher Norbert Sachser von der Universität Münster konnte beobachten, dass in isolierten Gruppen von vier männlichen Meerschweinchen sich je eines als

281 Vgl. Antwerpen: Neue Studie attestiert Libellen Homosexualität, Http://shortnews.stern.de/shownews.cfm?id=575140, 1.6.2005

282 Vgl. Michael Miersch: Das bizarre Sexualleben der Tiere. Ein populäres Lexikon von Aal bis Zebra, Eichborn Verlag, Frankfurt a.M. 1999, S. 121-124

Weibchen zu verhalten begann. Sobald er jedoch ein echtes Weibchen in die Gruppe brachte, benahm sich das **Pseudoweibchen innerhalb von Sekunden wieder männlich**.
Insbesondere einige **Affenarten** scheinen eine besondere Präferenz für homosexuelles Verhalten zu heben, zumindest zeitweilig. Volker Sommer beobachtete über sechs Jahre hinweg eine Horde indischer Leguane und konnte feststellen, dass in dieser Zeit fast alle Weibchen gelegentlich ihren Geschlechtsgenossinnen aufreiten. Ähnlich verhalten sich nach einer Untersuchung der kalifornischen *Stanford Universität* die Weibchen der Bärenmakaken. Sie rieben ihre Geschlechtsteile bis zum Orgasmus aneinander. Bei weiblichen Rhesusaffen auf Puerto Rico kommt es immer wieder zu einer gegenseitigen sexuellen Stimulierung mit den Händen. Auch bei männlichen Makaken ist neben dem homosexuellen Analverkehr ein ähnliches Verhalten zu beobachten. In den allermeisten Fällen zeigen Affen aber **kein rein homosexuelles Verhalten,** sondern eher ein bisexuelles. Überhaupt scheint es ihnen nicht so sehr auf das Geschlecht des Sexualpartners anzukommen, sondern eher auf eine möglichst häufige und intensive sexuelle Reizung, weshalb von Homosexualität nur bedingt die Rede sein kann. Homosexualität beinhaltet nämlich den Vorzug des gleichen Geschlechts von dem fremden um des Geschlechtes und nicht um der momentanen sexuellen Aktivität willen. Auch umfasst diese typisch menschliche Zuordnung eine mental schwule Ausrichtung und Selbstdefinition, von der bei Tieren für gewöhnlich keine eindeutige Aussage zu machen ist.
Zumeist scheint in der Natur homosexuelles Verhalten auf den **Mangel an heterosexuellen Partnern** zurückzuführen zu sein. Verändert sich die Zusammensetzung der Gruppe und stehen wieder genügend gegengeschlechtliche Sexualpartner zur Verfügung, wenden sich die homosexuell agierenden Tiere gewöhnlich wieder von ihrem gleichgeschlechtlichen Gegenüber ab.

Ziemlich neu ist die Auffassung der ***evolutionsgeschichtlichen Notwendigkeit*** von Homosexualität (während bisher von Evolutionstheoretikern eher deren Widernatürlichkeit aufgrund fehlender Fortpflanzung von Lesben und Schwulen betont wurde): Homosexualität diene der Arterhaltung, da sie dafür sorge, dass sich eine größere Anzahl von Individuen um den fremden Nachwuchs (meist die Neffen und Nichten) kümmern könne.[283] Zeitweilig auf die eigenen Nachkommen zu verzichten sei demnach eine sinnvolle Strategie der Evolution, um die Chancen blutsverwandter Jungtiere zu steigern. Ziel dabei sei nicht in erster Linie die Weitergabe des eigenen Erbgutes, sondern das Fortleben der eigenen Gruppe. Bei dieser These handelt es sich allerdings nicht um ein wissenschaftliches Ergebnis, sondern lediglich um einen Erklärungsversuch vorfindlich homosexuellen Verhaltens unter der evolutionären Prämisse, dass ein in der Natur beobachtetes Verhalten immer einen erkennbaren Überlebensvorteil beinhalten müsse. Abgesehen davon wäre es bei einem Vergleich mit menschlicher Homosexualität interessant zu untersuchen, inwieweit sich Homosexuelle tatsächlich stärker in der Erziehung verwandter Nachkommen engagieren als ihre heterosexuellen Zeitgenossen.

Angesichts zahlreicher Beispiele homosexuellen Verhaltens in der Natur muss allerdings dem Fehlschluss gewehrt werden, nach dem für den Menschen legitim ist, was von Tieren praktiziert wird. In der Philosophie wird eine solche Argumentation **naturalistischer Fehlschluss** genannt, weil vorschnell aus dem vorfindlichen Sein ein moralisches Sollen geschlossen wird. Offensichtlich ist aber Homosexualität durch ihr bloßes Vorkommen in der Natur ethisch genauso wenig zu legitimieren wie die Tötung schwacher oder kranker Nachkommen durch das Muttertier, die Tötung fremden

283 Vgl. Volker Sommer: Wider die Natur? Homosexualität und Evolution, C.H.Beck, München 1990, S. 132-147

Nachwuchses durch ein neues Gorillamännchen oder die Tötung des Spinnenmännchens durch seine Sexualpartnerin nach vollendetem Geschlechtsverkehr.

4. HOMOSEXUALITÄT IN DER GESCHICHTE[284]

4.1. HOMOSEXUALITÄT IM ALTEN ORIENT

In **Mesopotamien und Altsyrien** wurde männliche Homosexualität in früher Zeit allem Anschein nach nicht unterdrückt und auch nicht als sittlich negativ angesehen. Nach dem Weltbild der babylonisch-assyrischen Kulte manifestierten sich die Gottheiten auch in der Sexualität. So trugen sie durch ihre Dienerinnen und Diener allen Anhängern, Männern wie Frauen, auch in sexueller Hinsicht Rechnung, egal ob sich ihr Verlangen auf das gleiche, das andere oder auf beide Geschlechter richtete.[285]

Im **alten Ägypten** war Homosexualität durchaus bekannt, überwiegend aber moralisch geächtet. Aus dem Alten Reich (5. Dynastie, ca. 2500 v.Chr.) lassen sich nur vage Hinweise auf praktizierte Homosexualität finden, so werden beispielsweise die beiden hohen Hofbeamten Nianchchnum und des Chnumhotep auf Grabdarstellungen mehrfach in inniger Umarmung dargestellt. Aus dem Mittleren Reich (ca. 2000-1700 v.Chr.) stammt die kritische Erzählung vom „*Kläger von Memphis*". Die Geschichte erzählt von König *Neferkare* (Pepi II), der allnächtlich zu dem Haus seines Generals Sa-

---

284 Vgl. Gotthard Feustel: Die andere Liebe. Eine illustrierte **Geschichte der Homosexualität. Edition Leipzig, Leipzig, 1995**

285 Vgl. Josef Spindelböck: Die sittliche Beurteilung der Homosexualität. Moralhistorische Anmerkungen zum christlichen Standpunkt, in: Josef Spindelböck, Verantwortete Freiheit. Beiträge zur theologischen Ethik, Kleinhain 2004, S. 241-265, in: http://stjosef.at/dokumente/kirche_und_homosexualitaet_moralhistorisch.htm

senet schleicht. Dort angekommen wirft er einen Stein ans Fenster, der General lässt eine Leiter herunter und „seine Majestät macht, was er wünscht“ - eine im alten Ägypten übliche Umschreibung sexueller Handlungen.
Aus el-Lahun (Mittleres Reich, ca. 1700 v.Chr.) stammt ein Papyrusfragment, in dem der Kampf des Gottes Seth mit Horus beschrieben wird. Eine Szene in der Erzählung beschreibt, wie Seth den Horus vergewaltigt, um ihn damit zu demütigen.
Auch in ägyptischen Totenbüchern finden sich Hinweise auf eine kritische Einstellung zur Homosexualität. So heißt es z.B. im Grab einer Frau: „Habe keinen Beischlaf mit einem Beischläfer!“. Aufschlussreich dazu ist auch das negative Sündenbekenntnis vor dem Totenrichter Osiris beim Jenseits-Gericht, wo der Tote bekennt, dass er nicht mit einem Jungen (homosexuell) verkehrt hat.[286]

4.2. HOMOSEXUALITÄT IN DER ANTIKE

In der **griechischen Antike** war die Homosexualität relativ weit verbreitet, wobei die meisten Homosexuellen jener Zeit heute als bisexuell bezeichnet werden würden. Es war schlichtweg unvorstellbar nicht zu heiraten. Demostenes beschreibt die sexuelle **Arbeitsteilung** jener Zeit folgendermaßen: „Wir haben Hetären zum Vergnügen, Nebenfrauen zu unserer täglichen Versorgung und Ehefrauen zur Erzeugung rechtmäßiger Kinder.” Liebe zu einem geistig ebenbürtigen Partner konnte nach griechischer Vorstellung allerdings nur gleichgeschlechtlich sein, da Frauen lange Zeit nicht als gleichwertige Menschen galten. Insbesondere Intellektuelle unterhielten häufig sexuelle Kontakte zu ihren jugendlichen

286 Vgl. Richard Parkinson: Homosexual Desire and Middle Kingdom Literature, The Journal of Egyptian Archaeology 81 (1995), S. 57 - 76 / Frank Kammerzell, Toro Rueda, Maria Isabel: Nicht der Homosexuelle ist pervers: Die Zweiunddreißigste Maxime der Lehre des Ptahhotep, Lingua Aegyptia 11 (2003), S. 63 - 78

Schülern. Zahlreiche Vasenabbildungen belegen diese Kontakte.
Die Bezeichnung weiblicher Homosexualität als ***lesbisch*** entstammt griechischer Mythologie. Demnach soll im 6. vorchristlichen Jahrhundert die Insel Lesbos von einem Stamm weiblicher Kriegerinnen, den Amazonen, erobert worden sein. Obwohl sehr wehrhaft, widmeten sich die Frauen vornehmlich den schönen Künsten, der Musik, dem Tanz, der Poesie und Philosophie. Auch die Dichterin Sappho soll dort gelebt und Gedichte auf die gleichgeschlechtliche Liebe verfasst haben. Die von Frauen beherrschte Insel wurde seither zum Namensgeber weiblicher Homosexualität.[287]
Auch in der **vorchristlichen Zeit des Römischen Reiches** waren homosexuelle Kontakte der Männer neben ihren heterosexuellen Ehen keine Ausnahme. Insbesondere in den Männergesellschaften der Händler und des Militärs blühte die Homosexualität. In der ganzen Antike wurden allerdings die Rollen innerhalb der homosexuellen Beziehung scharf voneinander geschieden. Der sexuell aktive Partner wurde als *männlich* gesehen, wohingegen der zumeist jüngere Mann, der sich penetrieren ließ, als *weibisch* abgewertet wurde. In Anspielung auf eine passive homosexuelle Beziehung zum bithynischen König Nikodem verkündete ein Spottlied dieser Zeit: „**Caesar** unterwarf sich Gallien, doch den Caesar unterwarf sich Nikodem. Sicher könnte es sich bei dieser Behauptung um eine bewusst inszenierte Diffamierung durch Caesars Gegner handeln. In jedem Fall verrät dieser Vers, dass die passive Rolle bei einem homosexuellen Geschlechtsakt als verunehrend angesehen wurde.
Zumeist waren die Beziehungen eher kurzzeitig. Wurde ein jugendlicher Homosexueller älter, schlüpfte er in die Rolle des aktiven männlichen Partners und suchte sich zu seiner sexuellen Befriedigung einen jüngeren Mann. Diese Alters-

287 Vgl. Georg Schwikart: Sexualität in den Weltreligionen, Gütersloher Verlagshaus, Gütersloh 2001, S. 40

struktur in homosexuellen Partnerschaften ist übrigens bis heute auffällig häufig anzutreffen.

4.3. HOMOSEXUALITÄT IN DER FRÜHEN CHRISTENHEIT

Die **Kirchenväter der frühen Christenheit** waren sich durchweg einig in der kritischen Beurteilung der Homosexualität.[288] **Justin** (100-165) verurteilte Homosexualität als spezifisch heidnisches Laster.[289] Bei Lactantius (250-325) galt homosexuelles Tun als Erfindung des Teufels.[290] Auch **Cyprian** von Karthago (200-258) verurteilte Homosexualität entschieden, hält sie aber im Gegensatz zu Tertullian für vergebbar.[291] Die *Synode von Elvira* (305) verbot die Wiederaufnahme von Knabenschändern selbst in der Todesstunde; dagegen allerdings wandte sich das *Konzil von Nicäa* (325).[292] Beeinflusst von einer generell sexualfeindlichen Philosophie, lehnte **Clemens** von Alexandrien (150-215) „jede Form der Geschlechtslust, die nicht ihrem einzigen Zweck, der Zeugung, diente, kategorisch ab."[293] Seine Ablehnung der Homosexualität begründet er naturalistisch: „Deshalb ist es für uns ohne jeden Zweifel klar, dass man die Unzucht mit Männern und die unfruchtbaren Begattungen und die Päderastie [...] vermeiden muss, gehorsam der Natur, die selbst solches

288 Vgl. K. Hoheisel: Homosexualität, in: E. Dassmann Hrsg., Reallexikon für Antike und Christentum, Bd XVI, Stuttgart 1994, S. 290-363

289 Vgl. Justin: Dialog mit dem Juden Tryphon, 95,1

290 Vgl. Hoheisel: Homosexualität, S. 346 mit Hinweis auf Lactantius: Divinae institutiones VI,23,8

291 Vgl. Cyprian, An Donatus, 8 f. / Cyprian, Briefe 59, 13 f; 64, 5

292 Synode von Elvira, can. 71: „Päderasten werden auch auf dem Totenbette nicht mehr zur Communion zugelassen." Zitiert nach Bleibtreu-Ehrenberg: Tabu, S. 204 / vgl. Hoheisel: Homosexualität, S. 356 f.

293 Vgl. Hoheisel, Homosexualität, S. 348. „Wenn man aber geschlechtlich verkehrt, ohne Kinder erzeugen zu wollen, so heißt das gegen die Natur freveln" (Clemens von Alexandrien: Der Erzieher, II 95,3). „Denn die bloße Lust ist, auch wenn sie in der Ehe gewonnen wird, gesetzwidrig und ungerecht und unvernünftig" (ebd., II 92,2)

durch den Bau der Glieder verbietet, indem sie dem männlichen Geschlecht die Manneskraft verliehen hat, nicht dass es den Samen in sich aufnehme, sondern dass es ihn von sich ergieße."[294]

Am deutlichsten wandte sich Johannes **Chrysostomos** (349-407) gegen die Homosexualität bei den Heiden, aber auch unter Christen.[295] In seinem Kommentar zum Römerbrief schrieb er: „Es gibt nichts, was schlimmer wäre als dieser Frevel." Als Hauptgrund seiner Ablehnung nennt er die eindeutige Widernatürlichkeit der Homosexualität. Dann fragte er: „Welche Höllenstrafen werden groß genug sein für solche Menschen?"[296] Die Strafe liegt nach seinen Worten bereits in der Tat selbst, in der Abkehr von der Ordnung Gottes, die den Sündern in ihrer Verblendung oft gar nicht mehr bewusst ist.

Augustinus (354-430) betonte, „dass Männer beim Geschlechtsverkehr die Rolle des Weibes spielen, ist nicht naturgemäß, sondern widernatürlich." Außerdem kritisierte er alle, die im Namen der heidnischen Götter „diese Seuche, dies Verbrechen, diese Schmach" sogar „in jenem Kult gewerbsmäßig" betreiben.[297]

Im **dritten Jahrhundert** begann die **rechtliche Ächtung der Homosexualität**.[298] Neue Gesetze sollten die Ehe schützen und außereheliche Sexualität einschränken. Neben moralischen Erwägungen verbarg sich dahinter die Absicht, die Geburtenzahl zu erhöhen. Auch der unter Aspekten der Empfängnisverhütung praktizierte Analverkehr unter Heterosexuellen wurde verboten. Kaiser Julian (527-565) war der Überzeugung, dass Homosexuelle unter der Gewalt des

294 Clemens, Der Erzieher, II 87,3

295 Vgl. Hoheisel: Homosexualität, S. 351 f. Gerade im Werk „Adversus oppugnatores vitae monasticae" 3,8 schildert Johannes Chrysostomos den diesbezüglichen Verfall der Sitten auch bei Christen

296 Johannes Chrysostomos: Kommentar zum Römerbrief, Homilie V 3

297 Augustinus, De civitate Dei, lib. VI, c.8

298 Vgl. Hans Georg Stümke: Homosexualität / Schwule, in: Siegfried Rudolf Dunde Hrsg.: Handbuch Sexualität, Deutscher Studien Verlag, Weinberg 1992; S. 103-111

Teufels stünden. Mit ihrem gotteslästerlichen Handeln seien sie verantwortlich für die schrecklichen Plagen, die das Land heimsuchten: „Denn wegen solcher Vergehen entstehen Hungersnot, Erdbeben und Pest und darum ermahnen wir sie, sich der angegebenen unerlaubten Handlungen zu enthalten, damit sie nicht ihr Seelenheil verlieren.“[299] Unter Berufung auf das Alte Testament sollten praktizierende Homosexuelle mit dem Tod bestraft werden.

4.4. HOMOSEXUALITÄT IM MITTELALTER

Über lange Zeit hinweg fand die Homosexualität kaum Beachtung. Erst in den hochmittelalterlichen Städten und Klöstern trat sie wieder vermehrt auf, sodass mit Verboten dagegen vorgegangen wurde.[300] Unter dem Strafbestand der ***Sodomie*** wurden Homosexuelle bis ins 18. Jahrhundert hinein verbrannt. Sodomie galt als Sünde, „die zum Himmel schreit.” Der Begriff der *Sodomie* verweist auf die schwulen Avancen der männlichen Bevölkerung Sodoms gegenüber den bei Abrahams Neffen Lot anwesenden Boten Gottes (1Mo 19,1-11).
Sexuelle Kontakte zwischen Männern bzw. Frauen wurden als heidnische Laster, als sündhaftes Abweichen von gottgewollten und naturgesetzlichen Verhaltensnormen angesehen. In der mittelalterlichen Literatur wird Homosexualität als *vitium sodomiticum*, *speccatum contra naturam*, ***stumme Sünde***, *rote rufende Sünde* oder *Ketzerei* bezeichnet. Für **Thomas von Aquin** zählte die Homosexualität zu den vier widernatürlichen Unzuchtssünden (Selbstbefriedigung, Bestialität, Anal- und Oralverkehr).[301] Im Rückgriff aus die Novellen Junstini-

---

299 Justinian: Novelle, Nr. 77, deutsch bei G. Bleibtreu-Ehrenberg: Tabu Homosexualität. Die Geschichte eines Vorurteils, Frankfurt 1978, S. 192.
300 Vgl. B.-U. Hergemöller: Die unaussprechliche stumme Sünde, in: Kölner Akten des ausgehenden Mittelalters, Geschichte in Köln 22, 1987, 5-51 / V.L. Bullough - J.Brundage Hrsg.: Sexual Practices and the Medieval Church, 1982
301 Vgl. Thomas von Aquin: Summa Theologica II.II q 154 a. 11/12

ans (538/559) und die *Kapitularien* von Benedictus Levita (9. Jhd.) wurden Fremdvölkereinfälle, Erdbeben, Hungersnöte, Pestwellen und Überschwemmungen als Rache Gottes für homosexuelle Sünden interpretiert. Theologen des *Reformpapsttums* fordern aufgrund lascher Moral eine Verschärfung der Strafen gegen Homosexualität. Auf dem ***3. Laterankonzil*** (1179) wurde beschlossen, überführte Priester entweder zu degradieren oder ins Kloster zu verbannen. **Homosexuelle Laien sollten aus der Kirche ausgeschlossen werden** (X 5.31.4). Gelegentlich wurde der Vorwurf der Homosexualität im Hochmittelalter auch zur Diffamierung gesellschaftlicher Konkurrenten eingesetzt (z.B. gegen Bonifatius VIII., gegen die Templer, Eduard II. von England, Richard II. von England und Magnus VII. Eriksson von Schweden).

In den meisten **großen Städten des Mittelalters** finden sich Unterlagen über die Verfolgung von Homosexuellen. Vorgehensweise und Strafmaß waren allerdings recht unterschiedlich. In Florenz und Venedig beispielsweise gab es eine **eigene Verfolgungsbehörde**, die durch Ausschreibung von Belohnungsgeldern, durch regelmäßige Kontrollen einschlägiger Lokale und durch das Verbot männlicher Bekleidung für Prostituierte Homosexualität aktiv bekämpften. Im Verlauf eines Sexskandals in Köln verzichtete die Stadt hingegen auf jede strafrechtliche Verfolgung. Im Allgemeinen wurden, insbesondere für minderjährige und passive Partner, **Verstümmelungs-, Ehren-, Geld- und Exilstrafen** ausgesprochen. Die durchaus mögliche Todesstrafe wurde verhältnismäßig selten vollzogen. Im ganzen 15. Jahrhundert wurden beispielsweise *lediglich* 70 Männer wegen wiederholter Homosexualität hingerichtet (Hinweise auf verurteilte Frauen finden sich in den Akten keine). Im Spätmittelalter trugen polemisierende Volksprediger wie Berthold von Regensburg, Geiler von Kaisersberg und Savonarola zur verschärften Ablehnung der Homosexualität bei.[302] Insgesamt kann in der

302 Vgl. B.U. Hergemöller: Homosexualität. Westlicher Bereich, in: Lexikon des

theologischen und kirchenrechtlichen Diskussion des späten Mittelalters „ein Trend zur Aufwertung der *sodomitischen Sünde* als schlimmste aller Unzuchtssünden, ja als die größte aller Verfehlungen überhaupt beobachtet werden. Sodomie wurde seit dem 13. Jahrhundert als Angriff auf die von Gott geschaffene Naturordnung, auf die Heiligkeit des Ehebandes und auf die Grundlagen von Staat und Gesellschaft unter Androhung der Höchststrafe verfolgt“.[303]

Die **byzantinischen Gesetzbücher** Kaiser Justinians enthalten eine eindeutige Verurteilung der Homosexualität.[304] Straffällige sollten mit Verstümmelung (Entmannung) bestraft werden. In den isaurischen und makedonischen Gesetzbüchern wurde den Homosexuellen, mit Ausnahme der noch nicht zwölfjährigen Partner, sogar die Todesstrafe angedroht, selten aber wohl vollzogen. Die östlichen Kirchenväter Basilius und Gregor von Nyssa empfahlen, **Homosexualität wie Ehebruch zu behandeln** (15-jährige Exkommunikation). In den folgenden Jahrhunderten setzte sich eher eine mildere Bestrafung durch, wobei die Ablehnung der Homosexualität an sich nicht in Zweifel gezogen wird. Kirchliche Quellen erwähnten eigens auch zahlreiche Fälle weiblicher Straftäterinnen. Gleichgeschlechtliche Beziehungen scheinen in Byzanz durchaus keine Seltenheit gewesen zu sein.[305]

4.5. HOMOSEXUALITÄT IN DER REFORMATIONSZEIT

In seinem Kommentar zum Römerbrief erwähnte **Martin Luther** (1483-1546) die Homosexualität nur nebenbei, als sittliche Abirrung der Menschen infolge ihres Gottesverlus-

---

Mittelalters, Coron Verlag, Lachen am Zürichsee 1999, Sp. 113f

303 B.-U. Hergemöller: Einführung in die Historiographie der Homosexualitäten (Historische Einführungen, Bd 5), Tübingen 1999, S. 73

304 Vgl. Codex Iustinianus: D. 47.11.I.2; 48.6.3.4.; C.9.9.30; I.4.18.4

305 Vgl. Sp. Troianus: Homosexualität. Byzantinisches Reich, in: Lexikon des Mittelalters, Coron Verlag, Lachen am Zürichsee 1999, Sp. 114f

tes.[306] In diesem Zusammenhang geht es ihm vor allem darum, die Ehe als gottgewolltes und in der Schöpfungsordnung begründetes Heilmittel gegen jede Art von sexueller Zügellosigkeit und Perversion (einschließlich Homosexualität) herauszustellen. In seiner Vorlesung zum Buch Genesis wird der Reformator deutlicher: Das homosexuelle Ansinnen der Bewohner Sodoms wertet er als *contra naturam* sowie als *perversitas*. Ihre eigentliche Wurzel hätten diese Verkehrung in der Anstiftung des Teufels.[307] Luther begründete die Stiftung und den Wert der Ehe in seinem *Großen Katechismus* damit, dass es Gott vor allem darauf ankomme, dass man Menschen aufziehe, „die der Welt dienen und helfen zu Gottes Erkenntnis". Dieser **zentralen Zielsetzung Gottes für die Ehe widerspricht die Homosexualität** diametral. Wer nicht zur Zeugung von Kindern und deren Aufziehung bereit sei, solle nach Auffassung des Reformators ledig bleiben und auf die Ausübung seiner Sexualität verzichten.[308]

Der **Heidelberger Katechismus** (1563) verurteilte die Homosexualität in seiner Auslegung des siebten Gebots (Ehebruch) als eine Form von Unzucht. **Dabei geht es in dieser reformierten Bekenntnisschrift weniger um die Verurteilung ethisch problematischer Formen der Sexualität als vielmehr um die positive Hervorhebung der von Gott gewollten, *reinen* Ausübung der Geschlechtlichkeit.** „Was will das siebente Gebot? Dass alle Unkeuschheit von Gott verabscheut wird (3Mo 18,27-30) und dass wir darum ihr

---

306 Vgl. M. Steinhäuser: Homosexualität als Schöpfungserfahrung. Ein Beitrag zur theologischen Urteilsbegründung, Stuttgart 1998, S. 379 ff.

307 „... at appetentium, quod contra naturam poenitus est, unde haec est perversitas? sine dubio ex Satana, qui, postquam a timore Dei semel deflexum est, tam premit naturam valide, ut extinguat naturalem concupiscentiam, et excitet eam, quae contra naturam est." – Martin Luther, Genesis-Vorlesung, in: WA 43, 57. Hier zitiert nach Steinhäuser, Homosexualität, 384, Anm. 969

308 Vgl. Luther: CA 16 / 23; BSLK 71,15ff.; BSLK 294,18-32; BSLK 528,6f.; BSLK 612,38-41. Indirekte Bezüge gibt es aber einerseits in der Apologie zu CA 23, die von „der unordentlichen Brunst, die da sundlich ist" im Gegensatz zu der natürlichen, angeborenen Neigung zwischen Mann und Frau spricht (BSLK 336,18-30)

von Herzen feind sein (Jud 1,23) und keusch und züchtig leben sollen (1Thess 4,3-5), es sei im heiligen Ehestand oder außerhalb desselben (Hebr 13,4; 1Kor 7,1-9.25-28). Verbietet Gott in diesem Gebot nichts mehr als Ehebruch und dergleichen Schande? Weil beide, unser Leib und unsere Seele, Tempel des Heiligen Geistes sind, darum will er, dass wir sie sauber und heilig bewahren; er verbietet deshalb alle unkeuschen Taten, Gebärden, Worte (Eph 5,3.4; 1Kor 6,18-20), Gedanken, Lust (Mt 5,27-32) und was den Menschen dazu reizen kann (Eph 5,18; 1Kor 15,33)."[309]

Im weltlichen Bereich erfolgte in dieser Zeit eine zunehmende Kriminalisierung der Homosexualität. Ein Beispiel dafür bietet die ***Peinliche Gerichtsordnung* von 1532**, die jenen die Verbrennung androhte, die gleichgeschlechtliche Unzucht trieben (Art. 116).[310]

4.6. HOMOSEXUALITÄT IN DER NEUZEIT

Im Zeitalter der **Aufklärung** wollte man das gesellschaftliche Zusammenleben an den Regeln der menschlichen Vernunft und der Natur orientieren. Obwohl man sich von der kategorischen moralischen Verurteilung der Homosexualität vergangener Zeiten distanzierte, kommt in den Schriften zeitgenössischer Philosophen ein gewisser Ekel über die gleichgeschlechtliche Sexualität zum Ausdruck. Homosexualität wurde nicht mehr als gemeingefährlich oder kriminell angesehen, sondern als psychische Fehlentwicklung. Zudem wurden homosexuelle Akte als ein minderwertiger Ersatz für heterosexuelle Begegnungen angesehen. Auf das Strafrecht hatten diese humanistischen Überlegungen aber kaum Einfluss.[311]

---

309 Heidelberger Katechismus, Frage 108 / 109

310 Vgl. F.-C. Schroeder: Homosexualität. 2. Rechtlich, in: W. Korff u.a. (Hg.), Lexikon der Bioethik, Gütersloh 1998, Bd 2, S. 227

311 Vgl. Helmut Blazek: Rosa Zeiten für rosa Liebe. Geschichte der Homosexualität. Frankfurt 1996, S. 11

Noch im Jahr 1731 ersetzte Friedrich Wilhelm I. der Stadt Potsdam die bei der Hinrichtung eines *Sodomisten* entstandenen Unkosten. Im Zuge der bürgerlichen Aufklärung wurden die Strafen für Sodomie herabgesetzt. Im allgemeinen ***preußischen Landrecht*** von 1794 wird „Sodomerei und dergleichen unnatürliche Sünden, die wegen ihrer Abscheulichkeit hier nicht genannt werden können", statt mit der Todesstrafe mit Zuchthaus geahndet. Andere deutsche Staaten gingen sogar noch einen Schritt weiter, indem sie wie Bayern 1813 Homosexualität prinzipiell straffrei stellten. Hier sprach man auch nicht mehr von einer Sünde, sondern nur noch von einem *widernatürlichen* Verhalten. Naturwissenschaftler, Juristen und Theologen jener Zeit kamen durch ihre Naturbeobachtungen zu der Ansicht, dass Sexualität zuallererst der Zeugung von Nachkommen diene. Wenn Menschen gleichen Geschlechts miteinander verkehrten, galt das als irrational und unnatürlich. Darüber hinaus ging man davon aus, dass Homosexualität im Tierreich nicht vorkomme. Homosexualität wurde kurzerhand **zur Krankheit** deklariert. Kranke aber konnte man für ihre Leiden nicht bestrafen, man musste sie behandeln. Entsprechend dem modernen, medizinischen Krankheitsmodell führte man Homosexualität im 19. Jahrhundert auf organische Ursachen, auf eine biologische Dimension zurück. Diese hoffte man erforschen zu können, um dann eine geeignete Therapie für Homosexuelle entwickeln zu können. Zahlreiche Erkrankungen der Eltern, aber auch psychische Defekte wurden als Ursachen gehandelt.

Verschiedenartige **Therapien** fanden Anwendung: In der Ehetherapie sollte Homosexualität durch eine heterosexuelle Partnerschaft geheilt werden. Kalte Bäder oder harte Arbeit sollte die sexuelle Lust dämpfen. Je nach Überzeugung des Arztes wurden potenzsteigernde oder potenzmindernde Mittel verschrieben. „Mit dem Fortschritt der Wissenschaft traten bald auch Kastration, Hypnose, verschiedene Formen von Chemotherapie, Elektroschockverfahren, Hormonbe-

handlungen und operative Eingriffe in das Gehirn (Stereotaxie) hinzu."[312]
In der Zeit des **Biedermeier** (1815-1848) galt Homosexualität als widernatürlich und weibisch. In schwulen Männern sah man eine Bedrohung der christlich vernunftgemäßen Familienordnung (Vater, Mutter, Kind). Darüber hinaus standen Homosexuelle außerhalb der für das gesellschaftliche Leben dieser Zeit maßgeblichen Rollenzuschreibungen.[313]
In der zweiten Hälfte des 19. Jahrhunderts lassen sich erste Emanzipationsbestrebungen der Homosexuellen öffentlich nachweisen. Der Arzt Magnus **Hirschfeld** gründete 1897 das *Wissenschaftlich-humanitäre Komitee* (WhK). Dieses warb in der Öffentlichkeit für eine Anerkennung der Homosexualität und eine Abschaffung des § 175. Eine vom WhK initiierte Petition für die Homosexuellen wurde vom sozialdemokratischen August Bebel in den Reichstag gebracht, allerdings vergeblich. Unter dem Schutz der Versammlungs- und Pressefreiheit der *Weimarer Republik* verbreitete sich die schwule Bürgerrechtsbewegung rasch. So entstand beispielsweise der bis zu 40 000 Mitglieder umfassende *Bund für Menschenrechte.* Unter der Leitung von Hirschfeld, Kurt Hiller und Richard Linsert gelang es im Strafrechtsausschuss des Reichstages 1929 eine Mehrheit für eine Reform von § 175 zu gewinnen. Nachdem die Nationalsozialisten jedoch verschärft gegen Homosexuelle vorgingen, wurden diese Reformideen erst bei einer Gesetzesveränderung im Jahr 1969 berücksichtigt.[314]
Mit der Gründung des **Deutschen Reiches** wurde die preußische Wertung der Homosexualität in das Reichsstrafge-

312 Vgl. Hans Georg Stümke: Homosexualität / Schwule, in: Siegfried Rudolf Dunde Hrsg.: Handbuch Sexualität, Deutscher Studien Verlag, Weinberg 1992, S. 105
313 Vgl. Helmut Blazek: Rosa Zeiten für rosa Liebe. Geschichte der Homosexualität. Frankfurt 1996, S.12; 125
314 Vgl. Hans Georg Stümke: Homosexualität / Schwule, in: Siegfried Rudolf Dunde Hrsg.: Handbuch Sexualität, Deutscher Studien Verlag, Weinberg 1992, S. 109-111

setzbuch übernommen. Fortan standen alle *beischlafähnlichen Handlungen* mit gleichgeschlechtlichen Partnern unter Strafe. Da ein großer Teil homosexueller Handlungen privat und in gegenseitigem Einverständnis geschahen, kam es verhältnismäßig selten zu Verurteilungen. Laut Kriminalstatistik wurden bis 1924 jährlich zwischen 300 und 700 Personen aufgrund von § 175 strafrechtlich verfolgt. Lediglich gegen Ende der Weimarer Republik stieg die Zahl der registrierten Verurteilungen auf bis zu 1100 Fälle an. Aber auch in dieser Zeit wurden Homosexuelle nicht systematisch gesucht. Vielmehr sollten exemplarische Verurteilungen zur Aufrechterhaltung sexueller Moral und zum Schutz der Ehe beitragen.

4.7. HOMOSEXUALITÄT IM NATIONALSOZIALISMUS

Von den Ideologen des **Nationalsozialismus** wurde Homosexualität strikt abgelehnt.[315] Zuweilen wurde der Vorwurf der Homosexualität auch zur Diffamierung politischer Gegner eingesetzt. Homosexualität wurde als *rassevernichtende Entartung* deklariert. Homosexuelle wurden zu *bevölkerungspolitischen Blindgängern* und *Staatsfeinden*, die ausgerottet werden müssten. In der praktizierten Homosexualität sahen die Nationalsozialisten eine Gefährdung ihrer auf Bevölkerungswachstum ausgerichteten Familienpolitik. Der 1935 novellierte § 175 stellte alle homosexuellen Handlungen unter Strafe, wobei schon eine Umarmung unter Männern dazu gehören konnte, wenn das *gesunde Volksempfinden* darin eine *wollüstige Absicht* entdeckte. Eine geheime *Reichszentrale zur Bekämpfung der Homosexualität und der Abtreibung* spürte Schwule auf und erfasste sie in sogenannten *rosa Listen*. Jährlich wurden rund 8000 Homosexuelle verurteilt. Viele wurden in Konzentrationslager eingewiesen und mit

315 Vgl. Till Bastian: Homosexuelle im Dritten Reich. Geschichte einer Verfolgung, C.H.Beck, München 2000

rosa Winkeln gekennzeichnet. Sie sollten durch Arbeit umerzogen oder wenn nötig vernichtet werden. Heinrich Himmler, *Reichsführer SS und Polizei*, setzte außerdem auf eine breite Grundlagenforschung, um die Ursachen der Homosexualität zu entdecken. So dienten beispielsweise schwule Häftlinge im Konzentrationslager Buchenwald als Versuchskaninchen für Hormonversuche. Sehr erfolgreich fielen diese oft menschenverachtenden Arbeiten allerdings nicht aus.

4.8. HOMOSEXUALITÄT IN DEUTSCHLAND HEUTE

In der Bundesrepublik wurde der § 175 in seiner verschärften Variante von 1935 übernommen. Das Bundesverfassungsgericht stellte 1957 fest: „Gleichgeschlechtliche Betätigung verstößt eindeutig gegen das Sittengesetz." Dabei beriefen sie sich auf die „öffentlichen Religionsgemeinschaften, insbesondere die beiden großen christlichen Konfessionen, aus deren Lehren große Teile des Volkes die Maßstäbe für ihr sittliches Verhalten nehmen, die gleichgeschlechtliche Unzucht als unsittlich verurteilen."

In den 15 Jahren von 1950 bis 1965 wurden 45 000 Männer aufgrund des § 175 verurteilt. Eine Gesetzesreform stellte 1969 die Homosexualität unter Erwachsenen straffrei. Sexuelle Handlungen zwischen Personen über 18 Jahren und Jugendlichen wurden in der Fassung des Gesetzes von 1973 kriminalisiert. In der Gesetzgebung der DDR wurde das Verbot homosexueller Handlungen (§ 151 StGB) ersatzlos gestrichen.

Die **Subkultur**, in der homosexuelle Orientierung ausgelebt werden kann, befand sich in den **50er und 60er Jahren** in öffentlichen Toiletten, nächtlichen Parks und den von häufigen Razzien heimgesuchten einschlägigen Lokalen. Nach der Lockerung des § 175 entwickelte sich in den Großstädten eine kommerzielle Szene mit eigenen Kneipen, Discos, Saunen, Cafés, Restaurants usw. Durch eine weitgehende Akzeptanz der Homosexualität kommt es vermehrt zu einer Präsentation homosexuellen Lebensstils in der Gesamtgesellschaft: bei Straßenfesten wie der *Loveparade* oder dem *Christopher-Street-Day*, in der Werbung, die besser verdienende Homosexuelle als Kunden gewinnen will, und in der Politik, wo das Bekenntnis zur Homosexualität einen Wählerbonus bei linksgerichteten Wählern sichert.

Seit den 70er Jahren entstand durch eine **schwulen Bürgerrechtsbewegung** darüber hinaus ein Netz sozialer und kultureller Selbsthilfeinitiativen, die Freizeitangebote organisieren, Jugendliche begleiten, ihre Rechte gegenüber der Familie und der Gesellschaft durchzusetzen, und öffentliche Lobbyarbeit für Schwule leisten. Diese Vereine decken einen weiten Bereich des Alltagslebens ab: vom schwulen Computer-Club bis zum schwulen Sportverein, von der Theatergruppe bis zum Gesangverein oder der juristischen Beratungsstelle reicht die Palette.[316]

Im Gefolge innerdeutscher Rechtsangleichung wurde 1990 beschlossen, auch in Westdeutschland Homosexualität zu entkriminalisieren und männliche wie weibliche Jugendliche einheitlich vor sexuellen Übergriffen von Erwachsenen zu schützen.

Homosexualität wurde 1993 aus dem *International Code of Deseases* der **Weltgesundheitsorganisation** (WHO) gestrichen. Bis dahin wurde sie als psychische Krankheit eingeordnet. 1994 beschloss der Bundestag den **Paragraphen 175 ersatzlos zu streichen** und in einem veränderten § 182 das Jugendschutzalter für Homosexuelle und Heterosexuelle einheitlich auf 16 Jahre festzulegen. In Frankfurt (1994) und im Konzentrationslager Dachau (1995) wurden **Gedenkstätten** für die im Nationalsozialismus verfolgten Ho-

316 Vgl. Hans Georg Stümke: Homosexualität / Schwule, in: Siegfried Rudolf Dunde Hrsg.: Handbuch Sexualität, Deutscher Studien Verlag, Weinberg 1992, S. 108f

mosexuellen eingerichtet.[317] Mit dem 2001 vom Bundestag verabschiedeten ***Lebenspartnerschaftsgesetz*** wird Homosexuellen ermöglicht, sogenannte *eingetragene Partnerschaften* einzugehen, durch die sie in vielen Hinsichten der herkömmlichen Ehe gleichgestellt werden. In der bis 2004 erarbeiteten ***europäischen Verfassung*** werden Homo- und Heterosexualität einander gleichberechtigt gegenübergestellt und die freie Wahl der sexuellen Orientierung als Grundrecht festgeschrieben. Die gegenwärtige Politik verfolgt eine weitestgehende Gleichstellung jeder sexuellen Orientierung, insbesondere auch von Homosexualität und Transsexualität. ***Gender Mainstreaming*** („Integration der Gleichstellungsperspektive", „durchgängige Gleichstellungsorientierung") bezeichnet den Versuch, die Gleichstellung der Geschlechter und die Beliebigkeit sexueller Orientierung auf allen gesellschaftlichen Ebenen durchzusetzen. Der Begriff wurde erstmalig 1995 auf der *4. UN-Weltfrauenkonferenz* in Peking geprägt. Bekannt wurde Gender Mainstreaming insbesondere dadurch, dass der *Amsterdamer Vertrag* 1999 das Konzept zum offiziellen Ziel der EU-Politik machte.[318]

Angesichts einer homosexualisierten Postmoderne scheint mit dem Kulturhistoriker Philippe Ariès die Frage nach den Parallelen zwischen dem Mythos der Jugend und dem der Homosexualität gerechtfertigt. Darüber hinaus drängt sich die Frage auf, „ob nicht ein Zusammenhang besteht zwischen der **Ausdehnung einer normalisierten Homosexualität** und der schwindenden Bedeutung der Freundschaft in unserer Gesellschaft". Diese Überlegungen sind von besonderem Interesse, nicht zuletzt auch für das Verstehen des Menschen der frühen Neuzeit und für das Verstehen unser selbst.[319]

---

317 Für das 20. Jahrhundert vgl. Elmar Kraushaar Hrsg.: Hundert Jahre schwul. Eine Revue, Rowohlt, Berlin 1997

318 Vgl. Michael Kotsch Hrsg.: Abschied von den Geschlechtern. Die Gender-Ideologie im Vormarsch, Dillenburg 2008

319 Vgl. Thomas Michael Brüstle: Homosexualität im späten Mittelalter und der

5. HOMOSEXUALITÄT IN DEN RELIGIONEN

Fast alle Religionen lehnen die Homosexualität als unmoralisch und dem Willen der Götter entgegenstehend ab. Insbesondere die Verweigerung der gottgewollten Geschlechterrolle und die Ablehnung der Zeugung von Nachkommen werden dabei kritisch betrachtet. „Unterschiedlich wird aber die gleichgeschlechtliche Liebe von Frauen und Männern beurteilt. Männer unterliegen strengeren moralischen Weisungen als Frauen, denn Männer können penetrieren. Sexualität unter Frauen scheint dagegen *harmloser*. Dahinter mag sich die ... Vorstellung verbergen, der Mann sei der eigentlich Zeugende, der sich seiner Aufgabe versagt."[320]

5.1. HOMOSEXUALITÄT IM ALTEN ORIENT

Im **alten Ägypten** wurden Polygamie oder Geschwisterehe des Pharaos geduldet bzw. als normal angesehen, Homosexualität hingegen war klar geächtet. Hinweise darauf finden wir beispielsweise im 125. Kapitel des *ägyptischen Totenbuchs*. Darin beteuert die Seele des Verstorbenen vor dem himmlischen Gericht, auch sexuell stets im Einklang mit der göttlichen Weisheit (*maat*) gehandelt zu haben: „... ich habe nicht die Frau eines anderen beschlafen ... ich habe keine Unzucht getrieben ... ich habe nicht gleichgeschlechtlich verkehrt."[321] Auch in der **assyrischen und babylonischen Gesetzgebung** aus der Umwelt des Alten Testaments wurde Homosexualität moralisch verurteilt und bestraft. So heißt es beispielswei-

frühen Neuzeit, Projekt: Kulturgeschichte des menschlichen Körpers im 16.Jahrhundert, München 1997, in: http://www.sfn.uni-muenchen.de/forschung/koerper/tbarb_de.html

320 Georg Schwikart: Sexualität in den Weltreligionen, Gütersloher Verlagshaus, Gütersloh 2001, S. 40f

321 Zitiert nach: Gerhard J. Bellinger: Im Himmel wie auf Erden. Sexualität in den Religionen der Welt, Droemer Knaur, München 1993, S. 67

se im altassyrischen Gesetz: „Angenommen, ein Mann hat seinen Genossen beschlafen, man hat es ihm bewiesen, ihn überführt, so wird man ihn beschlafen, ihn zu einem Eunuchen umwandeln."[322] Anderen Quellen zufolge können sich entmannte Homosexuelle auch als Beschwörer-Priester in babylonischen Tempeln betätigen. Eine vollkommene gesellschaftliche Degradierung scheint die Homosexualität demnach nicht zur Folge gehabt zu haben.[323]

Altes Testament, Talmud und **jüdische Tradition** sind sich einig darin, dass männliche Homosexualität eine schwere Verfehlung darstellt, die mit Ausschluss aus dem Volk Israel oder mit dem Tod bestraft werden muss. Weibliche Homosexualität wird nur am Rande besprochen, dann aber auch abgelehnt (so im Zusammenhang mit der Warnung vor den Sitten Ägyptens, 3Mo 18,3). Eine lesbische Frau gilt beispielsweise nicht als Scheidungsgrund, ist aber der Mann homosexuell, kann die Frau sich von ihm trennen. Nach rabbinischer Interpretation gehört das Verbot der Homosexualität zu den *Noachidischen Geboten* und ist von daher auch auf alle anderen Völker anzuwenden.[324]

Die Mischna (mSanhedrin 7,4) bekräftigt die biblische Androhung der Todesstrafe für den sexuellen Verkehr zwischen zwei Männern. Der Talmud (bSanhedrin 54a) bekräftigt diese Verurteilung. Wenn es sich um zwei erwachsene Partner handelt und sie beide einvernehmlich handeln, müssen beide sterben, andernfalls nur der erwachsene Partner oder der Vergewaltiger. Andernorts allerdings erklärt der Talmud kurzerhand, dieses Problem existiere für das Judentum nicht, da es keine jüdischen Homosexuellen gebe. „In Israel gibt es niemand, der schwule Praktiken (*mischkáv sachúr*) betreibt"

---

322 AG, § 15 / AOT, S.413, zitiert nach: Gerhard J. Bellinger: Im Himmel wie auf Erden. Sexualität in den Religionen der Welt, Droemer Knaur, München 1993, S. 85

323 Vgl. RLA, Bd.II, S.485 / Gerhard J. Bellinger: Im Himmel wie auf Erden. Sexualität in den Religionen der Welt, Droemer Knaur, München 1993, S. 92f

324 Vgl. John Bowker Hrsg.: Art. Homosexualität, in: Das Oxford- Lexikon der Weltreligionen, Patmos Verlag, Düsseldorf 1999, S. 427f

(bKidduschin 82a). Mit anderen Worten: Wer Jude ist, tut so etwas nicht. Wer es tut, ist kein Jude. Ein prominenter Rabbi hatte einst verboten, dass ein unverheirateter Mann männliche Kinder unterrichte, oder dass zwei unverheiratete Männer unter einer Decke schliefen (mKidduschin IV, 13,15). Aber die Mehrheit hatte das Verbot nicht akzeptiert. Denn, so verkündet der Talmud lapidar,

weibliche Homosexualität wird in dem Alten Testament nicht erwähnt. Ein rabbinischer Kommentar aus der Mischnazeit (2./3. Jahrhundert) bezieht das biblische Verbot der Sitten Ägyptens in 3.Mose 18 und 20 ausdrücklich auch auf lesbische Praktiken (Sifra 9, 8). Der Talmud sieht in Liebesakten zwischen Frauen zwar kein *Gräuel*, aber doch eine *Obszönität* (*perizút*, bJevamot 76a).[325]

Die alttestamentlichen Verbote männlicher Homosexualität werden als *toevá* gebrandmarkt, als abscheuliches Verhalten, zumindest als ein Verhalten, das „in die Irre führt" (bNedarim 51a). In der späteren jüdischen Tradition lassen sich jedoch vor allem drei Begründungen finden: 1. Homosexuelle Praxis sei ein Verstoß gegen die menschliche Natur. Die intime Vereinigung von Körperteilen, die auf Grund ihrer anatomischen Beschaffenheit dafür nicht geeignet oder nicht für diesen Zweck geschaffen sind, sei *widernatürlich* (1Mo 2,24; vgl. bSanhedrin 58a). 2. Homosexualität sei verwerflich, weil diese Praxis die Zeugung von Kindern ausschließe und somit gegen das erste Gebot verstoße, das die Bibel anordnet: „Seid fruchtbar und vermehrt euch!" (1Mo 1,28). Der Talmud verschärft die Warnung: „Wer die Zeugungspflicht nicht erfüllt, ist mit einem Mörder zu vergleichen. Denn es heißt: ‚Wer Menschenblut vergießt, dessen Blut soll wieder vergossen werden.' Aber gleich darauf folgt: ‚Seid fruchtbar und vermehrt euch'" (1Mo 9,6; vgl. bJevamot 63b). Dieses bibli-

325 Vgl. **Lewis John Eron,** Homosexuality and Judaism, in: Arlene Swidler (ed): Homosexuality and World Religions, Valley Forge/Pennsylvania 1993, S. 103-134 / **Norman Lamm,** Judaism and the Modern Attitude to Homosexuality, in: Encyclopaedia Judaica Yearbook 1974, S. 194-205

sche Gebot schließe den Analverkehr zwischen Männern aus (bNed 20a). 3. Homosexualität zerstöre die normale, intakte Familie, denn der schwule Mann verlasse Frau und Kinder, um sich mit einem Mann zu verbinden (bNed 51a).[326]
Ähnlich den Diskussionen innerhalb der großen christlichen Kirchen, wird von immer mehr jüdischen Interessenverbänden die Anerkennung der Homosexualität gefordert. Im Reformjudentum werden die Möglichkeiten zeremonieller Eheschließungen für Schwule und homosexueller Rabbiner erwogen. In New York existiert bereits eine Synagoge für jüdische Homosexuelle.[327]

5.2. HOMOSEXUALITÄT IN DER GRIECHISCHEN ANTIKE

Griechische Götter kannten keine ethische Beschränkung ihrer sexuellen Aktivitäten. In den mythologischen Berichten über das Liebesleben des **Zeus** finden sich Ehebruch, Inzest, Hurerei und Homosexualität. Das Handeln der Götter stand für die Griechen gewöhnlich außerhalb jeder moralischen Wertung. In der für Griechenland üblichen Form praktizierte Zeus homosexuellen Verkehr in Form der Knabenliebe. In Gestalt eines Adlers hatte Zeus den Prinzen Ganymed[328], den schönsten der sterblichen Menschen, entführt und zum Olymp getragen. Dort sollte Ganymed in ewiger Jugend dem Zeus als Mundschenk und Lieblingsknabe dienen. Eine ähn-

326 Vgl. Felice-Judith Ansohn: Juden und Homosexualität, in: http://www.hagalil.com/deutschland/yachad/homosexual.htm, Mai 2009 / Arthur Hertzberg, Judaismus. Die Grundlagen der jüdischen Religion, Reinbek 1996, S. 165ff

327 Vgl. Georg Schwikart: Sexualität in den Weltreligionen, Gütersloher Verlagshaus, Gütersloh 2001, S.78 / Gerhard J. Bellinger: Im Himmel wie auf Erden. Sexualität in den Religionen der Welt, Droemer Knaur, München 1993, S. 349f

328 Ganymedes (gr. der Glanzfrohe; lat. *Catamitus*) ist in der griechischen Mythologie ein Sohn des trojanischen Königs Tros, Bruder des Assarakos und des Ilos, der „Schönste aller Sterblichen“, und wurde von Zeus geliebt.

liche Beziehung berichten griechische Mythen von Apollo und Hyakinthos[329].[330]
Aus der Verbindung der Aphrodite mit dem Kriegsgott Ares entstand der **Liebesgott Eros** (Liebe, Lust), der mit Pfeil und Bogen zielend sexuelle Anziehung zwischen seinen Opfern wecken soll. Eros steht für das Prinzip der Liebe in jeder Gestalt, der heterosexuellen wie der homosexuellen. Die römische Variante dieses Gottes ist Amor. Auch er ist Repräsentant der geschlechtlichen Liebe, der heterosexuellen wie der homosexuellen. Wobei für die weibliche Homosexualität auch die Göttin Bona Dea zuständig erklärt wurde.[331]
„In Griechenland gehörte die ***Päderasie*** (*pais* = Knabe; *erastes* = Liebhaber), die gleichgeschlechtliche Beziehung eines reifen Mannes zu einem mannbaren Knaben, einem Jungen, der die Pubertät erreicht hat, rund 300 Jahre zur gesellschaftlichen Norm. Der Pädagoge war ein *Knabenführer*, der als älterer kluger Mann dem Jüngeren die Weisheit der älteren Generation mittels der Liebe übermittelte. In Sparta war die Knabenliebe staatlich sanktioniert."[332] Die spartanische Verfassung schrieb, dass „niemand ein tüchtiger Bürger sein könne, der nicht einen Freund im Bett habe."
Der griechische Philosoph **Plato** (427-347 v.Chr.) spekuliert in seinem *Symposion* (Gastmahl) betitelten Dialog über den Ursprung der Geschlechter. Demnach stamme das rein männliche Geschlecht von der Sonne, das rein weibliche vom Mond. Der **ursprüngliche irdische Kugelmensch sei zweigeschlechtlich** gewesen, mit männlichen und weibli-

---

329 Hyakinthos war in der griechischen Mythologie der Sohn des Amyklas, des Königs der Spartaner. Die auffallende Schönheit des Hyakinthos erregte die Aufmerksamkeit von Zephyros, dem Gott des Westwindes, und auch Apollon fand Gefallen an dem Jüngling.

330 Vgl. Gerhard J. Bellinger: Im Himmel wie auf Erden. Sexualität in den Religionen der Welt, Droemer Knaur, München 1993, S. 106f

331 Vgl. Gerhard J. Bellinger: Im Himmel wie auf Erden. Sexualität in den Religionen der Welt, Droemer Knaur, München 1993, S. 109, 132

332 Gerhard J. Bellinger: Im Himmel wie auf Erden. Sexualität in den Religionen der Welt, Droemer Knaur, München 1993, S. 120

chen Geschlechtsorganen, vier Armen und Beinen usw. Aufgrund seiner großen Kraft und Geschicklichkeit fühlten sich die neidischen Götter bedroht und zerteilten den Kugelmenschen. Jeder sei seitdem nur noch ein Halbstück der ehemals ganzheitlichen Menschen. Da der Mensch von diesem Kugelmenschen abstamme, sehne er sich nach der verlorenen Ganzheit, also nach einer heterosexuellen Ergänzung. Frauen hingegen, die von den reinen Frauen des Mondes, und Männer, die von den reinen Männern der Sonne stammen, zeigten wenig Interesse am anderen Geschlecht und empfänden homosexuell. „Alle Männer endlich, die ein Stück von einem Mann sind, gehen dem Männlichen nach, und solange sie noch Knaben sind, lieben sie als Schnittlinge der homosexuellen Gattung die Männer ... Sind sie aber Männer geworden, dann pflegen sie Knaben zu lieben; auf Ehe und Kinderzeugen dagegen ist ihr Sinn von Natur nicht gerichtet, sondern sie werden nur vom Gesetz dazu gezwungen."[333] Im *Symposion* unterscheidet Plato zwischen der **irdischen und der himmlischen Liebe**. Die erstere gehe auf die irdische Aphrodite zurück und ziehe Männer gleichermaßen zu Frauen als auch zu Männern hin. Die himmlische Liebe hingegen ging Plato zufolge aus einer Göttin hervor, die ausschließlich männliche Eigenschaften besitzt.[334]

5.3. HOMOSEXUALITÄT IN HINDUISMUS UND BUDDHISMUS

Hinduistische Schriften beschäftigen sich nur wenig mit dem Thema Homosexualität. Für die oberen drei Kasten (die Zweimalgeborenen) wird insbesondere die männliche Homosexualität verurteilt, weil sie keine Zeugung von Kindern zulässt (vgl. Manusmurti 11,174f). Im traditionellen

333 Plato: Das Gastmahl, übersetzt und erläutert von Otto Apelt, 2.Aufl. neu bearbeitet von Annemarie Capelle, Hamburg 1960, S. 55

334 Vgl. Geoffrey Parrinder: Sexualität in den Religionen der Welt, Patmos, Düsseldorf 1992, S. 249

Hinduismus mussten Homosexuelle mit **drastischen Strafen** rechnen, die von einfachen Geldbußen bis hin zum Verlust der Kastenzugehörigkeit reichte. Verbunden damit war die Auffassung, dass der spirituelle Zustand des Menschen durch praktizierte Homosexualität leide.[335] Eine besondere Gefährdung vermutete man im älteren Hinduismus offenbar bei jungen Menschen. Lesbische Beziehungen wurden hier mir dem Abschneiden zweier Finger bestraft. Männliche Homosexuelle sollten sich zur kultischen Reinigung in ihrer Kleidung baden, konnten unter Umständen aber auch ihre Kastenzugehörigkeit verlieren.[336] Allerdings gibt es wie so häufig im Hinduismus auch **Ausnahmen** von der prinzipiellen Ablehnung der Homosexualität. Sofern sie dem *dharma* (kosmisches Gesetz des Seins) entspricht, kann sie durchaus praktiziert werden. Das *Karma-Sutra* hält speziell den körperlichen Geschlechtsverkehr zwischen zwei Leuten gleichen Geschlechts „für eine der Künste, wenn man ihn in Anspruch nimmt und für sich genießt."[337] Eine Bewertung des Einzelfalls hängt vom Zusammenhang ab und von dem, was *dharmamäßig* (d.h. zulässig) ist. Der allgemeine Meinung hinduistischer Gelehrter entsprechend, dient die Ehe jedoch vor allem der Einübung der *karmagerechten* Geschlechterrolle und der liebevollen Aufzucht von Nachkommen. Zu beidem sind homosexuelle Paare nicht in der Lage, weshalb sie sich nicht mit den kosmischen Gesetzen des *dharma* im Einklang befinden.

Von seiner hinduistischen Mutterreligion hat der **Buddhismus** seine Ablehnung der Homosexualität. Im Buddhismus gilt sie als Ergebnis eines schlechten Karmas. Homosexuali-

335 Vgl. Georg Schwikart: Sexualität in den Weltreligionen, Gütersloher Verlagshaus, Gütersloh 2001, S. 167

336 Vgl. Geoffrey Parrinder: Sexualität in den Religionen der Welt, Patmos, Düsseldorf 1992, S. 30f

337 Zitiert nach: John Bowker Hrsg.: Art. Homosexualität, in: Das Oxford- Lexikon der Weltreligionen, Patmos Verlag, Düsseldorf 1999, S. 428

tät zeige, dass der Betreffende sich bereits in einer früheren Existenz sexuell falsch verhalten und in diesem Leben seine Einstellung noch nicht geändert habe. Praktizierte Homosexualität ziehe folglich wiederum **schlechtes Karma** und damit eine niedrigere Form der Wiederverkörperung nach sich.[338] Beim religiösen Laien ist sie verpönt, wird aber nur mit geringen Strafen belegt. **Mönchen und Nonnen**, denen alle sexuellen Handlungen verboten sind, wird im Falle praktizierter Homosexualität mit einschneidenden körperlichen finanziellen und geistlichen Konsequenzen gedroht.[339] „Aus verschiedenen Gründen galten Frauen als Gefahr für die Mönche. Zwischengeschlechtliche Beziehungen führten zu Bindungen, die den Mönch nicht nur von seinem Keuschheitsgelübde, sondern auch von seiner Suche nach Befreiung ablenkten. ... Mönche brandmarkten den Geschlechtsverkehr deshalb als etwas Tierisches und begegneten Frauen mit Furcht und Abscheu."[340] Noch stärker galt diese Ablehnung der Mönche für homosexuelle Verbindungen. Zeitgenössische Quellen verweisen allerdings kritisch darauf, dass in buddhistischen Klöstern Ceylons homosexuelle Beziehungen zwischen Mönchen und Novizen oder Laien keine Seltenheit gewesen seien.[341] In seinem Buch *Spiegel der männlichen Liebe* befasste sich der Dichter Ihara Saikaku (1642-1693) mit der Homosexualität im damaligen Japan. Seinen Informationen zufolge **begünstigte insbesondere das buddhistische Klosterleben homosexuelle Beziehungen** zwischen Meister und Jünger. In der Kriegerkaste boten junge Männer den älteren ihre Dienste als Gegenleistung für deren Protekti-

---

338 Vgl. Udo Tworuschka / Michael Klöcker: Ethik der Religionen, in: Johannes Figl Hrsg.: Handbuch Religionswissenschaft. Religionen und ihre zentralen Themen, Tyrolia, Innsbruck 2003, S.726

339 Vgl. Georg Schwikart: Sexualität in den Weltreligionen, Gütersloher Verlagshaus, Gütersloh 2001, S.194

340 Geoffrey Parrinder: Sexualität in den Religionen der Welt, Patmos, Düsseldorf 1992, S. 59f

341 Vgl. Geoffrey Parrinder: Sexualität in den Religionen der Welt, Patmos, Düsseldorf 1992, S. 63f

on an. Auch das Theater soll dazu beigetragen haben, die Liebe zwischen Männern zu fördern. Bis heute lassen ***No- und Kabuki-Theater*** keine Schauspielerinnen zu. Hübsche junge Männer tragen Frauenkleider und spielen Frauenrollen, häufig nicht nur auf der Bühne, sondern auch im Privatleben.[342]
Deutlich davon unterscheidet sich die religiöse Wertung der Homosexualität. Generelle **sexuelle Enthaltsamkeit** ist für den Buddhisten ein wichtiger Bestandteil bei der Abwehr der Zerstreuung und der Vorbereitung auf eine erstrebenswerte, weltabgewandte Meditation. Jegliches Begehren, also auch das sexuelle, und jede materielle Wirklichkeit, also auch die des anderen Körpers, sind Ursachen des Leidens und der Verstrickung des Menschen im Diesseits, die es zu überwinden gilt. Wie jede andere Begierde, wird **Sexualität als Fessel des Menschen** an die irdische Existenz gedeutet, die ihn hindert den Kreislaus der Wiedergeburten zu durchbrechen und im Nirwana aufzugehen. Die von Buddha erstrebte grundlegende Abwendung von der den Menschen irritierenden Sexualität umfasst auch homosexuelle Verbindungen. Wobei diese Zurückweisung der Sexualität insbesondere für Mönche, für Nonnen und für all diejenigen gilt, die in ihrer spirituellen Entwicklung weit fortgeschritten sind.[343]
Allerdings gibt es auch die *Verrückten* oder ***heiligen Narren***, eine Klasse lamaistischer Heiliger, denen alles erlaubt ist. Sie stechen durch ihre unkonventionellen, an spontanen spirituellen Seinserlebnissen orientierten Handlungen und scheinbare moralische Disziplinlosigkeit hervor. Diese *Heiligen* leben in sexueller Ausschweifung - gelegentlich auch mit praktizierter Homosexualität - und bemühen sich auch andere gesellschaftliche und religiöse Konventionen zu übertreten. Damit wenden sich diese mönchischen Revolutionäre

---

342 Vgl. Geoffrey Parrinder: Sexualität in den Religionen der Welt, Patmos, Düsseldorf 1992, S. 151f

343 Vgl. Klaus Josef Notz: Lexikon des Buddhismus, Herder, Freiburg 1998, Art. Askese, S. 56f; brahmacarya, S.85; karma, S.225; Mönchtum, S. 310f; samgha/sangha, S. 392f; sramana, S.431; Wanderasket, S.512, Zölibat, S. 534

gegen überkommene Wertvorstellungen, heuchlerische Moral und lebensferne Gelehrsamkeit. Aber auch hier darf die exzessive Sexualität nicht von der allgemeinen Weltentsagung ablenken.[344]

Durch die Mischung des Buddhismus mit **taoistischen und konfuzianistischen Elementen** entstand in **China** eine eigene Interpretation der Sexualität. Man ging von der Annahme aus, das Sperma des Mannes sei sein kostbarster Besitz und jede Ejakulation vermindere seine Lebenskraft, wenn er nicht zum Ausgleich ebensoviel *Yin- Essenz*[345] von einer Frau bekomme. Einige Autoren vertraten sogar die Auffassung, dass alle Ausflüsse der Vagina *Yin-Essenz* enthielten und ein Hauptzweck des Geschlechtsverkehrs für den Mann darin bestünde, möglichst viel *Yin* der Frau zu absorbieren. Das könne natürlich nur beim heterosexuellen Geschlechtsverkehr geschehen, weshalb Masturbation und Homosexualität als körperlich und spirituell schädlich streng zurückgewiesen wurden. Geduldet waren sie nur, wenn ein Mann längere Zeit keinen sexuellen Kontakt zu einer Frau haben konnte. Chinesische Gelehrte argwöhnten, dass anderenfalls der „*leblos gewordene Same*" seine Organe zu verstopfen drohe. Lesbische Beziehungen wurden unter der Annahme akzeptiert, dass Frauen über einen unerschöpflichen Vorrat an *Yin-Essenz* verfügten. Ein Wandel in der strikten Ablehnung homosexueller Beziehungen zeichnete sich im Mittelalter ab. Homosexualität unter Erwachsenen wurde nun geduldet, weil nach damaligem Wissensstand die **intime Berührung zweier Yang- Elemente** (Mann) **keinen Verlust an Lebens-**

---

344 Vgl. Klaus Josef Notz: Lexikon des Buddhismus, Herder, Freiburg 1998, Art. Heiliger Narr, S. 189

345 Dahinter steht das taoistische Weltbild, demzufolge alles einen Yin- und einen Yang- Aspekt hat. Jede irdische, spirituelle oder medizinische Unstimmigkeit gehe zurück auf ein gestörtes Gleichgewicht von Yin und Yang. Bei Yang handelt es sich um das Prinzip Himmel (auch oben, warm, Expansion, Feuer, hell, Energie, Aktiv, Ideal, Geist, männlich), bei Yin um das Prinzip Luft (auch: unten, kalt, Absinken, Wasser, dunkel, Materie, Stillstand, Passiv, Wirklichkeit, Welt, weiblich). Der Übergang von Yin zu Yang ist dabei fließend.

kräften mit sich bringen konnte. Einige Adlige und Kaiser hielten sich neben ihren weiblichen Konkubinen auch einige männliche Liebesdiener. T'ang-Dichter priesen in ihren Dichtungen enge Männerfreundschaften in liebevollen Ausdrücken. Bis ins 19. Jahrhundert hinein war männliche Homosexualität in China durchaus keine Ausnahme. Lesbische Beziehungen waren in den Frauengemächern aufgrund strenger Geschlechtertrennung häufig und wurden geduldet.[346]

5.4. HOMOSEXUALITÄT IM ISLAM

Im **Islam** wird gelebte **Homosexualität streng verurteilt**. Häufig wird sie im islamischen Recht unter dem Oberbegriff Unzucht (*zina*) abgehandelt. Gleichgeschlechtliche Sexualität sei widernatürlich und richte sich damit direkt gegen Gott als den Schöpfer des Menschen. Sie zählt wie Drogenmissbrauch und Ehebruch zu Delikten, welche die islamische Gesellschaft zerstören.[347]

Im **Koran** findet sich eine Variante des biblischen Berichts von der **Flucht Lots aus Sodom**. Die versuchte homosexuelle Vergewaltigung der Boten Gottes durch die Männer der Stadt wird von Mohammed radikal verurteilt. „Wollt ihr euch mit Menschen männlichen Geschlechts abgeben und darüber vernachlässigen, was euer Herr euch in euren Gattinnen als Ehepartner geschaffen hat? Nein, ihr seid verbrecherische Leute. Sie sagten: Lot! Wenn du mit deinem Gerede nicht aufhörst, wird man Dich bestimmt von hier vertreiben. Er sagte: Ich verabscheue was ihr tut: Herr! Errette mich und meine Familie von dem, was sie tun!" (Sure 26,165f; vgl.

346 Vgl. Geoffrey Parrinder: Sexualität in den Religionen der Welt, Patmos, Düsseldorf 1992, S. 123f; 294f

347 Vgl. Udo Tworuschka / Michael Klöcker: Ethik der Religionen, in: Johannes Figl Hrsg.: Handbuch Religionswissenschaft. Religionen und ihre zentralen Themen, Tyrolia, Innsbruck 2003, S. 726; 729 / Gerhard J. Bellinger: Im Himmel wie auf Erden. Sexualität in den Religionen der Welt, Droemer Knaur, München 1993, S. 468f

7,80f). Andernorts werden die Bewohner der Stadt Lots als Menschen bezeichnet, die *Ruchloses* begingen: „Siehe, sie waren schlechte Leute, Missetäter." (Sure 21,74; vgl. 7,78f; 26,165f; 27,55). Die Korankommentatoren erblicken in der Lot-Geschichte des Korans den Beleg dafür, dass Geschlechtsverkehr zwischen Männern sündhaft sei und den Zorn Gottes auf sich ziehe.
Noch eine Stelle im Koran wird von islamischen Gelehrten zur Ablehnung der Homosexualität herangezogen: „Wenn eine von euren **Frauen eine Schandbarkeit begeht**, so nehmt vier von euch zu Zeugen gegen sie und so sie es bezeugen, so schließt sie ein in die Häuser, bis der Tod ihnen naht oder Gott ihnen einen Ausweg verschafft. Und diejenigen, die es von euch begehen, straft beide. So sie aber bereuen und sich bessern, so lasst ab von ihnen, denn Gott ist vergebend und barmherzig." (Sure 4,15-16) Einige klassische Koranausleger sehen in dieser Sure eine Strafvorschrift, die im ersten Teil sexuelle Beziehungen zwischen Frauen und im zweiten Teil die Homosexualität zwischen Männern betrifft. Dieser Interpretation schließen sich auch eine größere Zahl gegenwärtiger Korangelehrter an.[348]

Die in der *Hadith* gesammelten Aussprüche des Propheten werden ebenfalls zur Bewertung der Homosexualität herangezogen. Das in den **ersten Jahrhunderten nach Mohammed** entstehende islamische Recht stützt sich insbesondere auf diese Spruchsammlungen, um schwere Strafen für homosexuelle Vergehen festzulegen. Dabei interpretierten sie, ausgehend von der herrschenden Meinung bezüglich der koranischen Lot-Geschichte, die Sünde Sodoms als homosexuellen Analverkehr (*lutiyya*, *liwat* - analog zu lateinisch *sodomia*) und genau dieses Verbrechen sollte schwer bestraft werden: durch Steinigung, Herabstürzen von einem Berg oder gar

348 Vgl. Geoffrey Parrinder: Sexualität in den Religionen der Welt, Patmos, Düsseldorf 1992, S. 196

durch Verbrennen bei lebendigem Leibe; letztere Strafe sollte die Vernichtung Sodoms nachahmen.
Werden Männer einer homosexuellen Handlung überführt, sollen sie öffentlich geschlagen werden. „Und wenn zwei von euch Männern es begehen, dann züchtigt sie! Wenn sie daraufhin umkehren und sich bessern, dann wendet euch von ihnen ab und setzt ihnen nicht weiter zu." (Sure 4,16) Über diese allgemeine koranische Strafforderung hinaus sprechen islamische Rechtsgelehrte von **hundert Peitschenhieben**, als abschreckendes Urteil (koranische Forderung bei erwiesener Unzucht, Sure 24,2f).[349] Allerdings benötigt der Richter zur Überführung der Schuldigen deren Geständnis oder die übereinstimmenden Aussagen mehrerer Zeugen. Andere hingegen fordern sogar die sofortige Hinrichtung des Homosexuellen. - Gerade im Zuge von Re-Islamisierung und des **Fundamentalismus** wird in einigen islamischen Staaten Homosexualität wieder mit dem Tod bestraft. - Andere stellen das Urteil ins Ermessen des entsprechenden Richters, nur abschreckend genug müsse die Strafe ausfallen. Einig ist man sich darin, dass jemand, der wegen eines homosexuellen Vergehens verurteilt wurde, keine gläubige Muslima mehr heiraten darf. Da die Eheschließung mit Ungläubigen im Islam verpönt ist, war der **Homosexuelle zur Ehelosigkeit verurteilt**. Interessanter weise dürfen die von der normalen Eheschließung Ausgeschlossenen allerdings eine Hure oder eine Götzendienerin heiraten (Sure 24,2f), sozusagen ihresgleichen. Dieses Prinzip ließe zumindest die vage Interpretation zu, dass auch Homosexuelle ihresgleichen, andere homophil Orientierte, ehelichen dürften. Meines Wissens ist diese Deutung bisher in der islamischen Welt jedoch nicht diskutiert worden, zumal Mohammed im Koran den unzüch-

---

349 Vgl. Ludwig Hagemann: Art. Ethik / Moral, in: Adel Theodor Khoury / Ludwig Hagemann / Peter Heine: Islam Lexikon, 3Bde, Herder, Freiburg 1991, S. 229

tigen Männern lediglich eine unzüchtige Frau, nicht aber einen unzüchtigen Mann anbietet.[350]
Überraschend ist, dass trotz einer eindeutigen Ablehnung von Homosexualität sich in fast jeder Phase islamischer Geschichte nicht nur weibliche, sondern auch **männliche Prostituierte** nachweisen lassen. Immer wieder stößt man auf Knaben und Männer, die ihren Lebensunterhalt verdienen, indem sie sich homophilen Männern zur Verfügung stellen. Wurde jede Art der Prostitution lange Zeit bekämpft (Sure 24,33) und die Einkünfte aus dieser Tätigkeit für illegal erklärt, gingen islamische Staaten später zur Besteuerung von Bordellen und Prostituierten über, womit sie ihnen ein gewisses Existenzrecht einräumten. Nie wurde Homosexualität und homosexuelle Prostitution wirklich verdrängt und ist bis heute verhältnismäßig weit verbreitet. Dabei spielt auch die **Transvestie** (*muhannat*) in der islamischen Welt eine erhebliche Rolle.[351] Insbesondere in den ehemaligen byzantinischen und persischen Ländern wurden Homosexualität und Transvestie von der islamischen Obrigkeit geduldet. Im städtischen und höfischen Bereich entstanden gar **Dichtungen homoerotischen Inhalts** (z.B. Abu Nuwas, Bagdad gest. 813). Ähnlich der griechischen Antike finden sich vor allem homosexuelle Kontakte zwischen heranwachsenden Knaben und älteren Männern. Gefördert wurden diese Beziehungen durch die strikte Geschlechtertrennung in der islamischen Kultur. Populäre islamische Schriften dieser Zeit warnen deshalb vor homosexueller Verführung, unter anderem in Schulen und Sufi-Bruderschaften. In **Liebesgedichten** der arabischen, später der persischen und türkischen Literatur wurden bevorzugt junge Männer beschrieben, da

---

350 Vgl. Georg Schwikart: Sexualität in den Weltreligionen, Gütersloher Verlagshaus, Gütersloh 2001, S. 142f / Adel Theodor Khoury: Art. Strafrecht, in: Adel Theodor Khoury / Ludwig Hagemann / Peter Heine: Islam Lexikon, 3Bde, Herder, Freiburg 1991, S. 696f.

351 Vgl. Peter Heine: Art. Prostitution, in: Adel Theodor Khoury / Ludwig Hagemann / Peter Heine: Islam Lexikon, 3Bde, Herder, Freiburg 1991, S. 627f

die erotische Beschreibung der Frau als unanständig gilt. Historische Forschungen zeigen, dass noch bis ins 16. Jahrhundert in der **muslimischen Oberschicht Bisexualität als akzeptabel** oder gar als zu empfehlende Verhaltensweise galt. Auch unter Eunuchen und Sklaven sollen homosexuelle Beziehungen durchaus verbreitet gewesen sein.[352] In der Literatur finden sich diese homoerotischen Schilderungen sogar verhältnismäßig häufig, da die heterosexuellen Beziehungen dem häuslich-privaten Bereich zugeordnet wurden, über den zu schreiben nicht schicklich schien.[353] Auch wenn keine statistischen Angaben darüber vorliegen, kann davon ausgegangen werden, dass Homosexualität durch die strenge islamische Geschlechtertrennung und die zumeist lange sexuelle Abstinenz - bis zur Bezahlung des ausgehandelten Brautpreises - gefördert worden ist.

Homosexuelle Muslime des 21. Jahrhunderts sehen mit Andreas Ismail Mohr schon in den koranischen Paradiesbeschreibungen Hinweise auf die Akzeptanz gleichgeschlechtlicher Beziehungen. Neben den *großäugigen Jungfrauen* (*Huris*), deren Geschlecht im Koran übrigens ambivalent ist (arab. *hur* in Sure 52,20 und 56,22 kann männlich und weiblich sein), werden auch Jünglinge erwähnt, die den Paradiesbewohnern gehören und ihnen Wein ausschenken: „Burschen, die sie [die Paradiesbewohner] bedienen, (so vollkommen an Gestalt) als ob sie wohlverwahrte Perlen wären, machen unter ihnen die Runde", heißt es in Sure 52,24 und Sure 56,15-18 beschreibt das üppige Leben der Gläubigen im Jenseits so: „Auf golddurchwirkten Ruhebetten liegen sie behaglich einander (gegenüber), während ewig junge Knaben die Runde unter ihnen machen mit Humpen und Kan-

352 Vgl. Ali Mahdjoubi: Homosexualität in islamischen Ländern am Beispiel Iran. In: Michael Bochow; Rainer Marbach Hrsg.: Homosexualität und Islam : Koran. Islamische Länder. Situation in der Deutschland, Hamburg 2003

353 Vgl. C.H. Fleischer: Homosexualität. Islamischer Bereich, in: Lexikon des Mittelalters, Coron Verlag, Lachen am Zürichsee 1999, Sp.115 / A.L. Al-Sayyid Marsot Hrsg.: Society and the Sex in Medieval Islam, 1979

nen (voll Wein) und einem Becher (voll) von Quellwasser". Spekuliert wird darüber, ob diese **Paradiesjünglinge**, ähnlich den Huris, neben dem Getränkeausschank auch für das sexuelle Wohlbefinden der Muslime sorgen.[354]

Einig sind sich die heutigen **islamischen Staaten** in ihrer **eindeutigen Ablehnung der Homosexualität**. Uneinigkeit besteht höchstens in der Schärfe des zu vollziehenden Urteils. „Abhängig von Regierung und Rechtsprechung geht die Bandbreite der Strafen von einer Auspeitschung bis hin zum Tod durch Steinigung oder durch eine einstürzende Wand. Nach Schätzungen von der islamischen Schwulen-Organisation *Al-Fatiha* sind seit der Revolution von 1979 im Iran 4.000 Homosexuelle hingerichtet worden. Die Taliban sind für zehn öffentliche Hinrichtungen in Afghanistan verantwortlich. ... In Tschetschenien werden nach erstmaligem homosexuellen Kontakt Peitschenhiebe fällig – beim dritten Verstoß gegen das Gesetz droht die Todesstrafe. ... Mit der Todesstrafe müssen Schwule und Lesben in Afghanistan, Saudi Arabien, Iran, Mauretanien, Sudan, Tschetschenien und im Jemen rechnen. In den meisten dieser Länder gilt die *Shari'a*- Gesetzesauslegung, die die strengsten Strafen vorsieht, denn Homosexualität gilt als *Hodûd*, als Straftat, die gegen den Willen Allahs verstößt. ... Ajatollah Musava-Ardebili von der Universität Teheran beschreibt die Bestrafung von Homosexualität so: „Für männliche und weibliche Homosexuelle hat der Islam die strengsten Strafen vorgeschrieben. Nachdem auf Basis der *Shari'a* der Beweis erbracht wurde, sollen sie ihn (oder sie) ergreifen, sie sollen ihn enthaupten [...] Für andere Delikte haben wir solche Strafen nicht."[355]

---

354 Vgl. Andreas Ismail Mohr: Wie steht der Koran zur Homosexualität?, Vortrag am Zentrum für MigrantInnen, Lesben und Schwule (MILES), Berlin 13.11.2002, http://binats.lsvd.de/koran.html / Khalid Duran: Homosexuality and Islam. In: Arlene Swidler (ed.): Homosexuality and World Religions, Valley Forge, Pennsylvania 1993, S. 181-198.

355 Eva Gundermann: Allahs Liebe zu Lesben und Schwulen, in: Hrsg. von

Das gegenwärtige an der Scharia orientierte **iranische Strafrecht** sieht drastische Strafen für praktizierte Homosexualität vor (Artikel 63-203). Auf Homosexualität in der Form des Verkehrs zwischen zwei Männern steht die Todesstrafe, wenn die Täter mündig und geistig gesund sind. Mit dem Tode bestraft wird ebenfalls ein mündiger und geistig gesunder Mann, der mit einem Unmündigen homosexuellen Verkehr hat. Der passive Teilnehmer wird mit 74 Peitschenhieben bestraft, sofern er nicht dazu gezwungen wurde. Homosexueller Verkehr zwischen zwei Unmündigen wird mit bis zu 74 Peitschenhieben bestraft. Auf lesbische Liebe stehen 100 Peitschenhiebe.[356]

5.5. HOMOSEXUALITÄT IN STAMMESRELIGIONEN

In den meisten Stammesreligionen sind **Homosexualität und Sodomie mit religiösen Tabus** belegt. Deren Bruch wird von den Geistern oder den Ahnen auf der Stelle mit Krankheit, Tod oder Unglück bestraft. Ausnahmen von dieser Regel finden sich insbesondere in Festen, die einen Bezug zur Geisterwelt aufweisen (z.B. das Wechseln der Geschlechteridentität bei Bestattungen, mit der Absicht, böswillige Totengeister zu verwirren[357]) und im Amt des Schamanen, der gerade das Andersartige, Unnatürliche, Jenseitige personifiziert.[358]

Wolfgang Dinkelberg / Eva Gundermann u.a. Hrsg.: Das Schweigen brechen, Querverlag, Berlin 2006[3] / Auszug in: http://www.siegessaeule.de/magazin/politik/menschenrechte1101.htm 10.1.2006

356 Vgl. Iranisches Strafrecht, http://www.proasyl.de/lit/iran/iran2.htm, 10.2.2005

357 Mehr Hintergründe und Beispiele in: H. Baumann: Das doppelte Geschlecht - Studien zur Bisexualität in Ritus und Mythos, Berlin 1955/1986 / Traude Pillai-Vetschera: Überschreiten von Geschlechtergrenzen in Mythos, Ritual und Alltag, Mitschrift der Vorlesung, Universität Wien 2002, in:http://www.pensis.net/documente/11mitschriften_Ethno/VO-Indien.Geschlechtergrenzen-SS.2002-Semende.pdf

358 Vgl. Geoffrey Parrinder: Sexualität in den Religionen der Welt, Patmos, Düsseldorf 1992, S. 94; 180f

In zahlreichen **Stammesreligionen** tritt der **Schamane** als religiöser Vermittler zwischen die Welt der Menschen und die Welt der Geister. Um dieser Aufgabe gerecht werden zu können, unterscheidet er sich in Hinsicht auf Kleidung, Wohnung und Verhalten deutlich von seinen Mitmenschen. In der religiösen Absicht, männliche wie weibliche Energien in sich zu vereinen, vollziehen Schamanen zahlreicher Stämme einen rituellen Kleidertausch, weibliche Schamanen tragen männliche Kleidung und männliche tragen weibliche Kleidung. Dieser Tausch soll aus dem **Schamanen ein bisexuelles Wesen** machen. Der Mann eignet sich kultisch weibliche Eigenschaften an und umgekehrt die Frau männliche. Die Vereinigung beider Geschlechter im Schamanen sollen seine Fähigkeiten fördern, mit jenseitigen Mächten in Kontakt zu treten. In manchen Stämmen geht man soweit, dass der durch die Kleidung zur Frau transformierte männliche Schamane einen anderen Mann heiratetet und in der Beziehung konsequent die weibliche Rolle einnimmt.[359] In dieser rituell magischen Interpretation findet sich auch in Stammesreligionen gelegentlich praktizierte Homosexualität, wobei zu beachten ist, dass im Stamm formal gesehen nur heterosexuelle Verbindungen anzutreffen sind, da der Mann jetzt als Frau angesehen wird. Hier lässt sich nur sehr bedingt eine Parallele zur modernen Homosexualität ziehen.

6. HOMOSEXUALITÄT IN DER BIBEL

Sicher sollte Homosexualität unter Christen nicht das Paradebeispiel für Gottlosigkeit und Sünde sein. **Nicht die Stellung zur Homosexualität entscheidet über Recht und Unrecht, Sünde und Sündlosigkeit oder ewige Rettung und ewige Verdammnis.** Homosexualität ist eine unter vielen von der

359 Vgl. Gerhard J. Bellinger: Im Himmel wie auf Erden. Sexualität in den Religionen der Welt, Droemer Knaur, München 1993, S. 51f

Bibel besprochenen und bewerteten Verhaltensweisen. Deshalb sollten Christen, die den Aussagen Gottes vertrauen, sich so selbstverständlich für Nächstenliebe, Gastfreundschaft und Vergebung aussprechen wie sie Habsucht, Neid und Homosexualität ablehnen. Gleichzeitig sollten sie aber auch sich selbst, ihr Denken und Handeln überprüfen und dem von Sünde gekennzeichneten Menschen Gottes Vergebung und praktische Hilfe zur Lebensveränderung anbieten.

6.1. HETEROSEXUALITÄT ALS NORMALFALL

Praktizierte Homosexualität wird von Christen abgelehnt, weil Gott das **heterosexuelle Zusammenleben als Normalform des innigen Zusammenlebens und der sexuellen Gemeinschaft** eingesetzt hat (1Mo 2,18.20.23f; Spr 5,15f; 18,22; 19,14; Mt 19,4-6; 1Kor 7,2). Das Leitbild einer gleich berechtigten heterosexuellen Partnerschaft zwischen Mann und Frau als Ebenbild des Wesens Gottes durchzieht die ganze Breite jüdisch christlicher Tradition.[360] In seinem heterosexuellen Miteinander ist er Ebenbild Gottes (1Mo 1,26f; 9,6f), Abbild für seine Beziehung zu Israel (Jes 54,5ff; 62,5; Jer 2,2ff; 3; Hos 2,18) und zur christlichen Gemeinde (1Kor 11,3; Eph 5,21-33), Beispiel für die zukünftige Existenz des Menschen bei Gott (Mt 22,1ff; 25,1ff; Offb 19,7) und Ausführungsinstanz für den Schöpfungsauftrag (1Mo 1,28; 9,7; Ps 127,3) und die gesellschaftliche Kulturaufgabe Gottes (1Mo 1,28). Darüber hinaus bietet die Ehe auf Lebenszeit eine von Gott gewollte Ergänzung geschlechtsspezifischer Persönlichkeitsmerkmale (1Mo 2,18-24; 3,16; 1Kor 7,4; Eph 5,28-31) und das Trainingsfeld zur Ausgestaltung und Ausformung der von Gott beabsichtigten Identität und Persönlichkeit (1Kor 11,1ff; Eph 4,29-32; 5,28-31; Kol 3,18-21; 1Petr 3,1-7). Die Rolle von Mann und Frau wurde nach christlicher

---

360 Vgl. Ruth Westheimer, Jonathan Mark, Himmlische Lust – Liebe und Sex in der jüd. Kultur, Frankfurt a.M./Wien, 1996, S. 60

Überzeugung von Gott in seinen Paradigmen festgeschrieben (5 Mo 4,9f; 6,6f.; Spr 5,18f; 12,4; 14,1; 21,9; 18,22 31,10ff; Pred 9,9; 1Kor 4,7; Eph 5,25; 1Tim 5,10.14) und soll so das optimale Funktionieren menschlicher Gemeinschaft im privaten wie im öffentlichen Leben garantieren (1Mo 13,10ff; 3Mo 18,26ff; Ps 119; Röm 1,18-32).

6.2. HOMOSEXUALITÄT IM ALTEN TESTAMENT

Praktizierte Homosexualität wird von Christen vor allem deshalb abgelehnt, weil **Gott selbst sich in allen Phasen seiner Heilsgeschichte von homosexuellen Beziehungen distanziert** und sie als menschliche Fehlorientierung verurteilt. Das erste Beispiel homosexuellen Fehlverhaltens finden wir in **1.Mose 19**. **Lot** erhält in **Sodom** den Besuch zweier Männer, denen er Gastfreundschaft gewährt. Des Abends versammelt sich eine pöbelnde Menge vor seinem Haus und fordert ihn auf, die Männer herauszugeben, um sie homosexuell zu vergewaltigen. „*Führe sie heraus zu uns, dass wir sie erkennen*" (19,5). Lot weist diese Forderung zurück und bietet der Menge stattdessen seine beiden Töchter an, die noch Jungfrauen sind, wie er betont. „*Siehe ich habe zwei Töchter, die noch keinen Mann erkannt haben, die will ich herausgeben unter euch, und tut mit ihnen, was euch gefällt ...*" (19,8). Doch lassen es die Boten Gottes nicht dazu kommen, durch einen Eingriff Gottes erblinden die das Haus belagernden Lüstlinge und verzichten auf eine weitere Auseinandersetzung. Sicher ist auch das Angebot, seine Töchter vergewaltigen zu lassen, nicht im Einklang mit biblischer Ethik. Für den in seiner Ansicht von den Boten Gottes bestätigten Lot scheint dieses Vergehen jedoch weniger verwerflich zu sein als die **homosexuelle Vergewaltigung seiner Gäste.**[361] Die Sodomiter wollen die beiden Männer *erkennen*. *Erkennen* ist

361 Vgl. Carl Friedrich Keil: Genesis und Exodus, 3.verb. Aufl., Dörffling u. Franke, Leipzig 1878, S.196f

ein alttestamentlicher Begriff für den Sexualverkehr (1Mo 4,1; 4,17, 4Mo 31,17; 1Sam 1,19). Dieselbe Bezeichnung benutzt Lot, um auszusagen, dass seine Töchter noch Jungfrauen sind.
Das hier als Negativbeispiel erwähnte Ereignis wird auch im Neuen Testament aufgegriffen. In **Judas 7** werden die Christen vor dem Gericht Gottes gewarnt, damit es ihnen nicht ergeht *„wie **Sodom** und Gomorra und die umliegenden Städte, die in gleicher Weise wie sie **Unzucht** trieben und hinter fremdem Fleisch herliefen, als ein Beispiel vorliegen, indem sie die Strafe des ewigen Feuers erleiden."* *„Hinter fremden Fleisch herlaufen"* meint hier, sich sexuell nicht mit dem von Gott vorgesehenen Partner (Frau), sondern mit einem Mann (*fremdes Fleisch*) zu vereinen. Dieses homosexuelle Verhalten wird auch als Unzucht (porneia) verurteilt. *Unzucht* umfasst im Neuen Testament jede außerhalb der Ehe zwischen Mann und Frau praktizierte Sexualität.[362] In **2Petr 2,6-9** wird gemahnt, dass die Einwohner Sodoms mit ihrer homosexuellen Absicht das Gesetz Gottes gebrochen haben. „... und wenn er die Städte **Sodom** und Gomorra einäscherte und zur Zerstörung verurteilte und denen ein Beispiel setzte, die künftig gottlos sein würden; und wenn er den gerechten Lot rettete, der von dem **ausschweifenden Wandel** der Ruchlosen gequält wurde, denn der unter ihnen wohnende Gerechte quälte durch das, was er sah und hörte, Tag für Tag seine gerechte Seele mit ihren gesetzlosen Werken - so wird deutlich: Der Herr weiß die Gottseligen aus der Versuchung zu retten, die Ungerechten aber aufzubewahren für den Tag des Gerichts, wenn sie bestraft werden." Hier wird deutlich gemacht, dass der *„ausschweifende Wandel der Sodomiter"* kein Einzelfall war (Lot wurde *„Tag für Tag"* mit deren Verhalten konfrontiert) und dass er von Gott bestraft wird. Hier

362 Vgl. G.Fitzer: Art. porneia / porneuo, in: Horst Balz / Gerhard Schneider Hrsg.: Exegetisches Wörterbuch zum Neuen Testament, Bd.III, 2.verb. Aufl., Kohlhammer Verlag, Stuttgart 1992, Sp. 328-333

stehen Nichtjuden unter dem Gericht Gottes, noch bevor Homosexualität durch die mosaischen Gesetze eindeutig verurteilt wird. Demnach können wir davon ausgehen, dass das Verbot der Homosexualität nicht nur für Israel gilt, sondern zu den Grundgeboten der ganzen Menschheit gehört, die Gott durch das Gewissen offenbart (Röm 1,32).

Einen zweiten Fall homosexueller Ausschweifung berichtet die Bibel in **Richter 19,22-26**: *„Als sie nun ihr Herz guter Dinge sein ließen, siehe, da umringten die Männer der Stadt, ruchlose Männer, das Haus, trommelten gegen die Tür und sagten zu dem alten Mann, dem Herrn des Hauses: Führe den Mann, der in dein Haus gekommen ist, heraus, wir wollen ihn erkennen! Da ging der Mann, der Herr des Hauses, zu ihnen hinaus und sagte zu ihnen: Nicht doch, meine Brüder, tut doch nichts Übles! Nachdem dieser Mann in mein Haus gekommen ist, dürft ihr solch eine Schandtat nicht begehen! Siehe, meine Tochter, die noch Jungfrau ist und seine Nebenfrau, sie will ich euch herausbringen. Ihnen tut Gewalt an und macht mit ihnen, was gut ist in euren Augen. Aber an diesem Mann dürft ihr so eine schwere Schandtat nicht begehen! Aber die Männer wollten nicht auf ihn hören. Da ergriff der Mann seine Nebenfrau und führte sie zu ihnen hinaus auf die Straße. Und sie erkannten sie und trieben ihren Mutwillen mit ihr die ganze Nacht hindurch bis an den Morgen. Und sie ließen sie gehen, als die Morgenröte aufging. Und die Frau kam beim Anbruch des Morgens und fiel nieder am Eingang des Hauses des Mannes, wo ihr Herr war, und lag dort, bis es hell wurde.*" Ein Israelit ist mit seiner Frau und seinem Knecht auf dem Weg in seine Heimatstadt. Während der Reise übernachten sie in **Gibea**. Auch hier ziehen am Abend einige Einwohner der Stadt vor das Haus des Gastgebers und wollen mit den beiden Fremden Sexualverkehr haben („*sie erkennen*"). Stattdessen begnügen sich die Belagerer schließlich mit der Frau des Gastes, die sie bis zum Morgen vergewaltigen, sodass sie daran stirbt. Die gebrochene Gastfreundschaft, die **Absicht des homosexuellen Missbrauchs**, der möglicherweise tödlich endet (Ri 20,5) und die Vergewaltigung der Frau werden von Gott verurteilt und führen zum Gericht über die schuldigen Einwohner Gibeas (Ri 20,8ff). Auch hier wird der beabsichtigte homosexuelle Akt als noch schändlicher angesehen als die Vergewaltigung der Frau.

Sicher geht es in beiden Berichten auch um die **Verletzung der Gastfreundschaft** und drohende Gewaltanwendung, die gegen die Gebote Gottes verstoßen. Verschärft werden die Vergehen jedoch durch den drohenden homosexuellen Missbrauch, der aus der Sicht neutestamentlicher Autoren das schwerwiegendste der begangenen Verbrechen darstellt (vgl. Jud 7; 2Petr 2,6-8).[363]

Praktizierte Homosexualität wird aber auch direkt in den **mosaischen Gesetzen** verurteilt und unter Strafe gestellt: „*Und bei einem Mann sollst du nicht liegen, wie man bei einer Frau liegt: es ist ein Gräuel.*" (3Mo 18,22) und „*Wenn ein Mann bei einem Mann liegt, wie man bei einer Frau liegt, dann haben beide einen Gräuel verübt. Sie müssen getötet werden, ihr Blut ist auf ihnen.*" (3Mo 20,13) In der Erklärung des Homosexualitätsverbotes durch Gott wird darauf hingewiesen, dass die Völker, die Gott vor Israel vertrieb, wegen ihrer praktizierten Homosexualität unter dem **Gericht Gottes** standen. Indirekt werden die Israeliten ermahnt, nicht das gleiche zu tun, um nicht auch von Gott vertrieben zu werden. „*Macht euch nicht unrein durch all dieses! Denn durch all dieses haben die Nationen sich unrein gemacht, die ich vor euch vertreibe. Und das Land wurde unrein gemacht und ich suchte seine Schuld an ihm heim und das Land spie seine Bewohner aus*" (3Mo 18,24f; vgl. 3Mo 20,22f). Homosexualität wird in diesem Zusammenhang als *Gräuel* bezeichnet. Gräuel beschreibt im Alten Testament immer eine

363 Vgl. Arnold G. Fruchtenbaum: The Books of Judges and Ruth, Ariel's Bible Commentary, San Antonio 2007, p. 234f

von Gott radikal abgelehnte Handlungsweise, dazu gehörten die Abgötterei (5Mo 7,25), Okkultismus, Kinderopfer (5Mo 18,9ff), Mord (Ps 5,7) und eben auch die Homosexualität (3Mo 18,22).

5Mose 22,5 wendet sich gegen den **Transvestismus** als einer Form der Homosexualität. „*Männerzeug darf nicht auf einer Frau sein und ein Mann darf nicht das Gewand einer Frau anziehen. Denn jeder, der dieses tut, ist ein Gräuel für den HERRN, deinen Gott.*" Umfasst der mit *Männerzeug* übersetzte hebräische Begriff alle von Männern benutzte Werkzeuge, Waffen und Kleidungsstücke, benennt der zweite Satzteil insbesondere die weibliche Kleidung. Dieser Vers wendet sich gegen eine **Leugnung oder Umdeutung der von Gott gegebenen Geschlechterrollen.** Dazu gehören die emanzipatorischen Bemühungen, Unterschiede zwischen Mann und Frau zu verwischen, aber auch die Rolle des gegengeschlechtlichen Sexualpartners zu übernehmen, sodass ein Mann mit einem Mann (in Frauenrolle) oder eine Frau mit einer Frau (in Männerrolle) zusammenkommt, wobei die geschlechtliche Gemeinschaft eingeschlossen wird.[364]

Neben dem allgemeinen Verbot der Homosexualität findet sich im Alten Testament ein besonderes **Verbot der homosexuellen Prostitution**, insbesondere der kultischen Prostitution im Tempel, wie sie in der Umwelt Israels verbreitet war. „*Eine Tempelhure soll es unter den Töchtern Israel nicht geben und auch einen Tempelhurer soll es nicht unter den Söhnen Israel geben. Du sollst keinen Hurenlohn und kein Hundegeld in das Haus des Herrn, deines Gottes, bringen für irgendein Gelübde; denn auch diese beiden sind ein Gräuel für den Herrn, deinen Gott*" (5Mo 23,18f). Der ***Tempelhurer*** widmete sich nicht etwa dem sexuellen Verkehr mit Frauen, sondern mit interessierten Männern, wie die Bezeichnung *Hundelohn* für die Bezahlung des Mannes deutlich macht.

---

364 Vgl. Carl Friedrich Keil: Leviticus, Numeri und Deuteronomium, 2.verb. Aufl., Dörffling u. Franke, Leipzig 1870, S. 511f

Hund war die in der Umwelt Israels übliche Bezeichnung für einen Homosexuellen, insbesondere für den sexuell passiven Teil eines gleichgeschlechtlichen Analverkehrs, der meist von hinten vollzogen wurde und so an zwei kopulierende Hunde erinnerte. Da Gott die homosexuelle Prostitution an sich ablehnt, wird selbstverständlich auch das Geld abgelehnt, das der Freier in einem heidnischen Tempel dem entsprechenden Gott für das Vergnügen spendete. In Zeiten des religiösen Niedergangs gab es auch in Israel immer wieder männliche Tempelprostituierte, meist im Zusammenhang mit Abgötterei (1Kön 14,24; 15,12; 2Kön 23,7).[365]

6.3. HOMOSEXUALITÄT IM NEUEN TESTAMENT

Auch im **Neuen Testament** wird Homosexualität als ungesetzliche Verhaltensweise beschrieben, die den Menschen kennzeichnet, der gegen Gott revoltiert. Die klassische Belegstelle ist **Röm 1,26f**: *„Deswegen hat Gott sie dahingegeben in schändliche Leidenschaften. Denn ihre Frauen haben den natürlichen Verkehr in den unnatürlichen verwandelt und ebenso haben auch die Männer den natürlichen Verkehr mit der Frau verlassen, sind in ihrer Wollust zueinander entbrannt, indem sie Männer mit Männern Schande trieben, und empfingen den gebührenden Lohn ihrer Verirrung an sich selbst.*" Neben der generellen Verurteilung der Homosexualität als Abgötterei enthält dieser Text zwei bisher nicht genannte Aspekte: Zum einen wird hier konkret auch weibliche Homosexualität angesprochen und verworfen, zum anderen wird hier schon die **homosexuelle Phantasie** („*Begierde*") **verurteilt**. Diese als *unrein* (1,24) bezeichnete Gedankenwelt führt folgerichtig auch zum Vollzug der Homosexualität, der nicht nur gegen die Gebote Gottes verstößt, sondern auch den eigenen *Körper schändet*, was den Missbrauch

365 Vgl. Carl Friedrich Keil: Leviticus, Numeri und Deuteronomium, 2.verb. Aufl., Dörffling u. Franke, Leipzig 1870, S. 516

und die Erniedrigung des Leibes einschließt. Auch wenn der Mensch durch seine angeborene Tendenz zur Sünde neigt, macht dieser Text, im Einklang mit allen anderen bisher genannten Bibelstellen, deutlich, dass der Homosexuelle trotzdem die Verantwortung für sein Handeln trägt, weil er sich seiner Lust, trotz der Warnung Gottes, nicht entgegenstellt. Außerdem wird Homosexualität im Neuen Testament zusammen mit anderen Sünden in zwei ***Lasterkatalogen*** als Kennzeichen der von Gott getrennten Welt genannt. Homosexualität wird hier im Zusammenhang mit anderen abgelehnten Verhaltensweisen wie Gesetzlosigkeit, Lustorientierung und Verantwortungslosigkeit gesehen (vgl. 1Mo 19; 1Kö 14,24; Röm 1,20-27; 1Tim 1,9f.). Menschen, deren Leben nachhaltig von den hier genannten Verhaltensweisen bestimmt sind, können nach der Aussage von Paulus nicht ins Reich Gottes aufgenommen werden. „*Oder wisst ihr nicht, dass Ungerechte keinen Platz im Reich Gottes haben werden? Täuscht euch nicht! Weder Unzüchtige noch Götzendiener noch Lustknaben noch Knabenschänder noch Diebe noch Habsüchtige noch Trinker noch Lästerer noch Räuber werden Platz im Reich Gottes haben*" (1Kor 6,9f). „*Wir alle wissen aber, dass das Gesetz gut ist, wenn jemand es gesetzmäßig gebraucht, indem er dies weiß, dass für einen Gerechten das Gesetz nicht bestimmt ist, sondern für Gesetzlose und Widerspenstige, für Gottlose und Sünder, für Heillose und Unheilige, Vatermörder und Muttermörder, Mörder, Unzüchtige, Knabenschänder, Menschenhändler, Lügner, Meineidige und wenn etwas anderes der gesunden Lehre entgegensteht ...*" (1Tim 1,8-10) Homosexuelles Verhalten wird in diesen Absätzen gleich in mehrerlei Hinsicht verurteilt. **Schon mit dem Begriff *Unzucht* wird die Homosexualität als illegitime Sexualität außerhalb der von Gott gewollten Ehe abgelehnt.**[366] Dann

366 Vgl. G.Fitzer: Art. porneia / porneuo, in: Horst Balz / Gerhard Schneider Hrsg.: Exegetisches Wörterbuch zum Neuen Testament, Bd.III, 2.verb. Aufl., Kohlhammer Verlag, Stuttgart 1992, Sp. 328-333

werden die **schwule Prostitution** (*Lustknaben*) und der homosexuelle Missbrauch (*Knabenschänder*), einschließlich der **Pädophilie** angesprochen. Diese beiden griechischen Begriffe bezeichnen darüber hinaus die beiden im homosexuellen Akt ausgeübten Rollen als aktiver Teil (Knabenschänder, gr. *arsenokoites*) und als eher passiver Teil (Lustknaben, gr. *malakos*) des typisch homosexuellen Analverkehrs.[367]

Glücklicherweise bleibt die Bibel nicht bei der Beurteilung der Homosexualität stehen, sondern weist einen **Weg zu deren Überwindung**. Homosexualität kann wie jede andere Sünde nach Reue und Bekenntnis von Gott vergeben werden (Spr 28,13; Mt 4,17; 9,13; Mk 1,15; 1Joh 1,9). Wie jede andere suchthafte Gewohnheit kann auch die Homosexualität überwunden werden (Röm 8,13; 2Kor 5,17; Gal 2,20; Eph 4,17-24; Offb 21,5), wie Paulus mit dem Hinweis auf die durch den Glauben veränderte Lebensweise der ersten Christen deutlich macht, unter denen sich anscheinend auch ehemalige Homosexuelle befanden. „*Oder wisst ihr nicht, dass Ungerechte keinen Platz im Reich Gottes haben werden? Täuscht euch nicht! Weder Unzüchtige ... noch Lustknaben noch Knabenschänder ... Und das sind manche von euch gewesen; aber ihr seid abgewaschen, aber ihr seid geheiligt, aber ihr seid gerechtfertigt worden durch den Namen des Herrn Jesus Christus und durch den Geist unseres Gottes*." (1Kor 6,9-11)

Menschen, die auch als Christen homosexuell empfinden, sündigen demnach nicht allein durch ihre sexuelle Orientierung, sondern durch vollzogene Homosexualität. Wahrscheinlich wenden sich Jesus und auch Paulus unter anderem an solche Christen, die durch ihre homosexuellen Gefühle unfähig zur Ehe sind und deshalb besser allein bleiben sollen. „*Manche sind nämlich von Geburt an unfähig zur Ehe,*

---

367 Vgl. Simon J.Kistemaker: Exposition of 1 Corinthians, New Testament Commentary, vol. 7, Baker Publishing, Grand Rapids 1993, p. 188f / Lorenz Oberlinner: Der erste Timotheusbrief, Herders theologischer Kommentar zum Neuen Testament, Herder, Freiburg 1994, S. 26ff

andere, wie zum Beispiel die Eunuchen – sind es durch einen späteren Eingriff geworden, und wieder andere verzichten von sich aus auf die Ehe, weil sie ganz für das Himmelreich da sein wollen.“ (Mt 19,12; vgl. 1Kor 7,1ff) Abgelehnt wird im Neuen Testament vor allem die aktiv ausgeübte Homosexualität.

7. HOMOSEXUALITÄT IN DER PRAXIS

7.1. HOMOSEXUALITÄT - DIE ZAHLEN

Ging die klassische Untersuchung der amerikanischen Sexualität von Alfred Kinsey aus den 40er Jahren noch von einem Anteil von **10% homosexuell empfindender Menschen** in der Gesellschaft aus[368], scheint sich diese Zahl bei jeder neueren Untersuchung weiter zu reduzieren. Teilweise ist das sicher auf die unzureichenden Daten zurückzuführen, die Kinsey zur Verfügung standen, teilweise hängt das auch mit Kinseys persönlicher Überzeugung zusammen, Homosexualität sei normal. Durch seine Studie wollte er diese Meinung untermauern und griff dabei zu wissenschaftlich zweifelhaften Mitteln. Unter anderem wählte er seine Gesprächspartner nicht nach dem Zufallsprinzip aus, sondern **suchte bewusst Menschen mit außergewöhnlichen sexuellen Orientierungen,** auch waren 25% der Befragten Gefängnisinsassen[369], was sicher nicht dem Durchschnitt der Bevölkerung entsprach.

In diesem Abschnitt soll es nun um die *Prävalenz* (Häufigkeit) gehen, das heißt die Frage, wie verbreitet homosexuel-

368A. C. Kinsey, W. B. Pomeroy / C. E. Martin: Sexual Behavior in the Human Male (Philadelphia: W. B. Saunders, 1948); vgl. A. C. Kinsey, W. B. Pomeroy und C. E. Martin und P. H. Gebhard: Sexual Behavior in the Human Female (Philadelphia: W. B. Saunders, 1953)

369Vgl. J. H. Court / J. G. Muir, Herausg., Kinsey, Sex and Fraud: The Indoctrination of a People (Lafayette, La.: Huntington House, 1990)

le Orientierung eigentlich ist. Zwar begründen auch Zahlen nicht die moralische Qualität einer Tätigkeit, aber eine so große Zahl wie 10% der Bevölkerung - was 25 Millionen Amerikanern oder 8 Millionen Deutschen entspricht - scheint der Homosexualität einen gewissen Grad von Normalität zu verleihen. So tauchte aus dem moralischen Nebel der letzten Jahrzehnte die Ansicht auf, dass zehn Prozent gleichbedeutend sei mit normal, dass normal natürlich bedeute und natürlich gut sei.

Nach einer 2001 veröffentlichten Schätzung sind in Deutschland, entgegen den bisher deutlich höheren Schätzungen, **lediglich 4% der Männer und 2% der Frauen homosexuell**.[370]

Der renommierte Sexualwissenschaftler Martin Dannecker beruft sich auf drei neue sexualwissenschaftliche Studien mit hohen und sehr hohen Fallzahlen. Danach sind in Deutschland wahrscheinlich **zwischen 2,7 und 1,1 % der Männer sowie 1,3 und 0,4 % der Frauen ausschließlich homosexuell**.[371]

In drei 1990 vom *National Center for Health Statistics* in den **USA** durchgeführten Befragungen gaben lediglich weniger als 3% an, in den vorausgegangenen 15 Jahren gleichgeschlechtlichen Sexualverkehr gehabt zu haben.[372] Bei ver-

370 Vgl. Vier Prozent der Männer und zwei Prozent der Frauen lieben gleichgeschlechtlich, focus.de 2.9.2001

371 Vgl. Dannecker, Martin: Sexualwissenschaftliches Gutachten zur Homosexualität - In: Basedow, Jürgen; Dopffel, Klaus; Kötz, Hein (Hrsg.): Die Rechtsstellung gleichgeschlechtlicher Lebensgemeinschaften - Tübingen: Mohr Siebeck, 2000, Seite 335-348

372 5 D. A. Dawson, AIDS Knowledge and Attitudes for January-March 1990: Provisional Data from the National Health Interview Survey, Advance Data from Vital and Health Statistics 193 (Hyattsville, Md.: National Center for Health Statistics, September 26, 1990), S. 11; J. E. Fitti / M. Cynamon, AIDS Knowledge and Attitude for April-June 1990: Provisional Data from the National Health Interview Survey, Advance Data from Vital and Health Statistics 195 (Hyattsville, Md.: National Center for Health Statistics, December 18, 1990), S. 11; P. F. Adams und A. M. Hardy, AIDS Knowledge and Attitude for July-September 1990: Provisional Data from the National Health Interview Survey, Advance Data from Vital and Health Statistics 198 (Hyattsville, Md.: National Center for Health Statistics, April 1, 1990), S. 11

schiedenen nationalen Studien derselben Zeit gaben **1,8% der Männer** an, in den vergangenen 12 Monaten homosexuellen Verkehr praktiziert zu haben. Nur 3,3 % bekannten, gelegentlich homosexuell aktiv zu sein. 5% der befragten Männer und 2,5 % der befragten Frauen hatten irgendwann in ihrem Leben homosexuelle Erfahrungen gemacht.[373]

Eine britische Befragung von 19 000 Männern, durchgeführt 1990-1991, ergab, dass 1,1 % im vergangenen Jahr homosexuelle Partner hatten (3,6 % jemals).[374]

Eine **französische Studie** nennt 1,1 % der Männer und 0,3 % der Frauen, die im vergangenen Jahr gleichgeschlechtliche Beziehungen hatten, 1,4 % bzw. 0,4 % in den vergangenen fünf Jahren und 4,1 % bis zu 2,6 % jemals.[375]

Neue Zahlen zum Thema Homosexualität legte 2001 die Hamburger *Eurogay Media AG* vor, ein schwules Start-up-Unternehmen, Betreiber des Internet-Portals *Eurogay*, das sich zum Ziel gesetzt hat, Europas führendes Medienunternehmen für Schwule zu werden. Das von ihr beauftragte **Meinungsforschungsinstitut Emnid** kam nach der Befragung von 15 000 Deutschen zu überraschenden Ergebnissen: **Nur 1,3 Prozent der befragten Männer und 0,6 Prozent der befragten Frauen gaben an, schwul beziehungsweise lesbisch zu sein.** Weitere 2,8 Prozent der Männer (Frauen: 2,5 Prozent) sagten, sie seien bisexuell. „Selbst wer die Dunkelziffer hinzurechnet, die *Eurogay*-Studienleiter Christof Wagner mit der Frage ‚Wie stark fühlen Sie sich von einer

---

373 Robert Fay et al.: Prevalence and Patterns of Same-Gender Contact Among Men, in: Science 243 (January 20, 1989): 338-48; S. M. Rogers / C. F. Turner: Male-Male Sexual Contact in the U.S.A.: Findings from Five Sample Surveys, 1970-1990, in: Journal of Sex Research 28 (November 1991): 491-519

374 A. M. Johnson et al.: Sexual Lifestyles and HIV Risk, in: Nature 360 (December 3, 1992): 410-12. / vgl. D. Forman und C. Chilvers: Sexual Behaviour of Young and Middle Aged men in England and Wales, in: British Medical Journal 298 (April 29, 1989): 1137-42

375 A. Spira et al.: AIDS and Sexual Behavior in France, in: Nature 360 (December 3, 1992): 407-9; P. Aldous: French Venture Where U.S. Fears to Read, in: Science 257 (July 3, 1992): 25

attraktiven Person männlichen / weiblichen Geschlechts erotisch angezogen?' ermitteln wollte, kommt höchstens auf einen Schwulenanteil von 2,7 und einen Lesbenanteil von 3,5 Prozent der Bevölkerung. Das ist deutlich weniger als die rund 10 Prozent Homosexueller, die bisher geschätzt wurden."[376]

7.2. HOMOSEXUELLE TREUE

In Spielfilmen und Berichterstattung wird der Eindruck erweckt, homosexuelle Paare seien sehr attraktive und interessante Leute, die dauerhafte Beziehungen genießen. Ihre Sexualität unterscheide sich kaum von der heterosexueller Paare. Natürlich wird ausgeblendet, was nach dem Austausch der ersten Küsse und Zärtlichkeiten geschieht.
Da für die öffentliche Anerkennung und die juristische Gleichbehandlung von homosexueller und heterosexueller Partnerschaft die Vergleichbarkeit beider Lebensformen vorausgesetzt wird, soll im Folgenden deutlich gemacht werden, **dass sich homosexuelle und heterosexuelle Beziehungen bezüglich Länge, Ausschließlichkeit und sexuellen Praktiken deutlich voneinander unterscheiden.** Diese Verschiedenartigkeit müsste bei der öffentlichen Einordnung der Homosexualität und den rechtlichen Regelungen für schwule Ehen, Kindern in homosexuellen Partnerschaften sowie im Hinblick auf selbst verursachte Krankenrisiken, überdurchschnittliche Belastungen für Vermieter und Arbeitgeber ausgewertet werden.
Homosexuelle weisen selbst darauf hin, dass ihre Beziehungen nicht auf Dauerhaftigkeit, Treue, Annahme usw. angelegt sind. Selten haben sie das Ziel, den anderen zu fördern und gemeinsame Verantwortung für Kinder und Partner zu tragen. Häufiger bilden **sexuelle Lustbefriedigung und nar-**

376 Angela Gatterburg / Anja Haegele Exoten: witzig und wohlhabend, DER SPIEGEL 13/2001 www.spiegel.de, 26.3.2001

zisstische Selbstbespiegelung die Basis des Miteinanders. Junge Homosexuelle „flüchten in den Sex, ich glaube, sie haben Angst davor, sich zu verlieben. Sie sind alle sehr hübsch - ich war nie so hübsch wie die heute - sie pflegen sich und tragen Tattoos und Schmuck. ... Man wird heute nicht mehr als Familienmensch erzogen, sondern als egoistisches Individuum. Konsum ist der Kick. Unser aller Spiritualität und Glaube ist das Shoppen geworden. Eine klare politische Haltung und eine eindeutige Moral finden viele heute absolut lächerlich. **Fashion heißt die Ersatzreligion,** Pose ist wichtiger als Inhalt."[377]

In der auf Äußerlichkeiten fixierten Homosexuellen- Szene gibt es keinen Platz für alternde oder hässliche Menschen. Wolfgang Joob: „Doch Jugendwahn und das Feiern eines naiven Infantilismus bedeutet meist auch, keine Verantwortung übernehmen zu müssen. Und wir alle sind doch heute bereit, auch der normalste Mann, uns dem schwulen Ideal anzupassen: jung sein, schlank sein, schön sein. Es gibt keine Gnade für den alten Schwulen, er wird aussortiert."[378]

Die Promiskuität homosexueller Partnerschaften wird schon im klassischen **Kinsey Report** thematisiert. Dort gaben 43% der befragten Homosexuellen an, dass sie in ihrem Leben Sex mit mindestens 500 Partnern gehabt hatten, 28% hatten sogar Sex mit 1000 oder mehr Partnern und 79% gaben an, dass über die Hälfte ihrer Sexualpartner Fremde waren.[379]

Eine der umfassendsten Studien von homosexuellen Beziehungen wurde von **A. P. Bell und M. S. Weinberg** vorgelegt.[380] Die Autoren stufen als *eng zusammengehörig* Paare ein, die einer Ehe unter Homosexuellen so nahe wie mög-

---

377 Wolfgang Joob: Lesben sind die letzten Männer, Interviewe, DER SPIEGEL 13/2001, www.spiegel.de, 26.3.2001

378 Wolfgang Joob: Lesben sind die letzten Männer, Interviewe, DER SPIEGEL 13/2001, www.spiegel.de, 26.3.2001

379 Vgl. Alan P. Bell, Martin S. Weinberg, Der Kinsey Institut Report über weibliche und männliche Homosexualität, Bertelsmann, München:, 1978, S. 266f.

380 A. P. Bell / M. S. Weinberg, Homosexualities: A Study of Diversity Among Men and Women (New York: Simon & Schuster, 1978)

lich kommen, was das Zusammenleben in einer Quasi-Ehe einschließt, wo das Fremdgehen (sexuelle Begegnungen außerhalb der primären Beziehung) selten sein muss. Von den Befragten konnten nur 10% der homosexuellen Männer und 28% der Frauen zu dieser Gruppe gerechnet werden.[381] Die weitaus größte Zahl lebte in lockeren kurzzeitigen sexuellen Beziehungen.

Nach Bell und Weinberg **gaben 74% der männlichen Homosexuellen an, während ihres Lebens mehr als 100 Partner gehabt zu haben (41% mehr als 500 Partner, 28% mehr als 1000 Partner).**[382] Bei 75% der Befragten waren mehr als die Hälfte ihrer Partner Fremde. 65% gaben an, dass sie mit mehr als der Hälfte ihrer Partner nur ein einziges Mal Verkehr hatten.[383] Für das vergangene Jahr gaben 55% der Homosexuellen zwanzig oder mehr Partner an, 30% fünfzig oder mehr.[384] Lesbische Frauen haben meist eine bedeutend niedrigere Zahl von Sexualpartnern.

Die Studie von M.T. Saghir und E. Robins ergab, dass 50% der homosexuellen Männer über dreißig Jahren und 75% der homosexuellen Männer über vierzig Jahren keine Beziehung hatten, die länger als ein Jahr dauerte.[385] **Insgesamt hatten nur 8% der homosexuellen Männer und 7% der homosexuellen Frauen jemals Beziehungen, die länger als drei Jahre dauerten**.[386]

Dieser Umgang mit Treue und Sexualität bzw. mit der Dauerhaftigkeit ehelicher Partnerschaften unterscheidet sich offensichtlich deutlich von dem Durchschnitt heterosexueller Verbindungen. Eine amerikanische Studie über das Sexualverhalten kommt 1993 zu dem Ergebnis, dass im Laufe eines

---

381 Bell und Weinberg, Homosexualities, S. 132

382 Bell und Weinberg, Homosexualities, S. 308, Tabelle 7

383 Bell und Weinberg, Homosexualities, S. 308-9, Tabelle 7

384 Bell und Weinberg, Homosexualities, S.312

385 M. T. Saghir / E. Robins, Male and Female Homosexuality: A Comprehensive Investigation (Baltimore: Williams Wilkins, 1973), S 56-57

386 Vgl. M. T. Saghir / E. Robins, Male and Female Homosexuality, Tabellen 4.10, 4.14, 12.7 und 12.11.

Jahres 79% der homosexuellen Männer, 19% der lesbischen Frauen, 10% der verheirateten Heterosexuellen und 23% der zusammenlebenden Heterosexuellen auch außerhalb ihrer primären Partnerschaft sexuelle Kontakte unterhielten.[387] **Lebenslange Treue ist unter Homosexuellen so gut wie nicht vorhanden.**

In einer australischen Studie wurden 1997 2583 ältere homosexuell lebende Männer nach ihren Beziehungen gefragt. Die mittlere Anzahl ihrer Sexualpartner lag bei 251. Nur 2,7% der Befragten hatten in ihrem Leben lediglich einen einzigen Sexualpartner gehabt.[388]

Die in einer schweizer Studie befragten Homosexuellen gaben an, in den vorangegangenen 12 Monaten durchschnittlich 10-15 Sexualpartner gehabt zu haben. Obwohl 90% der Betroffenen angaben, mit einem festen Freund zusammen zu leben, hatten 90% der Männer im gleichen Zeitraum einen oder mehrere Gelegenheitspartner.[389] Eine neuere Studie aus Amsterdam (Mai 2003) belegt, dass Partnerschaften zwischen homosexuell lebenden Männern im Durchschnitt nicht länger als 1,5 Jahre halten. Innerhalb dieser angeblich monogamen Partnerschaften, so die Studie, hat in diesen 1,5 Jahren jeder Mann durchschnittlich noch 12 andere Sexualpartner (8 Sexualpartner im Jahr).[390] Udo Rauchfleisch bezeichnet es sogar als **Charakteristikum homosexueller**

---

387 P. Blumstein and P. Schwartz: Intimate Relationships and the Creation of Sexuality, in: Homosexuality/Heterosexuality: Concepts of Sexual Orientation, ed. D. P. McWhirter, S. A. Sanders / J. M. Reinisch, Kinsey Institute Series 2 (New York: Oxford University Press, 1990), S. 317, Tabelle 18.2; vgl. Seidman / Rieder: Review of Sexual Behavior, S. 336. Laumann et al. (Social Organisation of Sexuality, S. 216, Tabelle 5.15); D. P. McWhirter / A. M. Mattison: The Male Couple: How Relationships Develop, Englewood Cliffs, N.J.: Prentice-Hall, 1984

388 Van de Ven, P. et al.: A Comparative Demographic and Sexual Profile of Older Homosexually Active Men, in: Journal of Sex Research, vol.34, no.4, 1997, S. 349-360

389 Zürich Men's Study, Hrsg. vom Institut für Sozial- und Präventivmedizin der Universität Zürich, Juni 1999

390 Zitiert in: Homosexualität ist nicht biologisch erklärbar, http://www.pbc.de/themen/Themen.htm, 15.2.2005

Beziehungen, flüchtige, unverbindliche, meist anonyme sexuelle Beziehungen zu haben.[391]
Dass Treue in homosexuellen Beziehungen vollkommen anders definiert wird, ist auch in schwulen Selbsteinschätzungen zu finden: „Für Schwule kann Treue bedeuten, dass man mit seinem Partner eine Abmachung trifft. Die kann z. B. beinhalten, dass in der festen Beziehung *unsafer Sex* praktiziert wird und bei Seitensprüngen immer die *Safer-Sex*-Regeln befolgt werden. Treue bedeutet dann, dass man dieser Abmachung treu ist."[392] In einem **Gutachten für die Bundesregierung** interpretiert Martin Dannecker diese Tatsache sogar als eine besondere Fähigkeit Homosexueller: „Sie sind fähig, konstante Objektbeziehungen einzugehen und aufrecht zu erhalten und fähig zum Eingehen flüchtiger sexueller Kontakte. Es gibt also einerseits das flüchtige, gleichzeitig relativ zufällige Sexualobjekt, das vor allem dazu geeignet sein muss, rasche sexuelle Befriedigung zu vermitteln. Dieses Objekt steht primär im Dienste der Wiederherstellung und Aufrechterhaltung der narzisstischen Homöostase."[393]
Martin Dannecker, einer der führenden Sexualwissenschaftler Deutschlands, bestätigt mit seiner Studie die große Fluktuation der Sexualpartner unter männlichen Homosexuellen. 83% der von ihm befragten in einer festen Beziehung stehenden Homosexuellen gaben an, in den letzten 12 Monaten häufige homosexuelle Kontakte außerhalb ihrer festen Beziehung gehabt zu haben. Dannecker stellt dazu fest: „**Sexuelle Beziehungen mit Dritten sind unter befreundeten homosexuellen Männern nicht nur weit verbreitet. Sie sind auch weitgehend enttabuisiert**."[394]

---

391 Rauchfleisch, Udo: Die stille und die schrille Szene, Herder Verlag, Freiburg, Wien 1995, S. 57

392 www.eurogay.de 2001

393 Dannecker, Martin, Sexualwissenschaftliches Gutachten zur Homosexualität, in: Jürgen Basedow et al (Hrsg), Die Rechtsstellung gleichgeschlechtlicher Lebensgemeinschaften. Beiträge zum ausländischen und internationalen Privatrecht 70, Mohr Siebeck, Tübingen 2000

394 Dannecker, Martin: Der homosexuelle Mann im Zeichen von Aids, Hamburg

Auch eine Studie der Bundeszentrale für gesundheitliche Aufklärung in Köln zu Leben, Sexualpraktiken und Risikoverhalten von fast 3000 Homosexuellen bestätigt die eher lockeren Beziehungen von Schwulen. Mehr als die Hälfte, so der Befund des Soziologen Michael Bochow aus dem Jahr 2000, leben in einer festen Beziehung. Allerdings nur 42 Prozent der Männer mit festem Partner (also etwa 20% der Homosexuellen) leben *eher* monogam.[395]
Angesichts des eindeutig dokumentierten häufigen Partnerwechsels unter Homosexuellen, der Normalität von sexueller Untreue in ihren Verbindungen und der Vereinsamung alternder Schwuler, die dem Anspruch ästhetischer und sexueller Leistungsfähigkeit nicht mehr entsprechen können, ist es kaum verwunderlich, dass die politisch gewollte Lebenspartnerschaft auf nur sehr begrenztes Interesse Seitens der Homosexuellen selbst stößt.[396] Für das Jahr 2005 gibt das Statistische Bundesamt eine Gesamtzahl von rund 60 000 gleichgeschlechtlichen Lebensgemeinschaften an (60% männliche Homosexuelle), von denen rund 12 500 in einer eingetragenen Partnerschaft (LpartG) zusammenleben. Das entspricht nur rund 7,5% der homosexuell orientierten Menschen in Deutschland. Im Vergleich dazu wurden 2005 18,9 Millionen Ehen und 2,4 Millionen heterosexuelle Lebensgemeinschaften registriert.[397]

7.3. HOMOSEXUALITÄT UND GEWALT

Auf der Basis neuerer Studien herausgegebene Schätzungen gehen davon aus, dass die Häufigkeit **häuslicher Gewalt un-**

1991, S. 103

395 Vgl. Angela Gatterburg / Anja Haegele Exoten: witzig und wohlhabend, DER SPIEGEL 13/2001, www.spiegel.de, 26.3.2001

396 vgl. Spiegel 29,2000; Van de Ven: Sexual Profile of H. In: Journal of Sex. Res. No.4 1997, S.349-60

397 Vgl. Statistisches Bundesamt: Mikrozensus 2005, S.33-35 http://www.destatis.de/presse/deutsch/pk/2006/mikrozensus_2005i.pdf 6.6.2006

ter homosexuell lebenden Männern fast doppelt so hoch ist wie in der heterosexuellen Bevölkerung.[398]
Gewalt spielt auch in lesbischen Beziehungen eine signifikante Rolle. Einer amerikanischen Umfrage zufolge erlebten 31% der Frauen in den vergangenen 12 Monaten körperliche Gewaltanwendung innerhalb ihrer Partnerschaft.[399] 50% der befragten lesbischen Frauen berichteten in einer anderen Untersuchung von einer Mischung körperlicher und psychologischer Gewaltanwendung, der sie im Verlauf des vergangenen Jahres durch ihre Partnerin ausgesetzt waren.[400]

7.4. HOMOSEXUALITÄT UND PÄDOPHILIE

Wie schon in der griechischen Antike, gibt es auch heute in der Schwulenszene eine Tendenz zum **Sexualverkehr mit Minderjährigen,** deren Körper am meisten homosexuellen Phantasien entspricht und deren Psyche noch leichter zu dominieren ist. Neuere Schätzungen gehen davon aus, dass 10% der Homosexuellen pädophil sind.[401] Etwa 35% der Pädophilen sind gleichzeitig homosexuell.[402] In den USA geht man von 3,2 Millionen Fällen aus, in denen Minderjährige von Homosexuellen sexuell belästigt wurden.[403]

---

398 Island, D. et al.: Men Who Beat the Men who Love Them: Battered Gay Men and Domestic Violence, Haworth Press, New York 1991, S. 14

399 Lockhart, Lettie, et al.: Letting out the Secret: Violence in Lesbian Relationships, in: Journal of Interpersonal Violence, 9 (December), 1994, S. 469-492

400 Yong Lie, Gwat, et al.: Intimate Violence in Lesbian Relationships: Discussion of Survey Findings and Practice Implications, in: Journal of Social Service Research 15, 1991, S. 41-59

401 Vgl. Thomas E.Schmidt: Straight & Narrow? Compassion & Clarity in the Homosexual Debate, 1995, deutsch: Russell Hilliard / Walter Gasser: Der Preis der Liebe, www.bibelgruppen.ch/download/homo2.pdf, 1997

402 K. Freund et al.: Pedophilia and Heterosexuality vs. Homosexuality, in: Journal of Sex and Marital Therapy 10 (Fall 1984): 197; P. Cameron: Homosexual Molestation of Children: Sexual Interaction of Teacher and Pupil, in: Psychological Reports 57 (1985): 27-36

403 J. M. Siegal et al.: The Prevalence of Childhood Sexual Assault, in: American Journal of Epidemiology 126 (December 1987): 1141-53

Im Umfeld der homosexuellen Bewegung finden sich auch Stimmen, die für eine **Entkriminalisierung der Pädosexualität** (Sexualität mit Kindern) kämpfen. So fordert der Österreichische Rechtsexperte Helmut Graupner in einer internationalen sexualwissenschaftlichen Zeitschrift, Sex mit Kindern ab 14 Jahren müsse Schwulenrecht sein.[404] Wenn Kinder dem freiwillig zustimmten, solle auch Sex mit Personen unter 14 Jahre straffrei gestellt werden. In der deutschen Schwulenszene wird ähnliches gefordert: „Allein eine Mobilisierung der Schwulenbewegung für die rechtlich gesehen im Gegensatz zur Pädosexualität völlig unproblematische Gleichstellung von Homo- und Heterosexualität ... wird das Zementieren eines sexualrepressiven Klimas verhindern können - eine Voraussetzung, um eines Tages den Kampf für die zumindest teilweise Entkriminalisierung der Pädosexualität aufnehmen zu können."[405]
In den Niederlanden rühmt sich die Homosexuellenbewegung *COC25*, dass sie es war, die eine Herabsetzung des gesetzlichen Schutzalters für homosexuellen und heterosexuellen Sex zwischen Kindern und Erwachsenen auf 12 Jahre erreicht hat.
Da Homosexualität nur als eine Form der sexuellen Orientierung des Menschen angesehen wird, können künftig auch andere Gruppen ihr Recht auf gesetzliche Anerkennung ihrer geschlechtlichen Orientierung oder Vorliebe einfordern. Schon werden interne Diskussionen um die Herabsetzung des Jugendschutzes für Homosexuelle, die öffentliche Anerkennung Transsexueller, die Polygamie und den sexuellen Verkehr mit Tieren geführt.

---

404 Graupner, H.: Love versus Abuse: Crossgenerational Sexual Relations of Minors: A Gay Rights Issue?, in: Journal of Homosexuality, vol.37, no.4, 1999, S. 23-56

405 Beck, Volker: Das Strafrecht ändern? in A. Leopardi: Der pädosexuelle Komplex, Foerster, Berlin 1988, S. 268.

7.5. HOMOSEXUALITÄT UND KINDER

Auch wenn nicht in jedem Fall von Pädophilie gesprochen werden kann, ist in der Schwulenszene eine Tendenz zum Sexualverkehr mit Minderjährigen zu beobachten. Bei diesem Verhalten scheint es in den Publikationen homosexueller Autoren auch wenig Unrechtsbewusstsein zu geben.
Nach einer deutschen Studie wird der Jugendliche in die Homosexualität aber in der Regel von einem 6-10 Jahre älteren, erwachsenen Partner eingeführt.[406] Die Gefahr der Ausbeutung und des subtilen Machtmissbrauchs ist außerdem bei sexuellen Handlungen zwischen Erwachsenen und Jugendlichen sehr groß.
Verschiedene Studien scheinen einen Zusammenhang zwischen Homosexualität und sexuellem Missbrauch nachzulegen. Einer deutschen Untersuchung zufolge geben **20,7% homosexuell empfindender Männer an, in ihrer Kindheit Opfer sexuellen Missbrauchs** geworden zu sein.[407] Das sind deutlich mehr als unter vergleichbaren heterosexuell orientierten Männern. 32,5% homosexuell orientierter Schüler (9.-12. Klasse) berichteten über einen sexuellen Missbrauch oder sexuelle Belästigung in der Vergangenheit, heterosexuell orientierte Schüler waren davon nur zu 9% betroffen.[408]
Wie stark die sexuelle Aktivität bei homosexuellen Beziehungen im Mittelpunkt steht und welche beschränkte Bedeutung dem gesetzlichen Altersschutz dabei beigemessen wird, zeigt folgender Ratschlag in einer Veröffentlichung für

---

406 Schwule Jugendliche: Ergebnisse zur Lebenssituation, sozialen und sexuellen Identität, Dokumentation hrsg. vom Niedersächsischen Ministerium für Frauen, Arbeit und Soziales, Hannover, 2001

407 Krahé, Barbara et al., Forschungsprojekt Sexuelle Gewalterfahrungen homosexueller Männer - Opfer und Täter - Zusammenfassende Darstellung der Ergebnisse, Institut für Psychologie der Universität Potsdam, Februar 1999, www.psych.uni-potsdam.de/people/krahe/index

408 Garofalo, R. et al.: The association between health risk behaviors and sexual orientation among a school-based sample of adolescents (Youth Risk behavior Survey), in: Pediatrics, vol 101, No. 5, 1998, S. 895-903

Homosexuelle: „Das Schutzalter für schwulen Sex beträgt 16 Jahre. Falls der Altersunterschied der beiden nicht mehr als drei Jahre beträgt, können einer oder beide auch unter 16 Jahre alt sein. Wenn du 17 Jahre alt bist, kannst du also mit einem 14-Jährigen straffrei ins Bett gehen. Ein 19-Jähriger muss aber von einem 15-Jährigen die Finger lassen."[409]

7.6. HOMOSEXUELLE ELTERNSCHAFT

Die deutschen Schwulenverbände kämpfen mit der Unterstützung der Grünen-Bundestagsfraktion um die Anerkennung homosexueller Elternschaft. Zum einen geht es dabei um die Frage, wie homosexuelle Paare Kinder bekommen können, zum anderen um die Frage, wie sich Kinder in einem homosexuellen Milieu entwickeln.

Der **homosexuelle Kinderwunsch** soll durch das Sorgerecht für eigene Kinder aus heterosexuellen Verbindungen ermöglicht werden. Lesben wollen künstliche Befruchtungen. Schwule streben eine **gentechnologische Verbindung** ihrer eigenen Gene an. Ein Biochemiker der Universität Edinburgh, Calum MacKellar, will eine Methode entwickeln, wie homosexuelle Paare Babys allein mit ihren eigenen Genen bekommen können, die in einer Retorte gezeugt und von einer **Leihmutter** ausgetragen werden sollen.[410] Darüber hinaus sollen bessere rechtliche Möglichkeiten geschaffen werden, die es homosexuellen Paaren ermöglicht, Kinder adoptieren zu können.

Im Zusammenhang mit den Vorbereitungen für das *Lebenspartnerschaftsgesetz* wurde von der **Bundesregierung** ein 40-seitiges Papier vorgelegt, in dem die **Erziehungskompetenz homosexueller und lesbischer Paare** herausgestellt wurde. Demnach spräche auch nichts gegen ein Ad-

---

409 Recht auf Homosexualität, www.eurogay.de/queernews, 21.6.2000
410 Vgl. Kinderwunsch dank Klonen? Schwulen-Babies ohne weibliche Gene, www.eurogay.de/queernews, 25.9.2000

optionsrecht für homosexuelle Paare: „Bisher vorliegende Forschungsevidenz untermauert jedoch das Ergebnis, dass sich der Erziehungsstil homosexueller Väter nicht nur von dem alleinerziehender Väter nicht unterscheidet, sondern dass homosexuelle Väter sogar eine stabilere Umwelt für ihre Kinder bereit stellen und mehr positive Beziehungen zu ihren Kindern aufbauen als heterosexuelle Väter."[411]
Christl Ruth Vonholdt kritisiert zurecht die massiven methodischen und inhaltlichen Mängel der von der Bundesregierung zur Meinungsbildung herangezogenen Studien: „Mehrfach werden ... Aufsätze von Bozett, einem Vorreiter für *homosexuelle Elternschaft*, positiv erwähnt. Zweimal wird z.B. die *Original-Bozett-Studie* von 1980[7] angegeben. Jede kritische Auseinandersetzung mit der Studie fehlt aber. Bei dieser Studie geht es um 18 ausgewählte homosexuelle Väter, die in einem Interview zu einzelnen Aspekten der Beziehung zu ihren Kindern befragt wurden. Nur ein Drittel von ihnen lebte überhaupt mit den Kindern zusammen. Alle homosexuell lebenden Väter waren aus San Francisco und hatten eine überdurchschnittlich gute Schulbildung. Die **Kinder wurden nicht befragt,** eine heterosexuelle Kontrollgruppe gab es ebenfalls nicht."[412]
Auch andere in diesem Zusammenhang angeführte Studien erweisen bei näherer Untersuchung ihren dürftigen Informationsgehalt. Harris und Turner stellen in ihrem von der Bundesregierung zitierten Aufsatz 10 homosexuelle Väter zwei heterosexuellen Vätern gegenüber.[413] Selbst für Laien ist offensichtlich, dass es sich bei einer solch kleinen untersuchten Gruppe lediglich um Einzelmeinungen han-

---

411 Fthenakis, W. E.: Gleichgeschlechtliche Lebensgemeinschaften und kindliche Entwicklung, in: Basedow, Jürgen et al.: Die Rechtsstellung gleichgeschlechtlicher Lebensgemeinschaften, Mohr Siebeck, Tübingen 2000, S.372

412 Christl R. Vonholdt: Homosexuelle „Elternschaft" hat keine Zukunft, www.dijg.de 10.6.2002

413 Vgl. Harris, M. B., P. H. Turner: Gay and Lesbian Parents, Journal of Homosexuality, vol.2, no.2, 1985/86, S. 101-113.

deln kann, die keinesfalls verallgemeinert werden dürfen. Darüber hinaus wurden nicht einmal die Grundsätze einer wissenschaftlichen Statistik beachtet, indem die Befragten **Homosexuellen nicht** etwa **zufällig ausgewählt** wurden, sondern bewusst ältere, gut gebildete, politisch engagierte Väter herangezogen wurden. Obwohl die Studie Aussagen über das Wohl der Kinder machen sollte, werden die Kinder selbst in dieser Untersuchung nicht einmal befragt. Wissenschaftliche Studien, die nicht in das gewünschte Klischee passen, wurden in ihren **kritischen Aussagen offensichtlich übergangen**. Nach der *Green-Studie*[414] zeigten Söhne lesbischer Mütter häufiger typisch mädchenhaftes Rollenverhalten, Töchter lesbischer Mütter hingegen typisch jungenhaftes Verhalten (*cross-gender behavior*). Dieses Verhalten ließ sich ebenso im Rollenspiel der Kinder wie in ihrer Kleidungswahl beobachten. Jungen, die für eine längere Zeit in einem Haushalt ohne erwachsenen Mann lebten, wünschten sich deutlich häufiger, als Erwachsener eine Frau zu sein.[415] **Jugendliche mit homosexuellen Eltern tendieren überproportional oft dazu, sich als lesbisch oder homosexuell zu bezeichneten.**[416]

Eine umfangreichere Langzeitstudie aus den USA kommt zu dem Ergebnis, dass 35% der bei homosexuellen Vätern oder Müttern aufgewachsenen Kinder sich als Erwachsene auch als homosexuell bezeichnen, 12% betrachtete sich als

---

414 Green, R. et al.: Lesbian Mothers and Their Children: A Comparison with Solo Parent Heterosexual Mothers and Their Children, Archives of Sexual Behavior, vol.15, no.2, 1986, S. 167-184

415 Green, R. et al., a.a.O. S. 178-179

416 Cameron, P. et al.: Homosexual Parents, in: Adolescence, vol.31, no.124, 1996, S. 769. Miller, B.: Gay Fathers and Their Children, The Family Coordinator 28, 1979, S. 544-552.

Die Zahlen liegen zwischen 9 und 35%. Die repräsentativste und sorgfältigste amerikanische Untersuchung kommt zu dem Ergebnis, dass in der Allgemeinbevölkerung etwa 3% der Männer und 1,5% der Frauen sich selbst als homosexuell oder bisexuell (Selbstidentität) bezeichnen. Quelle: Robert T. Michael et al.: Sex in America: A definitiv Survey, Warner Books, New York 1994

bisexuell.[417] Diese Zahlen liegen deutlich höher als in der Gesamtbevölkerung, in der die Zahl männlicher Homosexueller bei rund 1,6% liegt. „29% dieser Erwachsenen gab an, im Kindes- oder Jugendalter **von ihrem homosexuellen Elternteil sexuell** belästigt worden zu sein, in der Vergleichsgruppe gaben dies nur 0,6% an. 67% der Männer, die bei einem homosexuell lebenden Elternteil aufgewachsen waren, gaben an, dass ihre erste sexuelle Erfahrung homosexuell gewesen sei, aus der Vergleichsgruppe sagten dies nur 8,5 %. Frauen und Männer aus der Gruppe mit homosexuell lebendem Vater oder Mutter sagten deutlich häufiger, dass sie als Kinder mit ihrem Geschlecht unzufrieden gewesen waren und lieber dem anderen Geschlecht angehört hätten. Bei den Frauen waren es über 40%, die angaben, sie wären in der Kindheit lieber ein Junge gewesen."[418]
Kinder in homosexuellen Partnerschaften sind einer **massiven sexuellen Rollenprägung** ausgesetzt, die sich gegen die genetischen Anlagen des Menschen stellt und so zu vermehrten psychischen Konflikten und Erkrankungen führen kann.
Homosexuelle Erziehung scheint auch die psychische und kognitive Entwicklung der Kinder zu beeinträchtigen. Nach bisher durchgeführten Untersuchungen haben Kinder, die in einem homosexuellen Umfeld aufwachsen, **auffällige schulische Probleme**. Christl Vonholdt fasst die Ergebnisse einer australischen Studie zur Entwicklung von Kindern in homosexuellen Partnerschaften zusammen: „Die Studie von 1996 zeigt: Kinder aus homosexuellen Haushalten schnitten bei 9 von 13 Parametern am schlechtesten ab, insbesondere bei Kernleistungen in der Schule. Kinder aus lesbischen Haushalten hatten mehr Schwierigkeiten in der Gruppenarbeit mit männlichen Mitschülern."[419]

---

417 Cameron, P. et al.: Homosexual Parents, Adolescence, vol.31, no.124, 1996, S. 757-776

418 Christl R. Vonholdt: Homosexuelle „Elternschaft" hat keine Zukunft, www.dijg.de 10.6.2002

419 Christl Vonholdt, Interview: Adoptionsrecht für Homopaare?, www.dijg.de,

Der Sozialwissenschaftler und Sexualtherapeut **Günter Amendt** kommt in seinem Aufsatz *Kultur, Kindeswohl und homosexuelle Fortpflanzung* (2002) zu dem Schluss, dass die in homosexuellen Partnerschaften aufwachsenden Kinder häufiger Schwierigkeiten in der Entwicklung ihrer sexuellen Identität haben. Zum anderen besteht laut Amendt die erhöhte Gefahr psychischer Instabilität mit entsprechenden Verhaltens- und Entwicklungsstörungen. Darüber hinaus haben diese Kinder häufiger Probleme in sozialen Beziehungen; insbesondere werden sie der Stigmatisierung durch gleichaltrige Freunde ausgesetzt. Homosexuellen Eltern fehlt nach Amendt jegliche „*kultivierende Beziehungsfähigkeit*", dafür finden sich vermehrt hybride, aggressive und perverse Züge. Auch die Promiskuität der Eltern hinterlässt bei den Heranwachsenden ein persönliches Defizit im Hinblick auf die verpflichtende Übernahme von Verantwortung in einer späteren Partnerschaft.[420]
Eine spanische Untersuchung aus dem Jahr 2005 verweist auf die überwiegend **problematischen Hintergründe homosexueller Elternschaft**. Der Verband der spanischen Kinderärzte erkläre zum Beispiel, dass „eine Familie mit zwei Müttern oder zwei Vätern dem Kind ganz eindeutig schaden". Bei Kindern, die in homosexuellen Partnerschaften aufwachsen, würden häufiger Probleme auftreten als bei Kindern, die in einer heterosexuellen Familie aufwachsen. Dazu gehörten zum Beispiel psychologische Probleme wie ein **geringes Selbstwertgefühl, Stress und sexuelle Orientierungslosigkeit und** Verhaltensstörungen, die wiederum zu Drogenkonsum oder schlechten schulischen Leistungen führten.

Genannt werden außerdem eine stärkere Tendenz zur Homosexualität, größere Anfälligkeit für Krankheiten, Tendenz

---

6.8.2002

420 Vgl. Günter Amendt: Kultur, Kindeswohl und homosexuelle Fortpflanzung. Leviathan, 30, S. 161-174

zum Selbstmord sowie eine größere Gefahr der Ansteckung mit AIDS und anderen Geschlechtskrankheiten. Ein weiterer Faktor, den die Autoren nennen, ist auch die **Instabilität** gleichgeschlechtlicher Beziehungen. Eine Studie aus Schweden zeige zum Beispiel, dass Trennungen bei gleichgeschlechtlichen Paaren um 37 Prozent häufiger sind als bei heterosexuellen Paaren.[421]

Auch wenn eindeutige statistische Ergebnisse erst in einigen Jahren zu erwarten sind, muss an dieser Stelle **von der juristischen Gleichstellung heterosexueller und homosexueller Elternschaft im Interesse der Kinder eher abgeraten werden.** Die hier Heranwachsenden leben in weniger stabilen und weniger dauerhaften Beziehungen, sie werden in ihrer sexuellen Identitätssuche verunsichert und einseitig geprägt, sie sind einem höheren Risiko sexuellen Missbrauchs und häuslicher Gewalt ausgesetzt. Diese Faktoren begünstigen psychische Störungen, kognitive Defizite und eine beeinträchtigte Persönlichkeitsentwicklung.

8. HOMOSEXUALITÄT UND GESUNDHEIT

Homosexuelle Lebensformen, insbesondere der schwule Sexualverkehr, sind für die Betroffenen mit einem deutlich erhöhten gesundheitlichen Risiko verbunden. Untersuchungen verweisen in diesem Zusammenhang vor allem auf verschiedene Infektionserkrankungen, insbesondere auf AIDS und auf psychische Erkrankungen.

421 Vgl. Wissenschaftler: Adoption durch homosexuelle Paare negativ für Kinder, Http://www.kath.net/2005/detail.php?id=10599, 30.5.2005

8.1. PHYSISCH-MEDIZINISCHE PROBLEME[422]

Medizinische Risiken sind vor allem mit den typisch schwulen Sexualpraktiken verbunden. Allein der unter Homosexuellen weit verbreitete Analverkehr ist für eine Reihe von Verletzungen und Infektionen verantwortlich. **Thomas Schmidt warnt vor Verletzungen und Infektionen**, die durch analen Geschlechtsverkehr hervorgerufen werden können: „Der Anus ist ein Einbahnventil, das sich auf Druck von innen öffnet und auf Druck von außen zusammenzieht. Bei einer plötzlichen Penetration oder einer Penetration ohne genügend Gleitmittel kann der Anus einreißen. Häufiger jedoch führt die kumulative Wirkung des Analverkehrs bei rund einem Drittel der Männer, die regelmäßig solchen Verkehr haben, zu Funktionsstörungen beim Schließmuskel, was chronische Inkontinenz oder starken Stuhldrang bewirkt. ... Das ist aber nicht alles. Nach Passieren des Anus vergrößert sich die Gefahr von Verletzungen nur noch. Die Reizung der empfindlichen Rektalschleimhaut löst eine Reihe von Reaktionen aus, darunter Durchfall, Krämpfe, Hämorrhoiden, Prostataschäden und Geschwüre oder Risse, die wiederum infektionsanfällig sind. Die dünne Zellschicht des Rektums wird leicht beschädigt, ist aber schmerzunempfindlich, was zu ernsthaften Komplikationen führen kann, bevor der Betroffene überhaupt etwas davon merkt. Um den Schaden wieder gut zu machen, der durch das Einführen von Penis, Finger oder anderen Gegenständen ins Rektum entstanden ist, sind oft aufwendige chirurgische Eingriffe nötig..."[423]

Eine schweizer Studie stellt fest, dass im Laufe ihres Lebens rund **25% der männlichen Homosexuellen an AIDS er-**

---

422 Vgl. insbesondere Russell Hillard / Walter Gasser Hrsg.: Homosexualität verstehen. Heft 1: Erfahrungen, Konzepte, Fragen; Heft 2: Medizinische, verhaltensgenetische und theologische Aspekte, VBG, Zürich 1997

423 Thomas E.Schmidt: Straight & Narrow? Compassion & Clarity in the Homosexual Debate, 1995, deutsch: Russell Hilliard / Walter Gasser: Der Preis der Liebe, www.bibelgruppen.ch/download/homo2.pdf, 1997

kranken.[424] Im Jahr 2000 waren 64,5% der in Deutschland Neuerkrankten sich homosexuell oder bisexuell verhaltende Männer.[425] Laut einer Studie des *American Journal of Public Health* ist das Risiko homosexueller Männer, an der zu 25% tödlich verlaufenden *Hepatitis B* zu erkranken, fünfmal so hoch wie in der Gesamtbevölkerung.[426] In einer amerikanischen Befragung erklärten **78% der homosexuell aktiven männlichen Personen, schon wenigstens einmal eine Geschlechtskrankheit gehabt zu haben.**[427]

25 bis 40% der homosexuellen Männer leiden unter **Amöbiasis**, die zu einer Entzündung von Rektum und Colon führt.[428] Die Folgen sind schwerer Durchfall und Krämpfe.
Gonorrhöe kann zu Schmerzen und Schleimausfluss aus dem Penis oder dem Anus führen. Nachdem in den 70er Jahren über 40% aller Homosexuellen unter Gonorrhöe litten, konnte die Erkrankung erfolgreich zurückgedrängt werden, bis sie sich Anfang der 90er Jahre wieder stark verbreitete.[429]

---

424 Zürich Men's Study, Hrsg. von: Institut für Sozial- und Präventivmedizin der Universität Zürich, Juni 1999.
425 Epidemiologisches Bulletin, Sonderausgabe A 200, hrsg. vom Robert Koch Institut, Berlin 2001
426 McQuillan, GM, Coleman, PJ, Kruszon-Moran, D., Moyer, LA, Lambert, SB und Margolis, HS: Prevalence of hepatitis B virus infection in the United States: The National Health and Nutrition Examination Surveys, 1976-1994, in: American Journal of Public Health 1999, 89 (1) S. 14-18
427 Vgl. Enrique Rueda, The Homosexual Network: Private and Public Policy (Old Greenwich, CT: Devin Adair, 1982), S.53
428 Quinn: Clinical Approach to Intestinal Infections, S. 621; vgl. D.I. Abrams: The Relationship Between Kaposi's Sarcoma and the Intestinal Parasites Among Homosexual Males in the United States, in: Journal of Acquired Immune Deficiency Syndrome 3, supp. 1 (1990): 545, Tabelle 1
429 Jay / Young, The Gay Report, S. 691. Messiah et al.: Factors Correlated with Homosexually Acquired Human Immunodeficiency Virus, S. 53, Tabelle 2; McKusick et al.:AIDS and Sexual Behaviors, S. 494; Quinn und Stamm: Proctitis, Proctocolitis and Enteritis, S. 675; Holly et al.: Anal Cancer Incidence, S. 1728, Tabelle 2; Surawicz et al.: Anal Dysplasia, S. 662, Tabelle 1; J.B.F. de Wit et al.: Increase in Unprotected Anogenital Intercourse Among Homosexual Men, in: American Journal of Public Health 83 (Oktober 1993): 1451-53; V.C. Riley: Resurgent Gonorrhea in Homosexual Men, in. Lancet 337, Nr. 8733 (1991): 183

Auch die klassische Geschlechtskrankheit **Syphilis** ist unter Homosexuellen weit verbreitet. In einer ersten Phase der Erkrankung sind nur wenige Symptome festzustellen. Dann treten schmerzlose Geschwüre an den Genitalien oder im Rektum auf, später führt das zu Rissen, Polypen und Warzen. In einer weiteren Phase kann die Syphilis Gehirn und Herz angreifen und tödlich enden. Rund 30% der homosexuellen Männer wurden von Syphilis infiziert.[430] Mit dem Befall von Schamläusen hatten 69% der Homosexuellen zu kämpfen. Krätze an Mund, After und Geschlechtsorganen ist die Folge von Milben, die juckende Wunden, Knötchen und Krusten verursachen. Damit hatten rund 20% der Homosexuellen zu tun.[431]

Condylomata oder Feuchtwarzen werden durch Papillomaviren (HPV) hervorgerufen. Die Viren werden zumeist durch den Analverkehr übertragen. Bei 65% aller Homosexuellen sind die Viren vorhanden, rund 40% sind von Condylomata befallen.[432] Die Erkrankung scheint auch die Entstehung von Analkrebs zu begünstigen.[433]
15% der homosexuellen Männer sind an **Herpes** erkrankt. Das äußert sich in schweren anorektalen Schmerzen, Kopfschmerzen und Schwierigkeiten beim Urinieren und beim Stuhlgang. Die ernsthaftesten Symptome sind Läsionen oder

---

430 Holly et al.: Anal Cancer Incidence, S. 1728, Tabelle 2; McKusick et al.: AIDS and Sexual Behaviors, S. 494, Tabelle 1; Jay / Young, The Gay Report, S. 691

431 Jay / Young, The Gay Report, SS. 691-92

432 Quinn: Clinical Approach to Intestinal Infections, S. 615; 619; Holly et al.: Anal Cancer Incidence, S. 1728, Tabelle 2; Surawicz et al.: Anal Dysplasia, S. 662, Tabelle 1; Messiah et al.: Factors Correlated with Homosexually Acquired Human Immunodeficiency Virus, S. 53, Tabelle 2; C.L.H. Law et al.: Factors Associated with Clinical and Subclinical Anal Human Papillomavirus Infection in Homosexual Men, in: Genitourinary Medicine 67 (April 1991): 94

433 J. Daling et al.: Sexual Practices, Sexually Transmitted Diseases and the Incidence of Anal Cancer, in: New England Journal of Medicine 317 (1987): 973-77; Holly et al.: Anal Cancer Incidence; Law et al.: Factors Associated; Surawicz et al.: Anal Dysplasia, S. 658-66; D. Wexner / J.W. Milsom / T.H. Dailey: The Demographics of Anal Cancers Are Changing: Identification of a High-Risk Population, Diseases of Colon and Rectum 30 (1987): 942-46

Geschwüre in der Anogenital-Gegend, manchmal im Rektum, die während zwei, drei Wochen offen bleiben.
Seit Beginn der 90er Jahre verbreitet sich **Hepatitis A** rasch unter Homosexuellen. Zwischenzeitlich sind mehr als 40% infiziert, von denen jährlich 5-7 % erkranken - das ist mindestens dreimal so viel wie bei der Gesamtbevölkerung.[434]
Die Frühsymptome sind grippeähnlich: Fieber, Kopfschmerzen und Erbrechen. Wenn die Leber angegriffen ist, kommt es zur Gelbsucht.
Mindestens 65% der homosexuellen Männer sind oder waren an **Hepatitis B** erkrankt. Unter Homosexuellen wird die Krankheit insbesondere durch sexuellen Analverkehr übertragen. Die Symptome sind ähnlich wie bei Hepatitis A, aber schwerer. Zudem besteht hier die Möglichkeit einer chronischen Lebererkrankung und in 25% der Patienten verläuft die Krankheit tödlich.[435]

Homosexuelle sind darüber hinaus überproportional von der tödlichen Immunschwäche **AIDS** betroffen. Die sich seit den 50er Jahren in Afrika vornehmlich durch Prostitution ausbreitende Infektionserkrankung verbreitete sich in Europa und den USA vor allem in Homosexuellenkreisen. Bis Ende 1994 hatte AIDS in den USA rund 350 000 Menschen das Leben gekostet, zurzeit beträgt die Anzahl der Todesfälle über 50 000 pro Jahr. **Rund 250000 (70%) derjenigen, die bis 1994 starben, waren homosexuelle Männer.**[436] Etwa 2

---

434 K. Schomer et al.: Hepatitis A Among Homosexual Men - U.S., Canada and Australia, Morbidity and Mortality Weekly Report 41 (6. März 1992): 155, 161-64; J. Kani et al.: Hepatitis A Virus Infection Among Homosexual Men, in: British Medical Journal 302 (8. Juni 1991): 1399; E.B. Keeffe: Clinical Approach to Viral Hepatitis in Homosexual Men, in: The Medical Clinics of North America 70, Nr. 3 (1986): 567-73, 582

435 Keeffe: Clinical Approach to Viral Hepatitis, S. 573-82

436 Centers for Disease Control: Projections of the Numbers of Persons Diagnosed with AIDS and the Number of Immunosuppressed HIV-Infected Persons - United States, 1992-94, in: Morbidity and Mortality Weekly Report 41 (25. Dezember 1992): 1-29. Centers for Disease Control: Update: Acquired Immunodeficiency Syndrome - U.S. 1991, in: Morbidity and Mortality Weekly Report 41 (3. Juli 1992):

000 AIDS-Neuinfektionen registrierte das ***Robert-Koch-Institut* 2003**. Damit ist die Gesamtzahl der neu diagnostizierten HIV-Infektionen im Vergleich zum Vorjahr leicht gestiegen. Hauptsächlich beruht der Anstieg auf einer Zunahme an HIV-Erstdiagnosen bei Männern mit gleichgeschlechtlichen Sexualkontakten. Mit 50% stellen sie die größte Gruppe innerhalb der Neuinfizierten dar, obwohl sie gleichzeitig nur 2,5% der Gesamtbevölkerung repräsentieren.[437] Der Infektionsgrad unter homosexuellen Männern wird in unterschiedlichen Studien zwischen 20 und 50% angegeben.[438]
HIV wird unter Männern insbesondere durch Sperma und durch Blut übertragen. „Die Übertragung unter homosexuellen Männern geschieht durch Sexualkontakt, bei dem Sperma oder Blut durch Schnittwunden, Kratzer oder über die Schleimhäute in den Körper eintritt. Beim **Analverkehr** kommt es wegen der besonderen Beschaffenheit der Rektalwand besonders **häufig zu einer Übertragung**. Das Risiko erhöht sich noch durch zahlreiche versteckte Risse, Geschwüre und Abrasionen im Rektum, Anus oder am Penis."[439] Über neun bis zehn Jahre verbreiten sich die Viren im menschlichen Körper ohne einschneidende Symptome. Schließlich ist das Virus stark genug, um das Immunsystem des Körpers zu zerstören. An diesem Punkt spricht man von erworbenem Immunschwächesyndrom (AIDS). Aids ist eigentlich die Endphase oder die symptomatische Form von HIV. Zwischen Infektion und Krankheitsausbruch können

---

463-68

437 Zitiert in: Homosexualität ist nicht biologisch erklärbar, http://www.pbc.de/themen/Themen.htm, 15.2.2005

438 A.J. Silvestre et al.: Changes in HIV Rates and Sexual Behavior Among Homosexual Men, 1984 to 1988/92, in: American Journal of Public Health 83 (April 1993): 578-80; Winkelstein et al.: Sexual Practices and Risk, S. 321-25; Vgl. die niederländische Studie von P.J. Veugelers et al.: Estimation of the Magnitude of the HIV Epidemic Among Homosexual Men: Utilization of Survey Data in Predictive Models, in: European Journal of Epidemiology 9 (Juli 1993): 436-41

439 Thomas E.Schmidt: Straight & Narrow? Compassion & Clarity in the Homosexual Debate, 1995, deutsch: Russell Hilliard / Walter Gasser: Der Preis der Liebe, www.bibelgruppen.ch/download/homo2.pdf, 1997

bis zu elf Jahre liegen. Die durchschnittliche Lebenserwartung nach dem Ausbruch von Aids liegt bei ungefähr 18 Monaten. Der Erkrankte hat kaum Widerstandskräfte gegen andere Infektionen, sodass selbst kleine Infektionen tödlich enden können.

Trotz aufklärender Warnungen vor Analverkehr und der Propagierung von Kondomen hat sich laut neuerer Untersuchungen die schwule Sexualpraxis und damit das **Ansteckungsrisiko für HIV kaum verändert.**[440] In Umfragen gaben nur 18% der Homosexuellen an, generell *sicheren* Sexualverkehr (z.B. mit Kondom) auszuüben.[441] Trotz des hohen Ansteckungsrisikos von AIDS durch ungeschützten Analverkehr (Wahrscheinlichkeit von 6,1% pro Partner)[442], hat sich das homosexuelle Verhalten kaum verändert.

In Umfragen begründen Homosexuelle dieses Verhalten durch die Einschränkung der eigenen Freiheit durch Kondome, durch die Hoffnung auf neue Behandlungen gegen AIDS, durch das Gefühl der eigenen Unverwundbarkeit oder durch den Hinweis auf die eigene Gesundheit oder auf regelmäßige AIDS-Tests.

---

440 S.M. Adib / D.G. Ostrow: Trends in HIV/AIDS Behavioural Research Among Homosexual and Bisexual Men in the United States: 1981-1991, AIDS Care 3, Nr. 3 (1991): 281-87; S.M. Adib et al.: Relapse in Sexual Behavior Among Homosexual Men: A Two-Year Follow-up from the Chicago MACS/CCS, in: Acquired Immunode-ficiency Syndrome 5 (Juni 1991): 757-60; Centers for Disease Control: Patterns of Sexual Behavior Change Among Homosexual/Bisexual Men - Selected U.S. Sites, 1987-90, in: Morbidity and Mortality Weekly Report 40 (1991): 792-94; P.M. Davies et al., „Risk of HIV Infection in Homosexual Men", British Medical Journal 307 (11. September 1993): 681; J.B.F. de Wit et al.: Increase in Unprotected Anogenital Intercourse Among Homosexual Men, in: American Journal of Public Health 83:10 (Oktober 1993): 1451-53; L.S. Doll et al.: Homosexual Men Who Engage in High-Risk Sexual Behavior: A Multicenter Comparison, Sexually Transmitted Diseases 18 (Juli-September 1991): 67-75; A.J. Hunt et al.: Changes in Sexual Behavior in a Large Cohort of Homosexual Men in England and Wales, 1988-89, in: British Medical Journal 302 (2.März 1991): 505-06

441 Linn et al.: Recent Sexual Behaviors, S. 2685-90

442 J.B.F. de Wit et al.: Safe Sexual Practices Not Reliably Maintained by Homosexual Men, American Journal of Public Health 82 (April 1992): 615-16

8.2. PSYCHISCH-MEDIZINISCHE PROBLEME

25% der homosexuellen Männer, die in *engen Beziehungen* leben, fühlen sich psychisch gesund.[443] Dabei muss allerdings erwähnt werden, dass es sich bei diesen Zahlen lediglich um eine subjektive Selbsteinschätzung der Betroffenen handelt. Andere Zahlen weisen darauf hin, dass unter Homosexuellen im Vergleich mit der Gesamtbevölkerung doppelt so viele Fälle von Alkoholmissbrauch und siebenmal so häufig Drogenkonsum vorkommen.[444] Die Zahl Alkoholabhängiger ist unter lesbischen Frauen dreimal höher als unter heterosexuellen Frauen.[445] Häufig verweist dieser Missbrauch von Suchtmitteln auf tiefer liegende psychische Erkrankungen. Mehrere Studien weisen darauf hin, dass 40% der männlichen Homosexuellen in der Vergangenheit schon unter **schweren Depressionen** gelitten haben (verglichen mit 3% der Männer im Allgemeinen).[446] Jay und Young berichten, dass 40% der männlichen und 39% der weiblichen Homosexuellen **Selbstmord** ernsthaft in Betracht gezogen oder versucht hatten (verglichen mit 11% der männlichen Heterosexuellen).[447] In

443 Bell / Weinberg: Homosexualities, S. 216; Saghir / Robins: Male and Female Homosexuality, S. 136, 294; L. A. Peplau / S. D. Cochran: A Relationship Perspective on Homosexuality, in Homosexuality/ Heterosexuality: Concepts of Sexual Orientation, ed. D. P. McWhirter, S. A. Sanders and J. M. Reinisch, Kinsey Institute Series 2, New York: Oxford University Press,1990, S. 332-34; L. Diamant / R. B. Simono: The Relationship of Homosexuality to Mental Disorders, in Male and Female Homosexuality: Psychological Approaches, ed. L. Diamant, Washington, D.C.: Hemisphere, 1987, S. 171-72

444 Williams et al.,: Multidisciplinary Baseline Assessment, S. 127, Tabelle 2; P. H. Rosenberger et al.: Psychopathology in Human Immunodeficiency Virus Infection: Lifetime and Current Assessment, Comprehensive Psychiatry 34 (May/June 1993): 153, Tabelle 1; 154, Tabelle 2

445 Vgl. Vourakis: Homosexuals in Substance Abuse Treatment, S. 404-5; J. M. Hall: Lesbians and Alcohol: Patterns and Paradoxes in Medical Notions and Lesbians‘ Beliefs, in: Journal of Psychoactive Drugs 25 (April-June 1993): 110

446 Williams et al.: Multidisciplinary Baseline Assessment, S. 127, Tabelle 2; Rosenberger et al.: Psychopathology, S. 153, Tabelle 1; 154, Tabelle 2

447 Jay / Young, The Gay Report, S. 728; vgl. Saghir / Robins, Male and Female Homosexuality, S. 288; G. Remafedi et al.: Risk Factors for Attempted Suicide in Gay and Bisexual Youth, in: Pediatrics 87 (January 1, 1987): 869-75; S. G. Sch-

den USA sollen ein Drittel aller Selbstmordversuche unter Teenagern mit Homosexualität zu tun haben.[448]
Einer neuseeländischen Langzeitstudie zufolge leiden homosexuell orientierten Jugendlichen deutlich häufiger an schweren Depressionen, **Angstneurosen**, Nikotinabhängigkeit, anderen Süchten sowie verschiedenen psychischen Erkrankungen als ihre heterosexuellen Altersgenossen.[449]
Eine renommierte medizinische Zeitschrift hatte 1999 die Beziehungen zwischen Homosexualität und psychischen Erkrankungen untersucht. Dabei kam sie zu folgendem Ergebnis: „Homosexuell Lebende haben ein substantiell höheres Risiko, an bestimmten emotionalen Problemen, unter anderem Selbstmordneigung, schwere Depressionen und Angstneurosen, zu erkranken."[450] Diese Ergebnisse wurden von einer niederländischen Untersuchung aus dem Jahr 2001 unterstützt.[451] Auch eine **niedersächsische Studie** stellt 2001 fest: **„Die Belastung mit Depressionen ist in der Untersuchungsgruppe schwuler Jugendlicher demnach drastisch erhöht."**[452]

8.3. LEBENSERWARTUNG

Aufgrund ihrer psychischen und medizinischen Gefährdung als auch aufgrund der höheren Gewaltbereitschaft im

---

neider et al.: Factors Influencing Suicide Intent in Gay and Bisexual Suicide Ideators: Differing Models for Men with and Without Human Immunodeficiency Virus, in: Journal of Personality and Social Psychology 61 (November 1991): 776-88
448 Vgl. Gary Remafedi: Suicide and Sexual Orientation, in: Archives ov Gen. Psychiatry Vol.56 (October 1999):885
449 Fergusson, D.M.:Is sexual orientation related to mental health problems and suicidality in young people?, Arch. Gen. Psychiatry, vol. 56, Oct. 1999, S. 876-80
450 Bailey, J. M.: Homosexualitiy and mental illness, in: Arch. Gen. Psychiatry, vol.56, Oct. 1999, S. 883-884
451 Sandfort, T., R. Graaf, R. Bijl, P. Schnabel: Same-Sex Sexual Behavior and Psychatric Disorders: Findings from the Netherlands Mental Health Survey and Incidence Study (NEMESIS), Arch. Gen. Psychiatry 58, 2001, S. 85-91
452 Dokumentation des Niedersächsischen Ministeriums für Frauen, Arbeit und Soziales. Schwule Jugendliche: Ergebnisse zur Lebenssituation, sozialen und sexuellen Identität, niedersachsen.de/MS_jungeschwule

Schwulenmilieu liegt die durchschnittliche Lebenserwartung Homosexueller deutlich unter der der Gesamtbevölkerung. In einer neueren Studie wird die **Lebenserwartung männlicher Homosexueller mit 42 und die weiblicher Homosexueller mit 45 Jahren** angegeben.[453] Demnach liegt die durchschnittliche Lebenserwartung von Homosexuellen 25 bis 30 Jahre unter der von Heterosexuellen. Wird der Einfluss von AIDS einbezogen, kommen männliche Homosexuelle gar nur auf ein Durchschnittsalter von 39 Jahren. Andere Statistiken belegen, dass nur etwa 9% männlicher Homosexueller über 65 Jahre alt werden.[454]
Die Lebenserwartung für homosexuell und bisexuell lebende Männer wird auch von einer kanadischen Untersuchung um bis zu **20 Jahre niedriger als die heterosexueller Männer** angegeben.[455]

9. HOMOSEXUALITÄT UND IHRE URSACHEN

Im Gegensatz zu der immer wieder geäußerten Meinung, Homosexualität ließe sich auf hormonelle, hirnorganische oder genetische Faktoren zurückführen, sind sich die überwiegende Zahl heutiger Sexualwissenschaftler darin einig, dass Homosexualität ein Teilbereich form- und veränderbarer Ausprägung der Sexualität ist, nicht aber organisch festgelegt wird.[456]

453 Marlin Maddoux: Sieben Mythen der Homosexuellen, Bibel und Gemeinde 95 (1995) 3, S.42f.
454 Jeffrey Satinover: Homosexuality and the Politics of Truth, S.53 / vgl. Paul Cameron et.al.: The Longevity Omosexuals: Before and after the AIDS Epedemie, in: Omega: Journal of Death and Dying 29 (1994) 3, S. 249-272
455 Hogg, Robert S. et al.: Modelling the Impact of HIV Disease on Mortality in Gay and Bisexual Men, in: Int. Journal of Epidemiology, Vol.26, No.3, 1997, S. 657-661
456 Bell/Weinberg, Der Kinsey-Institut Report für männliche und weibliche Homosexualität,

Psychologische, medizinische und sexualwissenschaftliche Untersuchungen belegen, dass ein direkter Zusammenhang zwischen organischen bzw. genetischen Faktoren und Homosexualität bisher noch nicht überzeugend nachgewiesen werden konnte:[457] Zahlreiche Forscher und Therapeuten favorisieren aus diesem Grund psychologische Modelle, die in der Homosexualität das Ergebnis einer gestörten Persönlichkeitsentwicklung zu erkennen meint.

9.1. HOMOSEXUALITÄT - BIOLOGISCHE URSACHEN

Nach einhelliger Forschermeinung hat Homosexualität keine eindeutigen biologischen Ursachen.[458] In diesem Sinne äußert sich auch Martin Dannecker, Sexualwissenschaftler an der Universität Frankfurt, in seinem Gutachten für die Bundesrepublik Deutschland: „Alle in der Vergangenheit angestellten Versuche, die Homosexualität biologisch zu verankern, müssen als gescheitert bezeichnet werden."[459] In erster Linie ist sie abhängig von der **frühkindlichen sexuellen Prägung** und dem gesellschaftlichen Umfeld des Betreffenden. Auch in der Jugend ist die sexuelle Orientierung noch nicht abgeschlossen. Darauf deutet unter anderem eine amerikanische Studie, nach der 25,9% der 34.000 befragten Zwölfjährigen erklärten, noch nicht eindeutig zu wissen, ob sie homo- oder heterosexuell seien.[460] Doch selbst die einmal angenommene

---

München 1978, S. 23 / Gunter Schmidt, Motivationale Grundlagen sexuellen Verhaltens, in: Psychologie der Motivation, hrsg. von H Thomae, Bd.2 Göttingen 1983

457 Vgl. Markus Hoffmann: 8 Thesen zum Gleichstellungsgesetz, in: www.wuestenstrom.de, 10.9.2002 / Deutsches Institut für Jugend und Gesellschaft: Homosexualität verstehen. Gibt es ein schwules Gen?, Reichelsheim, 2000

458 Dannecker, Martin: Sexualwissenschaftliches Gutachten zur Homosexualität, in: Jürgen Basedow et al., Die Rechtsstellung gleichgeschlechtlicher Lebensgemeinschaften, Mohr - Siebeck, Tübingen 2000, S. 339

459 Zitiert in: Homosexualität ist nicht biologisch erklärbar, http://www.pbc.de/themen/Themen.htm, 15.2.2005

460 Remafedi, Gary et al., Demography of Sexual Orientation in Adolescents, in: Pedeatrics Vol 89 No. 4, 1992, S. 714-721

sexuelle Orientierung ist nach therapeutischen Erfahrungen durchaus wieder zu verändern.[461]

Günter Dörners[462] **Hormonversuche** an Ratten konnten nicht eindeutig nachweisen, dass homosexuelles Verhalten durch ein Mehr an weiblichen Hormonen bei Männern ausgelöst werden kann. Derselbe Hormonversuch bei Affen schlug gänzlich fehl.

Simon LeVay[463] wollte durch seine hirnorganischen Untersuchungen belegen, dass homosexuelle Männer, ähnlich wie Frauen, kleine **INHA3-Kerne im Mittelhirn** haben. Heterosexuelle Männer dagegen hätten große Kerne. Er führte die Untersuchungen aber an Gehirnen von verstorbenen Aids-Kranken durch. Doch ist allgemein bekannt, dass sich bei Aids auch das Gehirn verändert. Eine wissenschaftliche Vergleichbarkeit mit gesunden Gehirnen ist daher nicht mehr möglich. Zudem war die Stichprobe für klare Schlussfolgerungen zu klein.[464] Weitere Forschungen in dieser Richtung haben die geäußerten Hypothesen bisher nicht bestätigen können.

Im Frühjahr **2005** legten zwei Forscher der *Minot-State-University* in North Dakota die Ergebnisse einer Studie vor, der zufolge die **Einnahme bestimmter Medikamente** in den ersten drei Schwangerschaftsmonaten eine **homosexuelle Prädisposition** der sich entwickelnden Embryonen zur Folge haben könnte.[465] Diätpillen scheinen die Anzahl lesbischer Töchter zu erhöhen. Die Tabletten enthielten Am-

---

461 Spitzer, Robert L., 200 Subjects Who Claim to Have Changed Their Sexual Orientation from Homosexual to Heterosexual, vorgestellt am 09. Mai 2001 anlässlich eines Symposiums der Amerikanischen Psychiatrischen Gesellschaft in New Orleans, deutsch, in: Nachrichten aus dem Deutschen Institut für Jugend und Gesellschaft, Nr. 2, 2001

462 Günter Dörner, Neuroendokrine Response To Estrogen And Brain Differenation in Heterosexual, Homosexual And Transsexual; Archives Of Sexual Behaviour, Vol. 17, 1988, S. 57-75

463 Simon LeVay, A Difference in Hypothalamic Structure Between Heterosexual And Homosexual Men, Science, Vol. 253, August 30, 1991, S. 1034 - 1037

464 Vgl. Anne Fausto-Sterling, Myths Of Gender, New York 1992

465 Psychologie heute: Machen Pillen homosexuell, zitiert nach: Http://www.gmx.net/de/themen/gesundheit/sex/varianten/908122.html, 15.5.2005

phetamine, die das Hungergefühl unterdrückten. Die Chance auf lesbische Töchter erhöhe sich nach Ansicht der Forscher auch durch die Einnahme von künstlichen Schilddrüsenhormonen. Das Medikament *Prednison* dagegen soll bei männlichen Nachkommen die Homosexualität fördern. Das Mittel ähnelt, nach Angaben von *Psychologie heute,* dem natürlichen Stresshormon *Kortisol*, das schon länger mit männlicher Homosexualität in Verbindung gebracht wurde. Die Forscher vermuten, dass Geschlechtshormone im Gehirn des Fötus die sexuelle Orientierung programmieren. Ob und wieweit tatsächlich eine gewisse Vorprägung der Babys vorliegt, müssen vergleichende Untersuchungen in der Zukunft noch aufzeigen. Selbst wenn sich die Ergebnisse bestätigen sollten, werten die Forscher die Einnahme der Medikamente lediglich als Risikofaktor, nicht als Automatismus, der zwangsläufig zu einer homosexuellen Orientierung führt.[466]

9.2. HOMOSEXUALITÄT - GENETISCHE URSACHEN

Laut **Kinsey** sind die meisten Menschen bisexuell und werden auf der von ihm entworfenen Skala zwischen 0= ausschließlich heterosexuell und 6= ausschließlich homosexuell verortet. Dieser Annahme widersprechen neuere Forschungen eindeutig, so zum Beispiel Dean Hamer, ein häufig von Homosexuellen zitierter Genetiker: „Die meisten Menschen, Männer wie Frauen, werden auf der Kinsey-Skala den Wert 0 Punkte haben, **weil fast alle Menschen heterosexuell sind**. Einige Personen werden höhere Werte haben, weil sie bisexuell oder homosexuell sind. Schätzungen variieren, aber es sind nicht mehr als einige wenige Prozente (die bisexuell oder homosexuell sind)."[467]

466 Vgl. Heinz J. Aubeck: Homosexuell - und das ist (nicht?) gut so!, Books on Demand, 3.Aufl., **Norderstedt 2009,** S. 144

467 Dean Hamer: Living with our Genes, New York 1998, S.184

Dean Hamers These vom *Schwulen-Gen* wurde in den Medien viel besprochen.[468] Selten jedoch wird darauf hingewiesen, dass Dean Hamer seine Ergebnisse viel vorsichtiger beurteilt und dass er selbst zugibt, dass seine Untersuchung von anderen Genforschern nicht mehr wiederholt werden konnte. Der US-Molekularbiologe Dean Hamer entdeckte 1993 einen Genabschnitt für die sexuelle Orientierung (Xq28), der als *Schwulen-Gen* bezeichnet wurde. Bei einer vergleichbaren Studie aber konnte der kanadische Neurologe George Rice im April 1999 den Zusammenhang zwischen Xq28 und männlicher Homosexualität nicht mehr bestätigen.[469] Vielmehr legte eine Untersuchung von George Ebers nahe[470], dass **kein Zusammenhang** zwischen dem von Hamer gefundenen Genabschnitt und der sexuellen Orientierung besteht. Dean Hamer kommt in seinen Recherchen zum Ergebnis, dass männliche Homosexualität möglicherweise erblich begünstigt, nicht jedoch genetisch determiniert wird: „Wir wussten, dass es eine schwierige Suche sein würde (bei Männern ein Gen zu finden, das die sexuelle Orientierung beeinflusst), weil die sexuelle Orientierung sogar bei Männern **nur teilweise genetischen Ursprungs** ist und weil der genetische Anteil wahrscheinlich viele verschiedene Gene einschließt, nicht eine einzige Schaltstelle, die über schwul oder heterosexuell entscheidet. Was wir suchten, war einer von vielen verschiedenen Faktoren, welche die sexuelle Orientierung beeinflussen, nicht ein einzelnes entscheidendes *Schwul-Gen*. Übertreibungen zum Trotz: So etwas gibt es nicht.“[471] Weibliche Homosexualität führte er fast ausschließlich auf Umweltfaktoren zurück und schloss dabei genetische Faktoren entgegen seinen früheren Annahmen aus: „Die beste neuere Studie weist darauf hin, dass weibliche sexuelle Identifi-

468 Dean Hamer / Copeland, Das unausweichliche Erbe, Bern, München, Wien 1998

469 Vgl. Ist Homosexualität angeboren oder anerzogen?, focus.de

470 G.M. Bailey, Sexual Orientation Revolution, Nature Genetics 11, 1995, S. 354

471 Dean Hamer: Living with our Genes, New York 1998, S.193

kation eher eine Frage der Umgebung als der Vererbung ist. ... Die Anzahl von lesbischen Töchtern war bei Zwillingen von Lesbierinnen höher als bei heterosexuellen Frauen; aber es gab keinen Unterschied zwischen eineiigen und zweieiigen Zwillingen, was heißt, dass **Gene keinen Einfluss** hatten. Die Resultate ergeben, dass bei Frauen der Haupteinfluss auf sexuelle Orientierung von der gemeinsamen Umgebung aus geht..., **während Gene scheinbar kaum zählen**."[472]

9.3. PSYCHOLOGISCHE URSACHEN VON HOMOSEXUALITÄT

Auch wenn es als relativ sicher angesehen werden kann, dass Homosexualität nicht vererbt wird und auch sonst keine genetischen Ursachen hat, existieren über die Entstehung und das Wesen der Homosexualität verschiedene erwägenswerte Hypothesen, die zumeist aus der jahrelangen Begleitung Homosexueller entstanden sind. Zahlreiche Forschungen weisen darauf hin, dass Neigungs-Homosexualität überwiegend in der frühen Kindheit erworben ist und als psychosexuelle Entwicklungsstörung bezeichnet werden kann.[473]

Im Einzelfall können unterschiedliche Faktoren zur Ausprägung eines homosexuellen Verhaltens beitragen. Psychologische Modelle haben auf den Zusammenhang zwischen inneren Konflikten und sexuellem Verhalten hingewiesen. Diese **individuell-biographischen Erfahrungen** kommen auch in den Berichten Homosexueller zur Sprache. Auf der Internetseite der christlichen Therapieeinrichtung *Wüstenstrom* finden sich typische Beispiele entsprechender Erfahrungen.[474]

472 Dean Hamer: Living with our Genes, New York 1998, S.188f.
473 Bieber, I. et al.: Homosexuality: A Psychoanalytic Study of Male Homosexuals, Basic Books, New York 1992; Socarides, Ch. W.: Homosexuality, a Freedom too Far, Adam Margrave, Phoenix 1995; Nicolosi, J.: Reparative Therapy of Male Homosexuality, Jason Aronson, London 1991
474 Vgl. Homosexualität. Was ist eigentlich Homosexualität, www.wuestenstrom.

A. Da berichtet ein Mann, der plötzlich seine homosexuellen Gefühle entdeckte, die für ihn mit der elterlichen Unterdrückung männlicher Sexualität in der Jugend im Zusammenhang stehen. B. Ein anderer fühlte sich in der Kindheit als Außenseiter und entwickelte in der Pubertät eine Sehnsucht nach normalen anerkannten Jungs. Intime Freundschaften mit Männern zerbrachen, weil diese realen Männer nicht seinem Ideal entsprachen. C. Durch die Operation seines Hodenhochstands begann ein heute erwachsener Mann sich rückblickend als Kind weniger männlich zu fühlen. Später zog ihn die vermeintlich stärkere Männlichkeit seiner Schulkameraden an. D. Wieder ein anderer Mann fühlte sich durch seinen dominanten Vater so eingeengt und bevormundet, dass er seine eigene Männlichkeit und Freiheit durch homosexuelle Erfahrungen und Sadomasochismus ausleben wollte.

- „So bearbeitet ein Mensch in seiner Homosexualität einmal seine **Körperablehnung**, das andere Mal die **Sehnsucht nach einem Freund** oder die Abwehr des anderen Geschlechts."[475]

- Bei lesbischen Frauen ist nicht unbedingt eine schwierige Mutterbeziehung festzustellen, sondern möglicherweise eine Ansammlung von **Enttäuschungen über Männer**. Das führt zu einem solchen Vertrauensverlust, dass die Beziehung zu einer Frau gefahrloser und erfüllender zu sein scheint als die zu einem Mann.

- Homosexualität kann auch aus der **beständigen Zurückweisung und Erniedrigung durch Frauen** erwachsen. Sozusagen als unterbewusste Umlenkung der Sexualität von einer nicht erreichbaren Personengruppe (Frauen) auf ein männliches gegenüber. Männer empfinden ähnlich und können deshalb von anderen Männern besser verstanden werden, auf emotionaler wie auch auf sexueller Ebene. Homosexuelle

---

de, 10.9.2002

475 Homosexualität. Was ist eigentlich Homosexualität, www.wuestenstrom.de, 10.9.2002

Gefühle können als Selbstschutz vor Verletzungen und verunsichernder Infragestellung entstehen.

- Homosexualität hat für manche auch den starken Aspekt des **Protests gegen überkommene ethische Vorstellungen,** gegen prägende Personen aus dem eigenen Lebensumfeld, gegen die weibliche Sexualität vermarktende Öffentlichkeit oder einfache Provokation gegen Eltern und andere Autoritäten.
- Homosexualität muss keiner sexuellen Selbstbestimmung entspringen, sondern kann Ergebnis einer **falschen sexuellen Prägung und Sozialisation** sein, die mit einer psychologischen Behandlung verändert werden kann.[476]
- Mehrere amerikanische Studien aus den 90er Jahren belegen, dass rund 40% der befragten Schwulen als **Kinder homosexuell missbraucht** wurden. Das Opfer war dabei im Durchschnitt 10 Jahre alt, der Täter elf Jahre älter. Die betroffenen Männer maßen diesem Ereignis häufig einen hohen Stellenwert für die Ausprägung ihrer sexuellen Orientierung zu.[477]
- Homosexualität ist medizinisch keine eigenständige Form der Sexualität, sondern meist eine zeitlich begrenzte **Ersatzhandlung für eine heterosexuelle Aktivität**, wie verhaltensbiologische Untersuchungen aus der Tierwelt deutlich zeigen. [478] Zumeist ist sie nur dauerhaft und ausschließlich homosexuell, wenn sie in einer speziellen Szene gepflegt und verstärkt wird.
- Für einige Menschen ist die Homosexualität auch keine Frage tiefer Persönlichkeitsstrukturen, sondern Ergebnis **sexueller Neugier** und Experimentierfreude.

---

476 Vgl. R.C. Friedman: Männliche Homosexualität, Berlin 1993; J.Nicolosi: Homosexualität, Neukirchen Vluyn 1995

477 Vgl. Die Studien von Finkelhor (1990) und Doll (1992), zitiert in: Homosexualität ist nicht biologisch erklärbar, http://www.pbc.de/themen/Themen.htm, 15.2.2005

478 Vgl. M.Miersch: Sexualität der Tiere, Frankfurt 1999

- Wieder andere verhalten und empfinden homosexuell unter dem Eindruck ihrer Umgebung. Das **prägende Milieu oder die als Vorbilder** wahrgenommenen Personen wecken den Wunsch nach Anpassung und Anerkennung.
- Kinder und Heranwachsende, die bereits in ihrem disfunktionalen Elternhaus ein hohes Maß Isolation durchlebt haben, tun sich aufgrund ihres negativen Selbstbildes sehr schwer, Zugang zu den Gruppen gleichaltriger Gleichgeschlechtlicher zu finden. Häufig setzt sich dann die begonnene Diskriminierung fort und festigt das **negative Selbstbild** mit einer tiefen Unsicherheit dem eigenen Rollenbild gegenüber.
- Eine intensive gesellschaftliche **Prägung durch Medien**, Schule, Stars, Jugendszene, Unterhaltungsindustrie und Internet im Bezug auf Sexualität im Allgemeinen und Homosexualität im Besonderen kann zu einer inneren Umorientierung oder Verunsicherung der sexuellen Identität beitragen, wenn diese durch andere Einflüsse bereits geschädigt ist. Der Mainstream westlicher Massenmedien wirbt für einen homosexuellen Lebensstil. Stark prägbare Jugendliche werden bezüglich ihrer sexuellen Orientierung medial beeinflusst.

9.3.1. Familiäre Hintergründe für Homosexualität

Richard Cohen kommt nach seiner jahrelangen wissenschaftlichen und therapeutischen Beschäftigung mit der Homosexualität zur Definition folgender Umgebungsfaktoren, welche die Entstehung einer homosexuellen Orientierung begünstigen:[479]
- Die **familiäre Prägung** und das Milieu der Sozialisierung beeinflussen die sexuelle Neigung eines Menschen. Homosexuelle Eltern oder ein homosexuelles Umfeld lassen die Wahrscheinlichkeit einer späteren homosexuellen Orientierung des Kindes steigen.

---

479 Vgl. Die zehn wichtigsten Umgebungsfaktoren nach Cohen, www.keinschicksal.de/zehn_ursachen / Richard Cohen: Ein anderes Coming Out. Homosexualität und Lebensgeschichte, Brunnen Verlag 2001, S.50-90

- Eine **erhöhte Sensibilität** des Kindes kann zu einer Beeinflussung der sexuellen Orientierung beitragen, wenn äußere Einflüsse des Lebensumfelds, Herabsetzungen durch die engsten Bezugspersonen oder ein gestörtes Vertrauensverhältnis zu den Eltern nur unzureichend verarbeitet werden können.
- Durch eine bewusste **Fixierung der Mutter auf ihren Sohn** kann eine innere Distanz zum eigenen Vater aufgebaut werden, die beim Kind zu einer Identifikation mit der weiblichen Bezugsperson beiträgt. Das wiederum kann zur Suche nach der eigenen Männlichkeit in einem anderen männlichen Partner führen.
- Wird die emotionale Nähe zum gleichgeschlechtlichen Elternteil nicht erlebt, wird das Kind nicht genügend in seiner Wesensart bestätigt oder gar **gedemütigt** oder entwickelt das Kind eine Ablehnung seines Rollenvorbildes, so kann dies in der Pubertät dazu führen, dass die unerfüllten homo-emotionalen Bedürfnisse als homosexuelle Gefühle erlebt werden, um das eigene Akzeptanzdefizit zu befriedigen.
- Verbale oder körperliche Demütigungen sowie **sexueller Missbrauch** durch (in der Regel ältere) Geschwister können bei einem Kind ein angeschlagenes Selbstbild (u.a. in Bezug auf seine Geschlechterrolle) erzeugen oder weiter beeinträchtigen.
- Ein **disharmonisches familiäres Umfeld** schwächt das Selbstbewusstsein des Kindes. Hänseleien und Demütigungen wegen bestimmter körperlichen Eigenarten können dann leichter zu einer Entfremdung vom eigenen Körper führen. Dies kann die geschlechtliche Identität stark beeinträchtigen. Die Ablehnung des eigenen *makelbeladenen* Körpers beinhaltet das Gefühl, die geschlechtliche Rolle nicht erfüllen zu können.
- Mehr als 75% der Homosexuellen berichten über sexuellen Missbrauch in der Kindheit. Diese führt zu einer Entfremdung von ihrem gleich- und/oder gegengeschlechtlichen El-

ternteil. Das männliche Kind **entfremdet von seinem Vater und überidentifiziert sich mit seiner Mutter**. Dadurch ist es einem Missbrauch durch einen männlichen Täter empfänglicher. Durch die für das Kind verwirrende Vermischung von gewünschter emotionaler Nähe und in diesem Zusammenhang unbekannter Sexualität entsteht eine homosexuelle Prägung. Solche nicht verarbeiteten Erfahrungen werden vorerst aus dem Bewusstsein verdrängt, melden sich aber beim Heranwachsenden und Erwachsenen wieder, indem das erlernte Verhalten zwanghaft wiederholt wird. Am Tragischsten dabei ist, dass durch den Wiederholungszwang die einstigen Opfer später selbst zu Tätern werden und die Täter selbst einmal die Opfer waren.

9.3.2. Homosexualität und sexuelle Orientierungssuche

Sexuelle Konflikte werden allgemein als *extrapsychische Lösungen*[480] verstanden, durch die der Mensch die Frage nach seiner Identität zu erklären versucht. Homosexualität ist nach dem Ansatz des amerikanischen Psychologen und Therapeuten **Joseph Nicolosi** der **Versuch einer solchen extrapsychischen Konfliktlösung.** Auf einer Fachtagung in Reichelsheim erklärte Nicolosi, Homosexualität sei kein sexuelles Problem, sondern ein Identitätsproblem. „Homosexualität sei der vergebliche **Versuch, die eigene Männlichkeit wiederherzustellen**. Wenn aber ein Mann durch authentischen, nicht-sexuellen Kontakt mit anderen Männern Brüderlichkeit erfahre, brauche er diese Männlichkeit nicht mehr erotisch begehren."

Diese Deutung der Homosexualität wird durch die biographischen Erfahrungen Betroffener unterstützt. Im Rückblick beschreibt ein **ehemaliger Homosexueller** seine damalige Situation mit folgenden Worten: „Ich wollte so sein wie der

---

480 Extrapsychische Lösungen: Der Versuch psychische und soziale Realität zu integrieren, ursprünglich psychische Probleme durch ein spezifisches verhalten in einem anderen Lebensbereich zu beantworten.

andere! Ich entdeckte, dass ich mich immer in solche Männer verliebte, gegenüber denen ich mich minderwertig und unterlegen fühlte. So musste ich feststellen, dass meine Homosexualität gar kein sexueller Konflikt war, sondern mit Fragen meines Mannseins zusammenhing. Meine Homosexualität war letztlich nichts anderes als der Versuch, meinen Identitätskonflikt als Mann über einen anderen Mann zu bewältigen. Diese Erkenntnis war der Schlüssel zu meiner Veränderung. So durfte ich lernen, meinen Identitätskonflikt nicht mehr über homosexuelle Phantasien und Abenteuer zu lösen, sondern durch reale Beziehungen. Dieser Weg war steinig. Ich lernte aber mit der Zeit, dass ich die Anerkennung, die ich in meinen homosexuellen Gefühlen illusionär suchte, in realen, nichterotischen Männerfreundschaften erhalten konnte."[481]

Für viele Betroffene ist die Homosexualität Ausdruck einer **Suche**, die sich meist auf die **sexuelle Identität** bezieht. Homophil empfindende Männer versuchen ihre existentielle Suche durch die Erfüllung konkreter Bedürfnisse zu beantworten. Für den einen geht es darum, ein normaler Mann zu sein, für den anderen um die Anerkennung durch andere Männer oder um den Ausdruck der Überlegenheit über die Geschlechtsgenossen. Viele Homosexuelle verhindern durch ihr Denken und Verhalten allerdings die erhoffte Befriedigung ihrer Bedürfnisse und tragen so unbewusst zur Festigung ihrer homosexuellen Verhaltensweisen bei. Sie bewundern Männlichkeit, lehnen deren Äußerungen aber als Dominanzstreben oder Chauvinismus ab. Sie bewundern den maskulinen Körper des anderen, halten sich selbst allerdings für unzulänglich. Aus der vorherzusehenden Enttäuschung über einen homosexuellen Kontakt entspringt die Sehnsucht nach einer nächsten homosexuellen Erfahrung, die verspricht, zur Erfüllung der eigenen sexuellen Identität beizutragen. **Ein**

---

481 Zitiert in: Homosexualität. Was ist eigentlich Homosexualität, www.wuestenstrom.de, 10.9.2002

solcher Homosexueller ist ständig auf der Suche nach neuen Kontakten, bleibt aber unbefriedigt und leer.
Immer wieder wird darauf hingewiesen, dass insbesondere eine **unzureichende sexuelle Selbstvergewisserung** in der Kindheit eine spätere Homosexualität begünstigt. „So kann man bei homosexuellen Jungen und Mädchen oft eine nicht gelungene Identifikation mit dem gleichgeschlechtlichen Elternteil beobachten. Auch der gegengeschlechtliche Elternteil kann durch Abwertung des Kindes, durch eigene Verunsicherung in der Geschlechtsidentität einiges zur Identitätsverwirrung des heranwachsenden Kindes beitragen."[482]
Störungen in der sexuellen Entwicklung können auf jeder Stufe und in jedem Lebensalter zu tief greifenden Irritationen und Verwerfungen führen. Dabei kommt der stark prägenden Phase der Kindheit eine besondere Bedeutung zu. Kinder sind schon früh damit beschäftigt, in der **Abgrenzung und Identifikation zu ihrer Umwelt** herauszufinden, wer sie sind. Dabei werden sie durch die Zuwendung der **Eltern und ihre Vorbildfunktion** unterstützt. Mädchen scheinen sich schon früh beziehungsbezogen an dem Vorbild der Mutter zu orientieren. Jungen scheinen eher Selbstständigkeit zu suchen und orientieren sich am Verhalten des Vaters. Gleichzeitig hat aber auch der gegengeschlechtliche Elternteil eine herausragende Rolle bei der Bestätigung der kindlichen Geschlechtsidentität. Das Verhalten des anderen Geschlechts prägt im Gegenüber und in der Abgrenzung die eigene sexuelle Rolle.
Die Signale der Eltern können vor allem bei sehr **sensiblen Kindern** falsch aufgenommen werden und eine spätere homosexuelle Orientierung begünstigen. So fühlen sich sensible Kinder eher abgelehnt und kommen zu Überinterpretationen der elterlichen Erziehungsleistung. Ein sensibler Junge

482 Homosexualität. Was ist eigentlich Homosexualität, www.wuestenstrom.de, 10.9.2002

erfährt den forschen Vater eher als Gefahr und wendet sich von ihm ab.

In einer nächsten Phase wird das Kind **durch die Gemeinschaft Gleichgeschlechtlicher geprägt**. Ihnen sucht es sich anzupassen, von ihnen erwartet es Annahme und Akzeptanz. Ist ein Kind durch die ersten Erfahrungen im Elternhaus in seiner Geschlechtsidentität verunsichert, dann geht es dementsprechend unsicher in die nächste Entwicklungsphase und hat häufiger Ängste vor dem gleichgeschlechtlichen Gegenüber.

„Heranwachsende Männer und Frauen überwinden diese Unsicherheit meist durch den **Aufbau einer Ersatzidentität** oder eines Images. So teilen viele homosexuell empfindende Menschen mit, dass sie sich keineswegs abgelehnt gefühlt haben. Wenn sie aber differenziert erzählen, dann tritt zu Tage, dass sie ihre Aufnahme in die Gruppe der Gleichaltrigen durch die Herausbildung eines besonderen Images als Künstler, als Redner, als Philosoph, als Seelsorger und Kummerkasten, als Klassenclown etc. geschafft haben. Was hier zum ersten Mal eintritt, ist der Aufbau einer Ersatzidentität, in der Leben gelingt. Diese einer Abspaltung ähnliche Struktur (*Dissoziation*) spielt bei der späteren Therapie eine wichtige Rolle. Zwar gelingt im Rahmen der Ersatzidentität das Leben, die Folge ist aber eine innere Abspaltung der eigentlichen Gefühle.

Bei den meisten homosexuell empfindenden Menschen bildet sich neben der Ersatzidentität auch ein **permanenter Vergleichsmechanismus** aus. Dieser wird manchmal in Form von überhöhter Minderwertigkeitsproduktion wahrgenommen oder in der beinahe schon fetischistischen Fixierung auf bestimmt bewunderte Merkmale bei den gleichgeschlechtlichen Freunden."[483] Ein Mann mit homosexuellen Neigungen

483 Homosexualität. Was ist eigentlich Homosexualität, www.wuestenstrom.de, 10.9.2002

erlebt im sexuellen Kontakt mit Männern die Annahme, die er nie von Männern erfahren hat.
Homosexualität kann in das Leben von Menschen aber auch **durch Krisen hereinbrechen**. Verschiedene Beispiele zeigen bei weiblicher Homosexualität, dass Frauen nach jahrelanger befriedigender Ehe in gleichgeschlechtliche Partnerschaften übergehen, weil ihre Ehen in der Krise sind und weil sie jetzt endgültig von Männern die Nase voll haben.
Es wäre allerdings verhängnisvoll Homosexualität als zwangsläufiges und unveränderbares Ergebnis frühkindlicher Prägung misszuverstehen. Das persönliche Umfeld kann lediglich begünstigend auf die Entstehung homosexueller Empfindungen wirken. Genauso ist es auch möglich, durch eine Weiterentwicklung der Individualität eine homosexuelle Orientierung zu überwinden.
Eine einzelne, eindeutige Ursache für homosexuelle Orientierung ist bisher nicht entdeckt worden, weder in körperlich-materiellen noch im psychischen Bereich. Allerdings lassen sich verschiedene Faktoren benennen, die die Wahrscheinlichkeit homosexueller Orientierung eines Menschen erhöhen. Einige der heute diskutierten Risikofaktoren wurden oben vorgestellt. Die verschiedenartigen Hintergründe homosexueller Orientierung dürfen auch bei einer Begegnung mit und Begleitung von Homosexuellen nicht vergessen werden. Einzelne Erklärungsmuster homosexueller Orientierung werden beim konkreten Homosexuellen gelegentlich nicht zutreffen. Gleiches gilt für die Begleitung veränderungswilliger Homosexueller. **Eine in jedem Fall erfolgreiche Therapie für alle Homosexuelle kann es nicht geben; sehr wohl aber effektive Hilfe für Einzelne.**

10. BEGLEITUNG HOMOSEXUELLER

Kein Mensch ist seinen sexuellen Gefühlen hilflos ausgeliefert, obwohl gerade Medien und Gesellschaft mit erotischen Stimulationen arbeiten, um den Menschen durch emotionale Impulse zu manipulieren. Doch selbst wenn der Homosexuelle das Unvermögen erkennt, seine Gefühle unter Kontrolle zu bekommen, kann er die Kraft Gottes in Anspruch nehmen, die auch Sex-, Drogen- oder Alkoholsüchtigen aus ihrem scheinbar unentrinnbaren Gefängnis befreien kann: „Lass dir an meiner Gnade genügen; denn meine Kraft ist in den Schwachen mächtig." (2Kor 12,9)

10.1. HOMOSEXUALITÄT ALS VERÄNDERBARE ORIENTIERUNG

„Einmal schwul, immer schwul: Viele Psychologen sind der Meinung, dass die sexuelle Orientierung durch Therapien nicht verändert werden kann, ohne persönliche Probleme heraufzubeschwören. Ein vorschnelles Urteil, kontert nun eine Forschergruppe um **Robert Spitzer** der *Columbia University*. Hoch motivierte **Schwule und Lesben können heterosexuell werden,** behauptet der Psychiater"[484] Eine neuere Studie dieser Arbeitsgruppe hat in den USA zu heftigen Kontroversen geführt: Schwule und Lesben, so behaupten Forscher, können heterosexuell werden - wenn sie nur wollen. Auf einem Symposium der *American Psychiatric Associaton* (APA) wurden die Ergebnisse im Mai 2001 der Fachöffentlichkeit vorgestellt. Die Ergebnisse beruhen auf Telefoninterviews mit 143 Schwulen und 57 Lesben, die nach eigenem Bekunden mittlerweile heterosexuell leben. Die Befragten, die zum Teil die Hilfe eines Psychologen in Anspruch genommen hatten, machten Angaben über ihr Sexualleben und ihre erotische Phantasien. 66% der Männer und 44% der

484 Spiegel online 09. Mai 2001

Frauen sei es tatsächlich gelungen, zu einem *„guten heterosexuellen Funktionieren"* zu finden, urteilten Spitzer und seine Kollegen.[485]
Die New Yorker Forscher um **Spitzer** kommen nach jahrelangen Untersuchungen zu dem Schluss, dass Homosexualität weder angeboren noch unveränderbar sei. Ihre langjährigen Untersuchungen an 200 Homosexuellen kommen zu dem Ergebnis: **„Homosexualität ist heilbar"**. Nach fünf Jahren waren drei Viertel der Männer und die Hälfte der Frauen verheiratet.[486]
Im Juni 2002 stellte Dr. **Warren Throckmorton** im renommierten Wissenschaftsmagazin der *American Psychological Association* seine Untersuchungsergebnisse zur **Veränderbarkeit sexueller Orientierungen** vor.[487] Darin kommt er zu dem Schluss, dass die homosexuelle Orientierung bei zahlreichen Personen dauerhaft verändert wurde. Ihre neue heterosexuelle Identität empfanden die meisten der betroffenen als Bereicherung und berichteten über eine dauerhafte Lösung der mit ihrer Homosexualität einhergehenden Persönlichkeitsstörungen. Die religiöse Motivation der Patienten spielte bei deren Therapie eine nicht unwichtige Rolle. Einige ehemalige Homosexuelle verwiesen auch auf die Indoktrination der Schwulenverbände, die aus den eigenen homoerotischen Gefühlen erst eine schwule Identität geformt haben, die sie dem Betreffenden als unveränderbar feststehend vermittelten. Unterstützt wird der Forscher von dem ehemaligen Präsidenten der *American Psychological Association* Martin Seligman, der in seinem Buch zu dem Schluss kommt, dass insbesondere für Personen, die nur wenige homosexuelle Erfahrungen haben oder noch vereinzelt heterosexuell fühlen,

---

485 Vgl. Schwule können das Lager wechseln, SPIEGEL ONLINE 2001, www.spiegel.de 09. Mai 2001
486 Vgl. Idea Spektrum 33/2001
487 Warren Throckmorton: Initial Empirical and Clinical Findings Concerning the Change Process for Ex-Gays, in: Professional Psychology: Research and Practice, June 2002

eine gute Möglichkeit besteht, eine rein heterosexuelle Orientierung zu bekommen.[488]
In den längeren Auseinandersetzungen um *reparative Therapien* für Homosexuelle stellte **Raymond Fowler,** einer der leitenden Vertreter der *American Psychological Association,* den freien Willen des Patienten heraus. Er anerkannte das psychologische Konzept dieser Therapieangebote und würdigte ihren Erfolg in der Veränderung homosexueller Identität, die allerdings nicht allgemein anwendbar sei, sondern die Bereitschaft des Homosexuellen voraussetzt, heterosexuell zu werden.[489]
Diese Ergebnisse unterstützen frühere Studien, die zu demselben Resultat kamen. Aus den Jahren 1966 bis 1974 gibt es mehr als 1000 Artikel über die Therapie von Homosexualität in der Datenbank *Medline*. Die Durchsicht eines repräsentativen Querschnitts verschiedener Therapiearten und ihrer Ergebnisse in diesen 1000 Artikeln ergibt eine durchschnittliche Erfolgsquote von 52 Prozent. Dies liegt deutlich oberhalb der Quote von 30 Prozent, die von Psychotherapeuten in der Regel als Kriterium für die erfolgreiche Therapie eines psychischen Problems angesehen wird.[490]

10.2. THERAPEUTISCHE BEGLEITUNG HOMOSEXUELLER

Eine **evangelikale Homophobie**, die den Homosexuellen verachtet und verfolgt, steht echter Hilfe für Schwule immer wieder im Wege. „Im Allgemeinen hat die Kirche es jedoch versäumt, gerade homosexuellen Menschen Liebe zu zeigen. Manche klagen bitterlich darüber, dass Homosexuelle als

488 Vgl. Martin Seligman: What You Can Change and What You Can‘t, Alfred A. Knopf, New York 1993, neue Aufl. Nicholas Brealey Publishing, 2007
489 Vgl. Every client‘s right to self-determination, www.narth.com, 3.9.2002
490 Vgl. Sanitover 1996, zitiert in: Homosexualität ist nicht biologisch erklärbar, http://www.pbc.de/themen/Themen.htm, 15.2.2005

Objekte von Verachtung und Beleidigung, von Furcht, Vorurteilen und Unterdrückung betrachtet werden."[491]
Körperlich erkrankte Homosexuelle benötigen natürlich zuerst eine medizinische **Versorgung** von Infektionen und psychischen Erkrankungen, die durch Homosexualität gefördert werden (Depressionen, Selbstmordneigung, mangelnde Selbstannahme usw.). Eine auf längere Frist erfolgreiche Therapie sollte von **regelmäßiger Seelsorge** begleitet werden, da nur so die Wurzeln der Homosexualität behandelt und verändert werden können.
„In dem Maße, wie eine **Atmosphäre der Offenheit** entsteht, bekommen homosexuell empfindende Menschen Hoffnung, auch über ihre Empfindungen zu reden. Sie werden damit nicht mehr in die Anonymität abgedrängt und haben die Möglichkeit, im offenen Dialog zum Kern ihres Konflikts vorzustoßen. Er ist dann der Ausgangspunkt für ihre Veränderung. Nur wenn wir Christen offen über Sexualität reden, werden wir feststellen, dass es hier um mehr als um Moral geht. In der Sexualität suchen alle Menschen nach Antworten auf Grundsehnsüchte des Lebens. So suchen wir als Frauen und Männer nach Selbstwert, Nähe, Liebe und Anerkennung durch und in Beziehungen. Darüber hinaus haben wir das Bedürfnis, etwas hervorzubringen und zu schaffen."[492]
Natürlich kann es nicht darum gehen, Homosexualität zu verharmlosen oder den Anspruch der Bibel dem sexuellen Empfinden und Handeln des Menschen anzupassen, andererseits muss dem veränderungsbereiten Homosexuellen ein gangbarer Weg aus seinem Dilemma aufgezeigt werden, bei dem er auf die Unterstützung von Christen angewiesen sein wird. „Der Homosexuelle ist im Kern ein zutiefst **einsamer Mensch**. Wie alle anderen Menschen sehnt auch er

---

491 John Stott: Homosexuelle Partnerschaften. Warum gleichgeschlechtliche Beziehungen für Christen unmöglich sind, Francke Buchhandlung, Marburg Lahn 1989, S. 25

492 Markus Hoffmann: 8 Thesen zum Gleichstellungsgesetz, in: www.wuestenstrom.de, 10.9.2002

sich nach gegenseitiger Liebe, nach einer persönlichen Identität und nach Ganzheitlichkeit. ... Es geht nicht um die Wahl zwischen der warmen körperlichen Beziehung, die im homosexuellen Umgang erfahren wird, und dem Schmerz der Isolation in dieser kaltherzigen Welt. Es gibt vielmehr eine dritte Möglichkeit, nämlich eine vom christlichen Glauben geprägte Umgebung, in der Liebe, Verständnis, Annahme und Unterstützung erfahren werden können. ... [Homosexuelle] brauchen mindestens eine Vertrauensperson, der gegenüber sie sich öffnen können, jemand, der sie weder verachtet noch ablehnt, sondern sie freundlich im Gebet unterstützt."[493] Daneben braucht es in den meisten Fällen eine fachgerechte seelsorgerliche und häufig auch psychologisch-therapeutische Begleitung, die bei der Einordnung und Bewältigung eigener Emotionen und Persönlichkeitsdefizite aufklärend und ermutigend zur Seite stehen kann.

Homosexualität sieht **Cohen** im Wesentlichen als eine **Form der Sucht**. Deshalb schlägt er eine ähnliche Vorgehensweise vor, wie es sich bei anderen Suchtkrankheiten – zu denen auch die Sexsucht unter Heterosexuellen zählt – bewährt hat.[494] Dazu gehört die zeitweise Isolation des Homosexuellen aus seiner Szene, der bewusste Verzicht auf homosexuelle Praxis, die Suche und Aufarbeitung nach Ursachen für die homosexuelle Orientierung durch problematische Kindheitserfahrungen, Erfahrungen der Selbstbestätigung durch andere Menschen und durch Gott, Befriedigung der Bedürfnisse von Liebe und Annahme, die Einübung und Festigung eines normalen, nicht homosexuellen Alltags, die dauerhafte Meidung homosexueller Propaganda und den Aufbau nicht sexueller, gleichgeschlechtlicher Freundschaften usw.

493 John Stott: Homosexuelle Partnerschaften. Warum gleichgeschlechtliche Beziehungen für Christen unmöglich sind, Francke Buchhandlung, Marburg Lahn 1989, S. 26

494 Richard Cohen: Ein anderes Coming Out. Homosexualität und Lebensgeschichte, Brunnen Verlag 2001

Während des Heilungsprozesses, so schreibt Cohen, sei es sehr wichtig für Männer zu lernen, **Mann unter Männern zu sein,** und für Frauen, Frau unter Frauen zu sein. Lernen, an Sportgruppen für Männer und für Frauen, an femininen Aktivitäten teilzunehmen, sei ein wichtiger Aspekt für Heilung und die Erfahrung von geschlechtlicher Identität.[495]

In der **Lösung von der Homosexualität** müssen nach den Erfahrungen der Therapieeinrichtung *Wüstenstrom* folgende Schritte durchlaufen werden:[496]
- Die **Erkenntnis:** Homosexualität ist kein naturgegebener Zustand.
- **Suche nach den Ursprüngen,** nach der die Homosexualität auslösenden Frage oder dem Defizit in der Entwicklung der Individualität.
- Wahrnehmung der eigenen homosexuellen **Idealisierung** und der Verhinderung der eigenen Sehnsucht.
- **Bereitschaft zur Suche nach der eigentlichen Erfüllung** eigener Bedürfnisse. Freundschaften brauchen nicht mehr in illusionären Idealisierungen gesucht werden, sondern sollen auf dem Boden der Realität erlebt werden. Die Annahme des eigenen Körpers wird nicht mehr durch die imaginäre Verschmelzung mit dem Körper eines Anderen gesucht, sondern durch die Auseinandersetzung mit dem eigenen Körper erfahren.
- Erfahrung und Annahme der Grenzen **realer Freundschaft** und der Grenzen eigener Beziehungsfähigkeit.
- Lernen, die biographischen Ursachen eigener Fehlentwicklung zu erkennen, deren Auswirkungen im eigenen Leben wahrzunehmen und in Frage zu stellen. Dann sollten neue Verhaltensmuster auch im Widerspruch zur homosexuellen Identität ausprobiert werden.

---

495 Vgl. Richard Cohen: Ein anderes Coming Out. Homosexualität und Lebensgeschichte, Brunnen Verlag 2001, S.119ff.

496 Vgl. Homosexualität. Was ist eigentlich Homosexualität, www.wuestenstrom.de, 10.9.2002

- **Aufbau gleichgeschlechtlicher Beziehungen** ohne sexuelle Komponente. Sensibilisierung für Gefühle der Annahme und Akzeptanz in gleichgeschlechtlichen Freundschaften. Unterschiede zwischen sexuellen und nicht-sexuellen Freundschaften realisieren.
- Schrittweiser Aufbau und Pflege harmonischer, **heterosexueller Beziehungen** unter der verständnisvollen Begleitung gleichgeschlechtlicher Freunde.

Die Veränderung homosexueller Gefühle und Identität kann bei einem innerhalb weniger Wochen beobachtet werden, **ein anderer benötigt eine Begleitung von mehreren Jahren**. Dabei spielt es gewöhnlich auch eine Rolle, wie intensiv und lang sich die betreffende Person homosexuell orientiert hat. In jedem Fall benötigt ein veränderungswilliger Homosexueller während dieser Phase menschliche und göttliche Annahme und dauerhafte Vertrauensbeziehungen zu engagierten Christen.

Es darf an dieser Stelle jedoch nicht verschwiegen werden, dass **manche Homosexuelle trotz Veränderungswunsch und langfristiger Begleitung keine oder kaum Veränderung ihres sexuellen Empfindens erfahren**. Auch diese Homosexuellen sollten als von Gott geliebte Menschen angenommen und akzeptiert werden. Aus biblischer Sicht wird primär nicht das homosexuelle Empfinden, sondern die ausgelebte Homosexualität kritisiert (Mt 19,12; Röm 1,26ff).

11. LITERATUR

- **Aardweg, Gerd van den**: Das Drama des gewöhnlichen Homosexuellen, Hänssler Verlag, Neuhausen Stuttgart 1992[2]
- **Aardweg, Gerard van** den u.a.: Homosexualität und Seelsorge, Brendow Verlag, Moers 1993
- **Aardweg, Gerd van den**: Selbsttherapie von Homosexualität, Hänssler Verlag, Neuhausen Stuttgart 1996
- **Arbeitskreis biblische Seelsorge** Hrsg.: Homosexualität und Seelsorge, Sonderheft: Brennpunkt Seelsorge 5/92 und 4/97
- **Ariès, Philippe:** Überlegungen zur Geschichte der Homosexualität, in: ders. u.a. Hrsg.: Die Masken des Begehrens und die Metamorphosen der Sinnlichkeit. Zur Geschichte der Sexualität im Abendland, Frankfurt 1993, S. 80-96
- **Ariés u.a. Hrsg.:** Die Masken des Begehrens und die Metamorphosen der Sinnlichkeit. Zur Geschichte der Sexualität im Abendland, Frankfurt 1993
- **Aust, Markus** / H.C. Gensichen / T.S. Hoffmann Hrsg.: Christlicher Glaube und Homosexualität. Argumente aus Bibel, Theologie und Seelsorge, Hänssler Verlag, Neuhausen Stuttgart 1994
- **Bahnsen, Greg L.**: Homosexuality: A Biblical View, Baker Books, Grand Rapids 1978
- **Balz, Horst / Gerhard Schneider** Hrsg.: Exegetisches Wörterbuch zum Neuen Testament, 2Bde. Kohlhammer Verlag, Stuttgart 1992[2]
- **Bell, Alan P. / Martin S. Weinberg:** Der Kinsey Institut Report über weibliche und männliche Homosexualität, Bertelsmann, München, 1978
- **Bellinger, Gerhard J.:** Im Himmel wie auf Erden. Sexualität in den Religionen der Welt, Droemer Knaur, München 1993
- **Bergner, Mario**: In Wahrheit lieben, Wiesbaden 2001
- **Bier G.:** Homosexualität, IV. Rechtlich bzw. kirchenrechtlich, in: LThK[3], Bd 5, 259, online unter http://www.dominikaner.de/hsx/artlthk.htm#recht
- **Bleibtreu-Ehrenberg Gisela:** Tabu Homosexualität. Die Geschichte eines Vorurteils, Frankfurt 1978
- **Blazek, Helmut:** Rosa Zeiten für rosa Liebe. Geschichte der Homosexualität. Frankfurt 1996

- **Bockmühl, Klaus:** Die Diskussion über Homosexualität in theologischer Sicht, Evangelische Theologie 24 (1964), S.242-266
- **Brown P. :** Die Keuschheit der Engel. Sexuelle Entsagung, Askese und Körperlichkeit im frühen Christentum, München 1994
- **Bullough, V.L. / J. Brundage** Hrsg.: Sexual Practices and the Medieval Church, 1982
- **Cameron, P.** et al.: Homosexual Parents, in: Adolescence, vol.31, no.124, 1996
- **Cohen, Richard**: Ein anderes Coming Out. Homosexualität und Lebensgeschichte, Brunnen Verlag 2001
- **Dannecker, Martin**: Homosexuelle Männer und AIDS. Eine sexualwissenschaftliche Studie zu Sexualverhalten und Lebensstil, Stuttgart / Berlin / Köln 1990
- **Dannecker Martin:** Homosexualität. 1. Zum Problemstand, in: W. Korff u.a. Hrsg., Lexikon der Bioethik, Gütersloh 1998, Bd 2, 224-227
- **Dannecker, Martin**: Sexualwissenschaftliches Gutachten zur Homosexualität, in: Jürgen Basedow et al., Die Rechtsstellung gleichgeschlechtlicher Lebensgemeinschaften, Mohr - Siebeck, Tübingen 2000
- **Datta, Bhakti** (Mitverf.) u.a.: Ethik der Religionen-Lehre und Leben. Bd. 1 Sexualität, Kösel- und Vandenhoeck & Ruprecht Verlag, München-Göttingen 1984
- **Deutsches Institut für Jugend und Gesellschaft**: Homosexualität und christliche Seelsorge Dokumentation eines ökumenischen Symposiums, Aussaat Verlag, Neukirchen/Vluyn 1995
- **Deutsches Institut für Jugend und Gesellschaft:** Homosexualität verstehen und die reale Chance für eine Veränderung, Video, Reichelsheim
- **Deutsches Institut für Jugend und Gesellschaft** Hrsg.: Homosexualität verstehen, Heftreihe: 1. Drei Mythen, 2. Gibt es ein schwules Gen?, 3. Homosexualität und Judentum, 4. Ein anderes Coming Out, 5. Homosexualität und Menschenbilder, 6. Treue in männlichen homosexuellen Partnerschaften
- **Döbler, Hannsferdinand**, Eros und Sexus, München 1971; Aries, Philippe et al, Die Masken des Begehrens und die Metamorphosen der Sinnlichkeit. Zur Geschichte der Sexualität im Abendland, Frankfurt a.M. 1984

- **Dominikanerprovinz Teutonia** Hrsg.: Wort und Antwort, 39. Jahrgang, Heft 2 (4/6 1998) Themenheft „Homosexualität", Matthias-Grünewald-Verlag, Mainz 1998
- **Dynes, Wayne R**. (Hrsg.): Encyclopedia of Homosexuality, New York / London 1990
- **Feustel, Gotthard**: Die andere Liebe. Eine illustrierte **Geschichte der Homosexualität. Edition Leipzig, Leipzig, 1995**
- **Fiedler, Peter**: Sexuelle Orientierung und sexuelle Abweichung: Heterosexualität - Homosexualität - Transgenderismus und Paraphilien - sexueller Mißbrauch - sexuelle Gewalt, Beltz Psychologie Verlags Union, Weinheim 2004
- **Field, David**: Homosexualität. Was sagt die Bibel wirklich?, Edition Trobisch 1982
- **Flandrin, Jean-Louis:** Das Geschlechtsleben der Eheleute in der alten Gesellschaft: Von der kirchlichen Lehre zum realen Verhalten, in: Ariés u.a. Hrsg.: Die Masken des Begehrens und die Metamorphosen der Sinnlichkeit. Zur Geschichte der Sexualität im Abendland. Frankfurt, 1993, S. 147-164
- **Fleischer C. H.:** Homosexualität. III. Islamischer Bereich, in: Lexikon des Mittelalters, Bd 5, 115
- **Fraling B.:** Sexualethik. Ein Versuch aus christlicher Sicht. Paderborn u.a. 1995
- **Frey, Christofer**: Zur ethischen Beurteilung der Homosexualität, in: Konfliktfelder des Lebens, Vandenhoeck und Ruprecht, Göttingen 1998, S.142-160
- **Friedman, R.C**.: Männliche Homosexualität, Springer Verlag, Berlin 1993
- **Gatterburg, Angela / Anja Haegele:** Exoten: witzig und wohlhabend, DER SPIEGEL 13/2001 www.spiegel.de, 26.3.2001
- **Geis, Norbert** Hrsg.: Homo-Ehe. Nein zum Ja-Wort aus christlicher Sicht, Bernardus Verlag, Langwaden 2001
- **Gründel J.:** Homosexualität. I. Ethisch- moraltheologisch, in: Staatslexikon[7], Bd 3, 3 f
- **Hartfeld, Herrmann:** Homosexualität im Kontext von Bibel, Theologie und Seelsorge, R.Brockhaus, Wuppertal 1991
- **Hassenmüller, Heidi / Udo Rauchfleisch / Hans-Georg Wiedemann**: Warum gerade mein Kind?, Walter Verlag, Düsseldorf 2006

- **Hergemöller, Bernd-Ulrich:** Die „unaussprechliche stumme Sünde" in Kölner Akten des ausgehenden Mittelalters, in: Geschichte in Köln 22, 1987, S. 5-51
- **Hergemöller, Bernd-Ulrich:** Grundfragen zum Verständnis gleichgeschlechtlichen Verhaltens im späten Mittelalter: in: Lautmann, Rüdiger Hrsg.: Männerliebe im alten Deutschland. Berlin 1992, S. 9-38
- **Hergemöller, Bernd-Ulrich**: Sodomiter. Erscheinungsformen und Kausalfaktoren des spätmittelalterlichen Kampfes gegen Homosexuelle, in: ders. Hrsg.: Randgruppen der spätmittelalterlichen Gesellschaft. Warendorf[2] 1994, S. 361-403
- **Hergemöller, Bernd-Ulrich** Hrsg.: Randgruppen der spätmittelalterlichen Gesellschaft. Warendorf[2] 1994
- **Hergemöller Bernd-Ulrich:** Einführung in die Historiographie der Homosexualitäten (Historische Einführungen, Bd 5), Tübingen 1999
- **Hergemöller, B.U.:** Homosexualität. Westlicher Bereich, in: Lexikon des Mittelalters, Coron Verlag, Lachen am Zürichsee 1999
- **Hillard, Russell** / Walter Gasser Hrsg.: Homosexualität verstehen. Heft 1: Erfahrungen, Konzepte, Fragen; Heft 2: Medizinische, verhaltensgenetische und theologische Aspekte, VBG, Postfach 2169, CH- 8033 Zürich
- **Hoheisel K.:** Homosexualität, in: E. Dassmann Hrsg., Reallexikon für Antike und Christentum, Bd XVI, Stuttgart 1994, 290-363
- **Holderegger A.:** Homosexualität. 3. Ethisch, in: W. Korff u.a. Hrsg., Lexikon der Bioethik, Gütersloh 1998, Bd 2, 228-230
- **Island, D.** et al.: Men Who Beat the Men who Love Them: Battered Gay Men and Domestic Violence, Haworth Press, New York 1991
- **Josutis, Manfred:** Gottesliebe und Lebenslust. Beziehungsstörungen zwischen Religion und Sexualität, Gütersloher Verlagshaus, Gütersloh 1994
- **Kittelberger, Barbara**/Wolfgang Schürger/Wolfgang Heilig-Achnek Hrsg.: Was auf dem Spiel steht. Diskussionsbeiträge zu Homosexualität und Kirche, Claudius-Verlag, München 1993
- **Klautke**, Jürgen Burkhard: Alarm um die Sexualethik. Zur Homosexualitäts-Debatte in der evangelischen Kirche in Deutschland, S.3-55, in: Sexualethik in der Diskussion, idea-Dokumentation 17/96, idea, Wetzlar

- **Klautke, Jürgen Burkhard**: gegen die Schöpfung: Homosexualität im Licht der Heiligen Schrift, Evangelisch-Reformierte Medien, Neuhofen 1998
Korff W.: Homosexualität, III. Theologisch-ethisch, in: LThK[3], Bd 5, 255-259, online unter http://www.dominikaner.de/hsx/artlthk.htm **Krahé, Barbara** et al., Forschungsprojekt Sexuelle Gewalterfahrungen homosexueller Männer - Opfer und Täter - Zusammenfassende Darstellung der Ergebnisse, Institut für Psychologie der Universität Potsdam, Februar 1999, www.psych.uni-potsdam.de/people/krahe/index
- **Kotsch, Michael**: Homosexualität und Bibel, in: Hartmut Jaeger / Joachim Pletsch Hrsg.. Homosexualität. Irrweg oder Alternative, Christliche Verlagsgesellschaft, Dillenburg / idea, Wetzlar 2003, S.34-46
- **Kotsch, Michael**: Homosexualität und ihre Ursachen, in: Hartmut Jaeger / Joachim Pletsch Hrsg.. Homosexualität. Irrweg oder Alternative, Christliche Verlagsgesellschaft, Dillenburg / idea, Wetzlar 2003, S.101-116
- **Kotsch, Michael** Hrsg.: Abschied von den Geschlechtern. Die Gender-Ideologie im Vormarsch, Christliche Verlagsgesellschaft, Dillenburg 2008
- **Laun, Andreas** Hrsg.: Homosexualität aus katholischer Sicht, Franz Sales Verlag, Eichstätt 2001
- **Maddoux, Marlin**: Sieben Mythen der Homosexuellen, Bibel und Gemeinde 95 (1995) 3, S.40-44
- **Roberto de Mattei** Hrsg.: Kirche und Homosexualität. Die Gründe einer unwandelbaren Verurteilung, Christiana-Verlag, Stein am Rhein 1996
- **Miersch, Michael:** Das bizarre Sexualleben der Tiere. Ein populäres Lexikon von Aal bis Zebra, Eichborn Verlag, Frankfurt 1999
- **Morgenthaler, Fritz**: Homosexualität, Heterosexualität, Perversion, Psychosozial-Verlag, Gießen 2004
- **Müller, W.**: Homosexualität eine Herausforderung für Theologie und Seelsorge, Matthias-Grünewald-Verlag, 2.Aufl. Mainz 1986
- **Nicolosi, Joseph:** Homosexualität muss kein Schicksal sein, Aussaat Verlag, Neukirchen Vluyn 1995
- **Parrinder, Geoffrey**: Sexualität in den Religionen der Welt,
- **Paulk Anne und John**: Umkehr der Liebe. Der Weg eines Mannes und einer Frau, Schulte & Gerth, Asslar 2000

- **Payne, Leanne**: Du kannst heil werden - Wege zu einer geheilten Sexualität, Projektion J Verlag, Asslar 1997
- **Payne, Leanne**: Verändernde Gegenwart - Selbstannahme, Heilung und Vergebung, ASAPH Verlag, Lüdenscheid 1998
- **Puff, Helmut** Hrsg.: Lust, Angst und Provokation. Homosexualität in der Gesellschaft, Vandenhoeck & Ruprecht, Göttingen 1993
- **Rauchfleisch Udo:** Homosexualität. I. Anthropologisch. II. Soziologisch, in: LThK[3], Bd 5, 254f, online unter http://www.dominikaner.de/hsx/artlthk.htm
- **Rauchfleisch, Udo:** Die stille und die schrille Szene, Herder Verlag, Freiburg, Wien 1995
- **Rauchfleisch, Udo**: Schwule, Lesben, Bisexuelle. Lebensweisen, Vorurteile, Einsichten, Vandenhoeck & Ruprecht, 3.Aufl. Göttingen 2001
- **Ritter Bernhard**: Eine andere Art zu lieben, Brunnen Verlag 1993
- **Saghir, M. T. / E. Robins:** Male and Female Homosexuality: A Comprehensive Investigation, Baltimore: Williams Wilkins, 1973
- **Saslow, James M.:** Homosexuality in the Renaissance. Behavior, Identity, and Artistic Expression, in: Duberman, Martin u.a. Hrsg.: Hidden from history: reclaiming the gay and lesbian past. New York 1990; S. 90-105
- **Schnarch, David**: Die Psychologie sexueller Leidenschaft, Piper Verlag, München 2009
- **Schroeder F.-C.:** Homosexualität. 2. Rechtlich, in: W. Korff u.a. Hrsg., Lexikon der Bioethik, Gütersloh 1998, Bd 2, 227 f
- **Schröder, Michael:** Staatsbildung und Triebkontrolle. Zur gesellschaftlichen Regulierung des Sexualverhaltens vom 13. bis 16. Jahrhundert, in: Gleichmann, Peter Hrsg.: Macht und Zivilisation. Materialien zu Norbert Elias' Zivilisationstheorie 2, Frankfurt 1984
- **Schwikart, Georg**: Sexualität in den Weltreligionen, Gütersloher Verlagshaus, Gütersloh 2001
- **Sigusch, Volkmar**: Neosexualitäten. Über den kulturellen Wandel von Liebe und Perversion, Campus, Frankfurt/Main 2005
- **Siegel, Elaine V.**: Weibliche Homosexualität: Psychoanalytische und therapeutische Praxis, Max Reinhardt, Basel 1992
- **Silverstein, Charles / Felice Picano**: Die Freuden der Schwulen, Bruno Gmünder Verlag, 3. erw. und überarb. Aufl., Berlin 2003
- **Spindelböck, Josef:** Die sittliche Beurteilung der Homosexualität. Moralhistorische Anmerkungen zum christlichen Standpunkt,

in: Josef Spindelböck, Verantwortete Freiheit. Beiträge zur theologischen Ethik, Kleinhain 2004, S. 241-265

- **Spreitzer, Brigitte:** Die stumme Sünde. Homosexualität im Mittelalter. Mit einem Textanhang, Göppingen 1988
- **Sommer, Volker**: Wider die Natur? Homosexualität und Evolution, C.H.Beck, München 1990
- **Steinhäuser M.:** Homosexualität als Schöpfungserfahrung. Ein Beitrag zur theologischen Urteilsbegründung, Stuttgart 1998
- **Stott, John:** Homosexuelle Partnerschaften. Warum gleichgeschlechtliche Beziehungen für Christen unmöglich sind, Francke Buchhandlung, Marburg Lahn 1989
- **Stümke, Hans Georg:** Homosexualität / Schwule, in: Siegfried Rudolf Dunde Hrsg.: Handbuch Sexualität, Deutscher Studien Verlag, Weinberg 1992
- **Throckmorton, Warren:** Initial Empirical and Clinical Findings Concerning the Change Process for Ex-Gays, in: Professional Psychology: Research and Practice, June 2002
- **Tietz, Lüder**: Homosexualität verstehen: Kritische Konzepte für die psychologische und pädagogische Praxis, Männerschwarm, Hamburg 2004
- **Troianus, Sp.:** Homosexualität. Byzantinisches Reich, in: Lexikon des Mittelalters, Coron Verlag, Lachen am Zürichsee 1999
- **Vetter, Harald**: Was ist Homosexualität? Eine kritische Analyse, Triga, Gelnhausen 2006
- **Vonholdt, Christl R.:** Homosexuelle „Elternschaft" hat keine Zukunft, www.dijg.de 10.6.2002
- **Weber H.:** Spezielle Moraltheologie. Grundfragen des christlichen Lebens, Graz-Wien-Köln 1999
- **Werner, Roland**: Homosexualität - ein Schicksal?, Brendow Verlag, Moers 1988
- **Westheimer, Ruth / Jonathan Mark:** Himmlische Lust – Liebe und Sex in der jüd. Kultur, Frankfurt a.M./Wien, 1996
- **Wiedemann, Hans-Georg**: Homosexuell: Das Buch für homosexuell Liebende, ihre Angehörigen und ihre Gegner, Kreuz Verlag, Freiburg 2005
- **Wiesendanger, Kurt**: Schwule und Lesben in Psychotherapie, Seelsorge und Beratung. Ein Wegweiser, Vandenhoeck & Ruprecht, Göttingen 2000

BACH-BLÜTENTHERAPIE – SANFTE HEILUNG?

GESCHICHTE

Der englische Arzt Edward Bach (1886-1936) entwickelte seine Blütentherapie in starker Abhängigkeit zur Homöopathie Samuel Hahnemanns. In seiner Therapie legte er besonderen Wert auf die psychischen Komponenten der Erkrankungen. Dabei stützte Bach sich auf die psychosomatischen Konzepte C.G.Jungs.[497] 1930 zog sich Bach in die Einsamkeit zurück, um **Kraft seiner intuitiven Sensibilität ein System psychisch definierter Persönlichkeitstypen und der dazugehörigen Heilpflanzen zu entwickeln**. Er wollte die charakterlichen Defizite mit den *heilenden Schwingungen* der Pflanzen ausgleichen. Bach „arbeitet vorwiegend nach der Seele. Dabei half ihm seine hohe Sensitivität: Er brauchte nur seine Hand über eine Pflanze zu halten, um ihr Wesen und ihre Wirkung auf Körper, Geist und Seele zu spüren", berichten seine Anhänger. Nach seinem verhältnismäßig frühen Tod wurde die Bach-Blütentherapie von seiner langjährigen Assistentin weiterentwickelt und bis heute von verschiedenen nationalen Bach-Zentren verbreitet.[498] Ende der 70er Jahre wurde die *Bach-Blüten-Therapie* durch den Esoterikjournalisten Wulfing von Rohr in Deutschland popularisiert und in der Folge von der Hamburger Heilpraktikerin Mechthild Scheffer vermarktet.

497 Vgl. Edzard Ernst: Praxis Naturheilverfahren. Evidenzbasierte Komplementärmedizin, Springer Verlag, Berlin 2001, S.45f

498 Vgl. Ute York: Kursbuch Alternative Therapien, vgs, Köln 1996, S.32ff

METHODE

Für Bach war **Krankheit „das Ergebnis eines Konfliktes zwischen Höherem Selbst und Persönlichkeit".** Den eigentlichen Ursprung für körperliche und psychische Erkrankungen sah Bach in der Charakterschwäche des Patienten (Stolz, Grausamkeit, Hass, Egoismus, Unsicherheit, Unwissenheit, Habgier - insgesamt 38 negative Seelenzustände). Heilung könne nur durch Überwindung der Charakterschwächen erreicht werden. Durch gedankliche und spirituelle Bemühungen sollen entsprechende Tugenden an ihre Stelle treten. In den Essenzen seiner Pflanzen sah Bach das *geistige Potential*, die *Energie* und *höhere Ordnung*, die zur Heilung jeder durch charakterliche Schwächen verursachten Krankheit ausreichend sei. „**Mit Unterstützung der Bach-Blüten kann die Lebensenergie wieder frei fließen. Wenn ... der innere Friede wiederhergestellt ist**, kann der Körper sich ... selbst heilen."[499]

Hier einige **Beispiele für Bachs intuitiver Zuordnungen** bestimmter Pflanzenenergien und entsprechenden negativen Seelenzuständen:
1. *Beech* (Rotbuche) soll gegen überkritische Reaktionen, gegen fehlendes Mitgefühl und Einfühlungsvermögen helfen. 2. *Centaury* (Tausendgüldenkraut) wird dem verschrieben, der nicht „*nein*" sagen kann, der unter einem schwachen Willen leidet, der auf die Wünsche anderer überreagiert. 3. *Elm* (Ulme) soll gegen ein vorübergehendes Gefühl helfen, einer Aufgabe oder Verantwortung nicht gewachsen zu sein. 4. Wer sich Vorwürfe macht oder unter Schuldgefühlen leidet, dem empfiehlt Bach *Pine* (Schottische Kiefer). 5. *Vervain* (Eisenkraut) soll dem helfen, der sich im Übereifer für

499 Vgl. Pschyrembel. Wörterbuch Naturheilkunde, Walter de Gruyter, Berlin 1996, S.29

eine gute Sache einsetzt, der Raubbau mit seinen Kräften betreibt, der missionarisch bis fanatisch seine Meinung vertritt.

Bachs **Prinzipien der Medikamentenherstellung** gelten bis heute unter Blütentherapeuten als verpflichtend. An einem sonnigen, wolkenlosen Tag sollen morgens vor neun Uhr die voll aufgegangenen Blüten wilder Pflanzen gepflückt und in frisches Quellwasser gelegt werden. Wenn die Blüten zu welken beginnen, werden sie mit einem Zweig derselben Pflanze aus dem Wasser gefischt. Um aus Bäumen und Sträuchern Blütenwasser zu erstellen, müssen die entsprechenden Stiele und Zweige eine halbe Stunde lang in Wasser gekocht werden. Das Blüten- bzw. Blätterwasser wird nun 1:1 mit *Cognac* oder *Brandy* konserviert und dann noch einmal im Verhältnis 1:240 verdünnt und in *stockbottles* aufgehoben. Um die therapeutisch einzusetzenden *Bach-Blütenmittel* herzustellen, werden noch einmal ein bis zwei Tropfen der Stockbottle-Mischung mit etwas Wasser verdünnt.

Eine medizinische Diagnose im herkömmlichen Sinn gibt es in der Bach-Blütentherapie nicht, da die **Krankheitssymptome** (Schmerzen, Ausschlag, Fieber usw.) lediglich als **sekundäre Merkmale einer tiefer sitzenden charakterlichen** Erkrankung angesehen werden. An die Stelle einer medizinischen Untersuchung tritt ein ausführliches Patientengespräch (gelegentlich mit Fragebogen). Dabei werden Aspekte der Krankengeschichte, des Charakters und des persönlichen Umfelds besprochen. Physische Untersuchungen finden normalerweise nicht statt. **Erfahrene Therapeuten sollen den Zustand des Patienten intuitiv erkennen.** Andere Diagnose- und Testverfahren (EAV, angewandte Kinesiologie, Pendeln) werden von den meisten Bach-Blütenanwendern abgelehnt.

Nach dem Erstgespräch wird der Patient in die Philosophie Bachs eingeführt und erhält seine Blütenmittel, die später gegebenenfalls angepasst und verändert werden können. Bei akuten Erkrankungen sollen Bach-Blüten innerhalb von Stunden helfen können. Chronische Beschwerden können in 9-18 Monaten beseitigt werden. **Zur seelischen Selbstentfaltung können Bach-Blüten jahrelang eingenommen werden.** Akute Empfindungen können selbst behandelt werden, bei chronischen Problemen wird der Besuch eines Therapeuten empfohlen, der auch die tiefer sitzenden, oft unbewussten seelischen Blockaden erkennen kann. Bach-Blütentropfen sollen auch wirken, wenn sie nicht eingenommen, sondern am Körper getragen oder über Nach am Bett stehen gelassen werden.[500]

Bach-Blüten sollen eine seelische Reinigung bewirken. Patienten sollen in die Lage versetzt werden, psychische Krisen und schwierige Lebenslagen besser zu bewältigen. *Rescue-Tropfen* (Erste Hilfe-Tropfen) sollen in emotionalen Stresssituationen, bei Unfällen oder in akuten Fällen (Erstickung, Herzanfall usw.) Hilfe bieten.

Medizinisch, chemisch und physikalisch sind die Bach- Blüten weitgehend wirkungslos und deshalb auch frei von Nebenwirkungen, zumindest auf der körperlichen Ebene. **Bach führt die Wirkung seiner Blütenmittel auf die energetische und geistige Kraft der Pflanze zurück.** Diese Kraft soll *Blockierungen* im *biogenetischen Feld* des Menschen beseitigen, indem sie „die Kanäle für die Botschaften des spirituellen Selbst öffnet". Die *Energien* der Blüten sollen durch die spekulative *Kirlian-Fotographie*[501] sichtbar gemacht werden können. Bach-Blüten sollen prinzipiell jede Erkrankung

---

500 Vgl. Ute York: Kursbuch Alternative Therapien, vgs, Köln 1996, S.36f

501 *Kirlian- Fotographie:* fotografisches Verfahren zur Visualisierung von Glimm- oder Koronaentladungen um Materie herum. In der Paramedizin sollen durch die Aufnahmen Rückschlüsse auf den Zustand energetischer Leiterbahnen (Meridiane in denen eine kosmische Chi- Energie zirkulieren soll) gezogen werden. Fotografiert werden vorwiegend Fingerkuppen und Zehen, an denen nach Vorstellung der Traditionellen Chinesischen Medizin die Meridiane beginnen und enden. Nach einem Artikel des Deutschen Ärzteblatts (November 2005) sind diese Anwendungen der Kirlianfotographie unwissenschaftlich.

heilen. Für Menschen mit dem wirklichen Wunsch, gesund zu werden, gäbe es keine Krankheit, die der Macht der richtigen Blütenessenzen widerstehen könne.

BEURTEILUNG

Das System der *Bach-Blütentherapie* ist aus naturwissenschaftlicher Sicht widersprüchlich und nicht plausibel. Die bisher durchgeführten Studien zur Wirksamkeit der *Bach-Blüten* ergaben eine nicht über den *Placebo-Effekt* hinausgehende Erfolgsquote. Daraus kann geschlossen werden, dass *Bach-Blüten* keine nachweisbare Wirkung auf den materiellen Körper des Patienten haben. Angesichts des weitgehenden Fehlens jeder therapeutisch wirksamer Substanzen in *Bach-Blüten*-Tropfen kann dieses Ergebnis kaum verwundern. Die *Stiftung Warentest* urteilt in ihrem Handbuch *Die andere Medizin*: „Die Bach-Blütentherapie ist zur Behandlung von Krankheiten nicht geeignet." Eine gewisse psychisch-seelische Wirkung durch eine *Bach-Blüten*-Behandlung kann allerdings nicht ausgeschlossen werden.[502]

Zweifellos haben psychische Probleme Auswirkungen auf das körperliche Wohlbefinden. Alle Krankheiten aber lediglich unter diesem eingeengten Blickwinkel zu betrachten, ist problematisch. Schnell **werden andere körperliche und geistliche Krankheitsursachen außer Acht gelassen**. Rein medizinische Faktoren (Viren, Bakterien, Umweltgifte, Gewaltanwendung usw.) werden in der Bach-Blütentherapie sträflich vernachlässigt. Auch eine geistliche Anleitung zur Persönlichkeitsveränderung steht für Bach nicht zur Diskussion. Dabei scheint es doch naheliegend, dass geistliche

502 Vgl. Edzard Ernst: Praxis Naturheilverfahren. Evidenzbasierte Komplementärmedizin, Springer Verlag, Berlin 2001, S. 45-47 / Harald Walach, Christine Rilling, Ursula Engelke: Efficacy of Bach-flower remedies in test anxiety: A double-blind, placebo-controlled, randomized trial with partial crossover. Universitätsklinikum Freiburg

oder seelische Erkrankungen vor allem mit geistlichen und seelischen Mitteln behandelt werden sollten. Die Idee, Charakterschwächen durch Pflanzentropfen zu beheben, klingt sehr materialistisch und unrealistisch. Mag eine Beziehung zwischen charakterlichen Eigenschaften und körperlichen Erkrankungen noch plausibel erscheinen, wenn auch nicht in der von Bach behaupteten Form, einen Nachweis über den realen Zusammenhang zwischen Charakterschwäche und Blütenwasser bleibt Bach schuldig.

Bei akuten körperlichen Erkrankungen (Herzinfarkt, Unfall) besteht die Gefahr, durch die alleinige Anwendung der *Bach-Blütentherapie* wichtige medizinische Hilfe zu versäumen. Therapeutisch wirksame Pflanzenessenzen, die eine biochemische Wirkung nahelegen könnten, sind unter den *Bach-Blüten* nicht zu finden. Kontrollierte klinische Studien wiesen nach, dass *Bach-Blüten* keine statistisch erkennbare Wirkung hervorrufen, die über der eines *Placebos* (Scheinmedikament) liegt. Diese Ergebnisse scheinen nahezulegen, dass mögliche **positive Effekte der Bach-Blüten nicht auf einer materiellen, sondern höchstens auf einer psychischen oder einer magischen Wirkung beruhen**. Berichte über erfolgreiche Behandlungen mit Bach-Blüten lassen sich zumeist auf psychosomatische Wirkungen zurückführen. Eine medizinisch-naturwissenschaftliche Wirkung ist weitgehend auszuschließen. Charakterschwächen aber können weder mit Blüten-Tropfen noch durch wenige therapeutische Gespräche mit *Bach-Blüten*-Anwendern nachhaltig überwunden werden.

Bachs **Auswahl der Heilpflanzen und deren Zuordnung zu bestimmten Charakterschwächen sind rein spekulativ.** Glaubt man seinen eigenen Aussagen, gehen sie auf übernatürliche Eingebungen zurück, wodurch die *Bach-Blütentherapie* in die Nähe okkulter Praktiken gerät und sich jeder

Überprüfbarkeit entzieht. Auch die von Bach angenommenen *Pflanzenenergien* sind naturwissenschaftlich nicht auffindbar. Ihr *Nachweis* beruht allein auf der intuitiven, *übernatürlichen Eingebung* Bachs.

Bach legt in seiner Medizintheorie ein **esoterisch geprägtes Menschen- und Krankheitsbild** zugrunde, das unvereinbar neben biblischer Anthropologie und Krankheitslehre steht.[503] Nach biblischen Angaben gehören Seele und Leib zusammen und müssen auch gemeinsam behandelt werden. Ferner kennen Christen verschiedene Krankheitsursachen, nicht nur Charakterschwäche. Die Bibel nennt: individuelle Sünde, Erziehungsmaßnahme Gottes, um Geduld, Langmut, Demut usw. zu lernen, Angriffe des Satans, Folge des allgemeinen Sündenfalls oder die Verherrlichung Gottes durch eine spätere Heilung. [504] Die *Bach-Blütentherapie baut* auf einem esoterisch transformierten, eigentlich aber materialistischen Krankheits- und Gesundheitskonzept auf, das die **Vielfältigkeit möglicher Krankheitsursachen im Allgemeinen und Gottes Eingreifen im Besonderen vollkommen außer Acht lässt**.

Bachs moralische Bewertung emotionaler Zustände ist ohne Heranziehung des realen Umfelds des Patienten äußerst problematisch. Gefühle wie „*Bedenken zu haben*", „*hart zu sich selbst zu sein*" oder „*Schuld zu empfinden*" sind nicht pauschal als zu überwindende, negative Charaktereigenschaften zu verurteilen, wie Bach es tut. Manche Charaktereigenschaften gehören zu der von Gott gewollten und geschaffenen Persönlichkeit. Sie können nicht pauschal beseitigt werden, ohne starke Persönlichkeitsveränderungen hervorzurufen. Immer sollte dabei bedacht werden, dass Gott bestimmte charakter-

---

503 Vgl. Michael Kotsch: Homöopathie, Lichtzeichen, Lage 2.Aufl. 2008, S. 91-96

504 Vgl. Michael Kotsch: Moderne Medizin & Ethik, Bd.1, Lichtzeichen, Lage 2007, S. 9-40

liche Schwächen auch zur Korrektur oder Bewahrung einer Person benutzt.
Schmerzhafte **seelische Empfindungen (Angst, Schuld, Ärger) können auch eine Schutzfunktion ausfüllen, sie müssen nicht generell negativ bewertet werden.** Gelegentlich teilt sich Gott dem Menschen durch das warnende Gefühl des Zweifels, der Unsicherheit oder der Schuld mit. Echte Schuld kann nicht durch Bach-Blüten beseitigt werden, sondern muss anerkannt, bekannt und vergeben werden (vgl. Ps 32,1-5; 1Joh 1,9). Gott will den Menschen durch seinen Geist verändern. An die Stelle einer echten geistlichen Veränderung, die bei bestimmten charakterlichen Schwächen auch Sündenbekenntnis und Buße fordern, tritt eine magische Methode, wo mit spekulativen *Pflanzenenergien* seelische Defizite ausgeglichen werden sollen. **Geistliche Probleme können jedoch nicht durch zweifelhafte *Pflanzenschwingungen* behoben, sondern müssen geistlich gelöst werden**. Bachs Spekulationen über die verschiedenen, geistigen und materiellen Komponenten des Menschen führen zu absurden Schlussfolgerungen. Seiner Theorie zufolge sind beispielsweise Alkoholiker, Vergewaltigungsopfer und Misshandelte durch ihre spirituelle Verfassung mit für die Tat verantwortlich. „Derartige Ereignisse können durch unbewusste Programmierungen aus der astralen Ebene herabgezogen werden."

Bei der *Bach-Blütentherapie* handelt es sich um ein wissenschaftlich nicht belegtes und höchst umstrittenes Verfahren, von dem aus medizinischen und geistlichen Gründen eher abzuraten ist, selbst wenn sie vordergründig zu helfen scheint.[505]

505 Vgl. Pschyrembel. Wörterbuch Naturheilkunde, Walter de Gruyter, Berlin 1996, S.29, 248

PSYCHOSOMATISCHE HEILUNG

Selbstverständlich freut sich ein Patient, wenn ihm eine alternative Heilmethode Linderung bringt. In der Werbung für Komplementärmedizin wird außergewöhnlich häufig auf die vorgeblichen oder tatsächlichen Erfolge der eigenen Therapie verwiesen. Aufgrund offensichtlicher Widersprüche oder Unzulänglichkeiten im Konzept **muss bei einer Vielzahl alternativer Heilmethoden von einer Unwirksamkeit auf materieller Ebene ausgegangen werden**. Immer wieder kann diese Unwirksamkeit auch in klinischen Tests belegt werden.[506] Trotzdem berichten zahlreiche Patienten über Besserung ihrer Beschwerden. Diese geht zumeist auf die psychosomatische Wirkung der Behandlung zurück.

In der Medizin besteht heute weitgehend Einigkeit darüber, dass ein Großteil der Erkrankungen, insbesondere der chronischen Krankheiten und der Schmerzerkrankungen durch psychische Faktoren mit verursacht werden.[507] Erst wenn man sich mit der Lebensgeschichte des Patienten näher beschäftigt, fällt auf, dass der akuten Erkrankung schwere seelische Belastungen vorausgegangen sind (z.B. Trennung vom Ehepartner, Enttäuschung durch Kinder, unverhoffte Arbeitslosigkeit, fortgesetztes Mobbing usw.).

Der Patient kann nicht direkt unterscheiden, ob ein Leiden allein auf körperliche Ursachen zurückgeht oder ob auch psychische Faktoren eine Rolle spielen. Für die Therapie aber ist diese Unterscheidung von großer Bedeutung. Psychisch verursachte Krankheiten können durch Therapien, die allein auf den Körper abzielen, zumeist nicht dauerhaft bekämpft werden. Entweder bleiben die Beschwerden oder neue Krankheitssymptome tauchen auf, sobald die alten zu ver-

---

506 Vgl. Edzard Ernst: Praxis Naturheilverfahren. Evidenzbasierte Komplementärmedizin, Springer Verlag, Berlin 2001, S. 22ff

507 Vgl. Rudolf Klußmann: Psychosomatische Medizin, Springer Verlag, Berlin 1998, S. 3-8, 49ff

schwinden beginnen. Ein seelisches Problem kann zu körperlichen Beschwerden führen. **Beseitigt werden können diese Symptome aber nur durch die Bewältigung der zugrunde liegenden psychischen Probleme.**[508]
Durch ihre umfassenden Heilungszusagen und die erhöhte Aufmerksamkeit, die der Therapeut dem Patienten widmet, können alternative Heilmethoden stärker auf der seelischen Ebene wirken. Möglicherweise ist es dem Patienten gleich, aus welchem Grund er sich besser fühlt. Allerdings sollte er die Nach- und Nebenwirkungen einer solchen Behandlung durchaus zur Kenntnis nehmen.

Seitens des christlichen Therapeuten ist eine rein psychosomatische Behandlung Betrug, wenn dem Patienten nicht deutlich gemacht wurde, dass die gewählte Methode materiell unwirksam ist und nur das Vertrauen auf den Heiler und dessen Therapie Hilfe bieten kann.
Darüber hinaus ist es für den Patienten wichtig zu wissen, dass **die erwünschte Heilung nur durch sein *Vertrauen* (= Glauben) einsetzen kann**.[509] Allerdings sollte der Patient sicherstellen, ob die Therapie auch wirklich vertrauenswürdig ist und ob er sein *Vertrauen* (= Glauben) nicht eher einer anderen Person (beispielsweise Gott) geben sollte (vgl. Ps 118,8f; Dan 6,24; Mt 9,22).
Wer einmal psychosomatische Heilung durch eine alternative Heilmethode erfahren hat, ist innerlich (seelisch) an diese Methode gebunden. Bei anderen Krankheiten wird er sich wieder vertrauensvoll an den erfolgreichen Therapeuten wenden, der für ihn ungewollt zu einer Art *Priester* geworden ist, der ihm seelisch weiterhilft. Das Vertrauen wird dabei aber möglicherweise auf den Falschen gesetzt, weil man bei der Auswahl nicht bedacht hat, den Therapeuten nach Kri-

---

508 Vgl.David Peters Hrsg.: Ratgeber neue Medizin, Dorling Kindersley, Starnberg 2006, S. 96f
509 Vgl.David Peters Hrsg.: Ratgeber neue Medizin, Dorling Kindersley, Starnberg 2006, S. 16-19

terien auszusuchen, die für persönliche seelische Probleme eine Rolle spielen. Darüber hinaus können zwar kurzfristige Besserungen eintreten, **längerfristig aber bleibt die psychische Ursache unbewältigt, weil energetische Kügelchen oder strahlende Steine weder Eheprobleme noch Mobbing wirklich beseitigen können**.
Christen kennen von der Bibel her Prinzipien, die ihnen helfen mit seelischen Problemen umzugehen und sich an Gott zu wenden, der sowohl auf körperlicher als auch auf seelischer Ebene eingreifen und verändern kann (Ps 103,3; Jes 53,4ff; Mt 6,25ff; 1Petr 5,7; Offb 21,4). Dem Vertrauen auf eine medizinisch unwirksame Methode ist das Vertrauen auf einen vertrauenswürdigen Gott bei weitem vorzuziehen.

LITERATUR:

- **Armstrong, N.C. / E.Ernst:** A randomized, double-blind, placebo-controlled trial of Bach Flower Remedy. Perfusion 11: 440-446, 1999
- **Bach, Edward / Gabriele Kuby:** Heile Dich selbst: Die 38 Bachblüten, Goldmann, München 1998
- **Blome, Götz:** Das neue Bach-Blüten-Buch, Vak-Verlag, Kirchzarten 2004
- **Ernst, Edzard / P. Falkenburg:** Praxis Naturheilverfahren: Evidenzbasierte Komplementärmedizin. Wissenschaftliche Bewertung. Nutzen - Risiko - Analyse. Entscheidungshilfen, Springer, Berlin 2005
- **Federspiel, Krista / Vera Herbst:** Die andere Medizin, 5.Aufl. Stiftung Warentest, Berlin 2006
- **Psychrembel.** Wörterbuch Naturheilkunde, Berlin 1999[2]
- **Hakius, Bettina:** Bach-Blüten-Therapie. Können Tröpfchen Seelen heilen?, Lichtzeichen Verlag, Lage 1999
- **Klußmann, Rudolf:** Psychosomatische Medizin, Springer Verlag, Berlin 1998
- **Kotsch, Michael**: Homöopathie, Lichtzeichen Verlag, Lage 2.Aufl. 2008

- **Scheffer, Mechthild:** Die Original-Bachblüten-Therapie: Der schnelle Einstieg, Irisiana, München 2005
- **Scheffer, Mechthild:** Bach-Blütentherapie: Das Lehrbuch für die therapeutische Praxis, Urban & Fischer, München 2008
- **Schmidt, Sigrid:** Bach-Blüten: Essenzen für die Seele, Graefe und Unzer Verlag, München 2008
- **York, Ute**: Kursbuch Alternative Therapien, vgs, Köln 1996

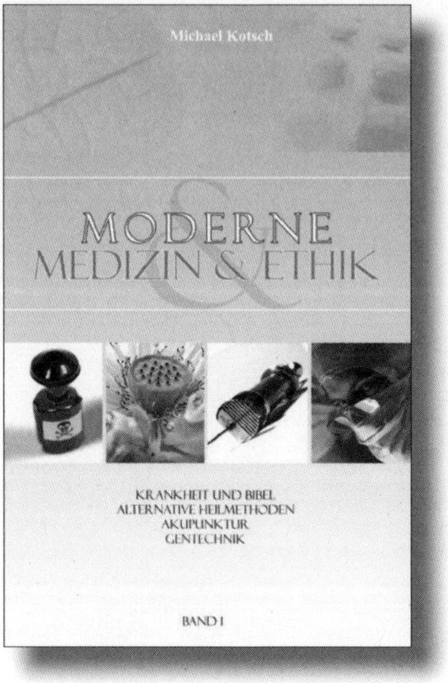

MODERNE MEDIZIN & ETHIK
BAND 1

THEMEN-INHALT:

- ▷ KRANKHEIT UND BIBEL
- ▷ ALTERNATIVE HEILMETHODEN
- ▷ AKUPUNKTUR
- ▷ GENTECHNIK

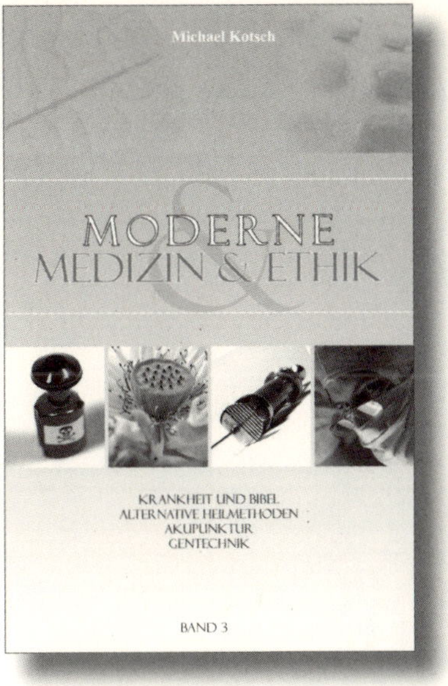

MODERNE MEDIZIN & ETHIK

BAND 3 (IN ARBEIT)

THEMEN-INHALT:

- ▷ Euthanasie / Sterbehilfe
- ▷ Homöopathie - Heilen mit Nichts
- ▷ Hirnforschung - Seele und Persönlichkeit
- ▷ Embryonale Stammzellen - Fortschritt durch Sterben
- ▷ Geistliche Hintergründe von Depression
- ▷ Okkultismus und psychische Erkrankung
- ▷ Yoga - Beruhigung aus dem Osten

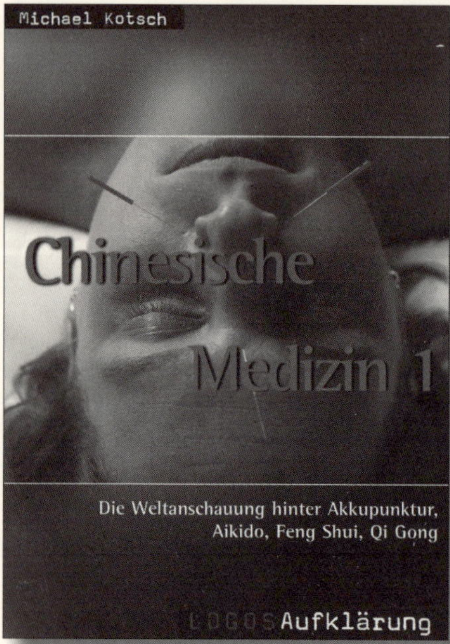

CHINESISCHE MEDIZIN 1
WELTANSCHAUUNG

Michael Kotsch

Asiatische Heilmethoden sind mehr als Medizin. Sie sind religiöse Heilsysteme. Was wollen sie eigentlich? In diesem Band sollen die geistligen und religiösen Hintergründe der weit verbreiteten asiatischen Heilmethoden genannt und bewertet werden.

80 Seiten

06-5-042

€ 3,90